Kliniktaschenbücher

W0246547

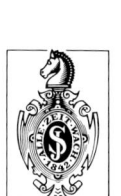

F. R. Matthias

Blutgerinnungs-störungen

Hämorrhagische Diathesen
und thromboembolische Erkrankungen

Mit 44 Abbildungen und 62 Tabellen

Springer-Verlag
Berlin Heidelberg New York Tokyo 1985

Prof. Dr. med. Fritz Reinhard Matthias
Zentrum für Innere Medizin am Klinikum
der Justus-Liebig-Universität, Klinikstraße 36, 6300 Gießen

ISBN 3-540-13029-2 Springer-Verlag Berlin Heidelberg New York Tokyo
ISBN 0-387-13029-2 Springer-Verlag New York Heidelberg Berlin Tokyo

CIP-Kurztitelaufnahme der Deutschen Bibliothek
Matthias, Fritz R.: Blutgerinnungsstörungen:
hämorrhag. Diathesen u. thromboembol. Erkrankungen / F. R. Matthias. –
Berlin; Heidelberg; New York; Tokyo: Springer, 1985.
(Kliniktaschenbücher)
ISBN 3-540-13029-2 (Berlin . . .)
ISBN 0-387-13029-2 (New York . . .)

Satz und Druck: Appl, Wemding, Bindearbeiten: aprinta, Wemding
2127/3145-54321

Geleitwort

Störungen der Hämostase spielen in der Pathogenese der verschiedensten Krankheitsbilder eine Rolle. Dabei sind es nicht nur thrombotische Verschluß-Syndrome im arteriellen oder venösen Schenkel des Kreislaufs oder die angeborenen und erworbenen hämorrhagischen Diathesen, die in der klinischen Symptomatik evident die Kenntnisse der Zusammenhänge fordern. Die Ergebnisse der Forschung der letzten 30 Jahre haben bei der Aufklärung des Systems der plasmatischen und zellulären Komponente der Blutstillung gezeigt, daß in enger Beziehung zur Gefäßwand früher ungeahnte Wechselwirkungen zur Integrität des Gefäßes selbst in der Makro- und Mikrozirkulation bestehen. Fördernde und hemmende Faktoren garantieren in einem ständig fein aufeinander abgestimmten Wechselspiel zum Gefäß und seinen Schichten die Funktion der Gefäßwand als Grenzfläche, am Beginn der Transitstrecke von der Zirkulation zum Stoffwechsel, von Zelle und Gewebe. Erkenntnisse über Struktur und Funktion von Transportstoffen gehen genauso in die Physiologie und Pathophysiologie der Gefäßwandschranke ein wie die Aufklärung der nervalen und humoralen Kontrolle und ihrer Rezeptormechanismen. In der Pathogenese der mannigfaltigsten Funktionsstörungen werden Veränderungen des hämostatischen Gleichgewichts zum entscheidenden Bindeglied für das Verständnis, versprechen neue therapeutische Ansätze. Schock, Sepsis, Entzündung, Organversagen, Tumormetastasierung werden heute genauso wenig ohne die Kenntnisse der Hämostase zu verstehen sein wie lokalisierte Gefäß-Schäden bis hin zur Arteriosklerose mit all ihren Folgen. So ist Hämostase im weitesten Sinne ein interdisziplinäres Anliegen, welches über die reinen Spezialisten hinaus theoretische Forschung und klinische Praxis angeht.

Mit dem vorliegenden Buch hat F. R. Matthias den geglückten Versuch unternommen, das Wissen zu ordnen. Im Gegensatz zu vielen modernen monographischen Darstellungen hat er die Fülle des vorliegenden Wissens allein bearbeitet. Hierfür sind seine Kompetenz im „Spezialistischen" der Forschung (Frerichs-Preisträger der Deutschen Gesellschaft für Innere Medizin) und seine breite klinische Ansiedlung im Gesamtgebiet der Inneren Medizin in geglückter Synthese wichtigste Voraussetzung. „Alt bekanntes" und neueste aktuelle Ergebnisse in der Forschung werden von ihm in einer gut verständlichen, praxisnahen Mischung zu einem Konzept ausgearbeitet und angeboten, welches für den Forscher genauso viele Anregungen bringt wie für den am Krankenbett tätigen Arzt. Die aktuellen Probleme des Prostaglandin-Stoffwechsels um Thrombozyten und Gefäßwand mögen hier genauso als Beweis stehen wie die moderne Therapie mit Fibrinolyse bei Herzinfarkt und arterieller Verschlußkrankheit.

Ich bin sicher, daß das vorliegende Buch einen großen Kreis von Lesern finden wird und wünsche seinem Autor, meinem lieben Kollegen F. R. Matthias und unserer Gießener Klinik seine weite Verbreitung.

Hanns Gotthard Lasch

Vorwort

Erkrankungen, bei denen das Hämostasesystem einbezogen ist, sind im Zunehmen begriffen. Dies betrifft sowohl die hämorrhagischen Diathesen als auch die Thromboembolien. Dies gilt nicht für die angeborenen Störungen des Gerinnungssystems und der Thrombozyten. Bei der in den letzten Jahrzehnten zunehmenden Morbidität der Bevölkerung an degenerativen cardiovaskulären Erkrankungen sind Gerinnungsprozesse und thrombotische Phänomene eine wesentliche Teilursache in der Pathogenese (Coronargefäßsklerose, Herzinfarkt, periphere arterielle Verschlußkrankheit, Hirngefäßsklerose, Apoplex).

Der Versuch der Beeinflussung dieser Komponenten in der Genese der degenerativen Gefäßerkrankungen und die Verhinderung thromboembolischer Komplikationen mit Antikoagulantien und Hemmsubstanzen der Thrombozytenfunktion bedingt einen therapeutisch beabsichtigten Defekt im Hämostasesystem, der zu Blutungskomplikationen führen kann. Dies gilt insbesondere für Patienten, die zusätzliche Medikamente aus anderer Indikation erhalten, mit einem eigenen Effekt auf das Hämostasesystem bzw. einen verstärkenden Einfluß auf die therapeutisch induzierte Gerinnungsstörung. Erwähnt seien die nicht-steroidalen antiinflammatorischen Medikamente (Antirheumatika, Analgetika). Spezielle therapeutische Maßnahmen machen eine Antikoagulation des Patientenblutes notwendig (extrakorporale Zirkulation bei Herzoperationen, Hämodialyse und Hämofiltration bei chronischer Niereninsuffizienz bzw. Intoxikationen).

Jeder operative Eingriff, der ein bestimmtes Ausmaß überschreitet, ist von einer Übergerinnbarkeit des Blutes (Hyperkoagulabilität) begleitet, die zum Auftreten von Thrombosen im tiefen Becken-Bein-venensystem und nachfolgender Lungenembolie führen kann. Die gesundheitlichen und volkswirtschaftlichen Folgen eines postthrombotischen Syndroms, das sich erst im Laufe von Jahren entwickeln kann, sind beträchtlich. Die perioperative subcutane Heparinprophylaxe hat eine deutliche Reduktion postoperativer Venenthrombosen mit sich gebracht. Im Verlaufe eines Kreislaufschocks jeglicher Genese, bei Sepsis, polytraumatisierten Patienten und bei Polytransfusionen treten Gerinnungsstörungen auf, die zu thrombotischen und hämorrhagischen Komplikationen führen können und behandlungsbedürftig sind (disseminierte intravaskuläre Gerinnung, Verbrauchskoagulopathie, Fibrinolyse). Aus diesem Grunde ist es notwendig, daß der in der Praxis und in der Klinik tätige Arzt mit der Pathogenese der häufigsten Störungen des Hämostasesystems vertraut ist und über die unter Umständen notwendig werdenden Maßnahmen zu ihrer Korrektur informiert ist.

Gießen, 1984   F. Reinhard Matthias

Inhaltsverzeichnis

I. Physiologie der Blutgerinnung und Hämostase

Einleitung

Die Funktion des Hämostase- und des Fibrinolysesystems ist die Aufrechterhaltung der Fluidität des Gefäßinhaltes und der Integrität der Gefäßwand. Nach lokalen Verletzungen des Gefäßsystems wird durch Bildung eines hämostatischen Pfropfes der Austritt des Blutes unterbunden und nach Thrombosen durch das System der Fibrinolyse eine Auflösung mit totaler oder partieller Rekanalisation des betroffenen Gefäßabschnittes erzielt. Gefäßwand und Gefäßinhalt stehen bei diesen Prozessen in enger Wechselbeziehung. Die Gerinnung und die Fibrinolyse sind als dynamisches Geschehen zu verstehen. Viele Befunde sprechen dafür, daß im Blut ein ständiger Umsatz an Gerinnungs- und Fibrinolyseproteinen sowie deren Inhibitoren stattfindet. Einer physiologischen latenten Gerinnung steht eine physiologische latente Fibrinolyse gegenüber. Zusätzliche Bedingungen sind eine adäquate Perfusion des Gefäßsystems und eine intakte Clearance aktivierter Gerinnungs- und Fibrinolyseprodukte im Reticulo-endothelialen System (RES). Die beschriebenen Vorgänge sind an das Vorhandensein eines quantitativ ausreichenden und qualitativ funktionsfähigen Hämostase- und Fibrinolysepotentials gebunden. Das aktuelle Hämostasepotential resultiert demnach aus der Bilanz eines Stoffwechselprozesses, der sich in 4 Phasen gliedern läßt:

1. Die Synthese gerinnungs- und fibrinolyseaktiver Plasmaproteine, vorwiegend in der Leber und von Thrombozyten im Knochenmark.

2. Deren kontinuierlichen Umsatz und Abbau in der peripheren Strombahn.
3. Die Clearance der Endprodukte von Gerinnung und Fibrinolyse durch das Reticulo-endotheliale System.
4. Die Bereitstellung physiologischer Inhibitoren der Gerinnung und Fibrinolyse.

Unter physiologischen Bedingungen wird in der Bilanz von Synthese, Umsatz und Abbau der Hämostasekomponenten das hämostatische Gleichgewicht aufrechterhalten (Eukoagulabilität). Eine Verminderung des Hämostasepotentials hat bei Unterschreiten einer kritischen Grenze eine verminderte Gerinnbarkeit des Blutes (Hypokoagulabilität) mit möglicher hämorrhagischer Diathese zur Folge. Eine Erhöhung und eine Aktivierung von Gerinnungsfaktoren führt zu einer Übergerinnbarkeit des Blutes (Hyperkoagulabilität) mit potentieller lokaler oder disseminierter Thrombosierung im Gefäßsystem.

Tabelle 1. Eigenschaften der plasmatischen Gerinnungsfaktoren

Gerinnungsfaktor	Plasmakonzentration (mg/100 ml)	Biologische Halbwertszeit (Stunden)	Hämostatische Mindestkonzentration	Molekulargewicht Prekursor	vorhanden im Serum	Lagerungsstabilität
I	200–400	96–120	50 mg%	340 000	fehlt	stabil
II	10–15	41–72	40%	72 000	Spur	stabil
V	1	12–15	10–15%	300 000	fehlt	labil
VII		2–5	10%	63 000	vorhanden	stabil
VIII	2–5	10–18	25%	1 100 000	fehlt	labil
IX		18–30	20–25%	55 400	vorhanden	stabil
X	1	20–42	20%	55 000	vorhanden	stabil
XI		10–20	15–20%	160 000	vorhanden	stabil
XII	1	50–70		90 000	vorhanden	stabil
XIII	1–2	100–120	10%	320 000	Spur (10%)	stabil

Plasmatische Gerinnungsfaktoren und Blutgerinnung

Am Ablauf der Blutgerinnung als einem Teil des hämostatischen Prozesses sind 10 Glycoproteine beteiligt (Tabelle 1). Sie werden mit den römischen Ziffern I bis XIII bezeichnet. Der Faktor III (Gewebsthromboplastin) ist ein Phospholipid. Die Faktoren IV (Calcium) und VI (postulierte Form des aktivierten Faktors V) wurden gestrichen. Die Faktoren II, VII, IX, X, XI und XII sind Proteasen mit der Aminosäure Serin im aktiven Zentrum. Sie liegen im Blut als Proenzyme vor und werden im Verlaufe des Gerinnungsprozesses in die aktiven Enzyme überführt. Die Faktoren VII und VIII sind keine Enzyme, sind jedoch als Cofaktoren an bestimmten Stellen des Gerinnungssystems zur Gewährleistung eines regelrechten Ablaufes notwendig. Der letzte Schritt im Gerinnungsablauf ist die durch Thrombin bewirkte enzymatische Umwandlung von Fibrinogen zu Fibrin. Die Faktoren II, V, VII, IX, XI, XII sowie das an Gerinnung und Fibrinolyse beteiligte Präkallikrein und das sogenannte „high molecular weight"-Kininogen werden in der Leber synthetisiert.

Das Fibrinogenmolekül ist symmetrisch aufgebaut und besteht aus 6 Polypeptidketten, von denen jeweils zwei identisch sind (Abb. 1). Die drei verschiedenen Ketten werden mit alpha, beta und gamma bezeichnet. Sie werden durch Disulfidbrücken zusammengehalten. An den N-terminalen Enden der alpha- und der beta-Kette befinden sich die Fibrinopeptide A bzw. B. Die Fibrinbildung kann in die drei Phasen Proteolyse, Polymerisation und Stabilisation des Gerinnsels unterteilt werden. Zunächst erfolgt durch Thrombin die Abspaltung der Fibrinopeptide A aus den beiden alpha-Ketten. Hierdurch wird eine Konformationsänderung des Moleküls ermöglicht, welches die Fibrinopeptide B aus der beta-Kette für den Angriff des Thrombins zugänglich macht. Schon nach Abspaltung der Fibrinopeptide A setzt die zweite, nicht enzymatische Phase der Polymerisation der Fibrinmonomermoleküle ein. Es handelt sich um eine End- zu End-Assoziation durch nicht-kovalente Bindungen. Nach Abspaltung der Fibrinopeptide B findet eine Seit-zu-Seit-Assoziation der Fibrinmoleküle statt. Das entstehende Gerinnsel ist noch löslich, z. B. in höhermolaren Harnstofflösungen. Durch den aktiven Faktor XIII werden Isopeptidbindungen zwischen Epsilonaminogruppen des Lysins und gamma-Carboxamidgruppen des Glutamins hergestellt.

3

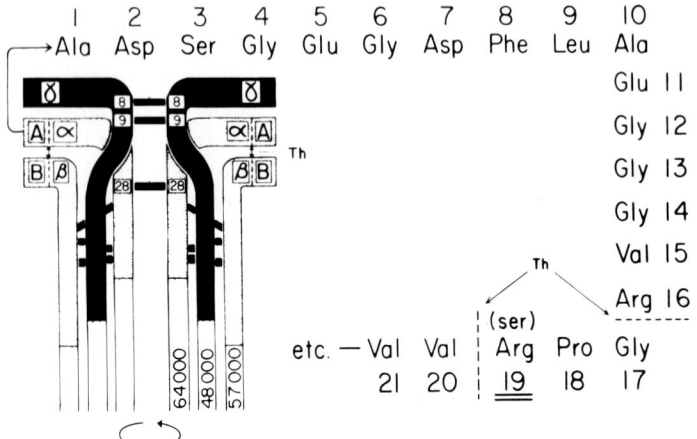

1	2	3	4	5	6	7	8	9	10
Ala	Asp	Ser	Gly	Glu	Gly	Asp	Phe	Leu	Ala

Glu 11
Gly 12
Gly 13
Gly 14
Val 15
Arg 16

etc. — Val Val (ser) Arg Pro Gly
        21 20   19 18 17

Abb. 1. Schematische Darstellung des N-terminalen Anteils des dimeren Fibrinogenmoleküls. Eingezeichnet sind die Fibrinopeptide A und B, die α-, β- und γ-Kette, die Disulfidbrücken zwischen den Positionen 8 und 9 der korrespondierenden γ-Ketten sowie in Position 28 der α-Ketten, die Molekulargewichte der einzelnen Ketten sowie die Aminosäuresequenz des terminalen Endes der α-Kette (Fibrinopeptid A: Aminosäure 1–16). Im Dysfibrinogen „Detroit" ist die Aminosäure in Position 19 durch Serin ersetzt. Th: Spaltungsstellen für Thrombin

Die Transpeptidierung erfolgt an mehreren Stellen zwischen zwei gamma-Ketten und zwei alpha-Ketten benachbarter Fibrinmoleküle. Bei der Reaktion wird Ammoniak freigesetzt. Das Fibringerinnsel ist jetzt nicht mehr durch Harnstoff oder verdünnte Säuren auflösbar (Abb. 2).

Faktor XIII liegt im Plasma als Tetramer vor, bestehend aus zwei identischen Untereinheiten, die jeweils mit dem Buchstaben a und zwei weiteren identischen Peptidketten, die mit dem Buchstaben b bezeichnet werden. Das katalytische Zentrum befindet sich in den a-Ketten. Die enzymatische Aktivierung des Faktors XIII erfolgt durch Abspaltung von Peptiden aus dem N-terminalen Bereich beider a-Ketten durch Thrombin und Faktor X a. Im letzteren Falle werden Calciumionen benötigt. Als Ort der Biosynthese der a-Ketten werden Hepatozyten, Megakaryozyten, Milz und Uterus angenommen, die b-Ketten werden in Hepatozyten synthetisiert.

1. $\quad$ FG $\xrightarrow{\text{T}}$ FM $+ \; 2(\text{Fp·A} + \text{Fp·B})$

2a. $\quad$ n·FM $\rightleftharpoons$ FM_n (Intermediärpolymer)

2b. $\quad$ m·FM_n $\rightleftharpoons$ Fibrin_s

3. Fibrin_s $\xrightarrow[\text{Calcium}]{\text{F XIIIa}}$ Fibrin_i

Abb. 2. Fibringerinnselbildung. s = löslich; i = unlöslich; m und n = unbekannte ganze Zahlen

Die Synthese der Faktoren des Prothrombinkomplexes (II, VII, IX, X) ist Vitamin K-abhängig. Vitamin K_1 (Phyllochinon) ist pflanzlicher Herkunft und wird im Gastrointestinaltrakt durch Bakterien in Vitamin K_2 (Menachinon) umgewandelt. Die Vorstufe Vitamin K_3 (Menadion) wird im Organismus in Vitamin K_2 umgewandelt. Die Vitamin K-Substanzen sind Analoge des 2-Methyl-1,4-Naphtochinons. Es bestehen strukturelle Ähnlichkeiten mit den Cumarinderivaten und den Indandionen. Der Bildungsmechanismus der Faktoren des Prothrombinkomplexes ist besonders für das Prothrombin näher aufgeklärt (Abb. 3). Die Prothrombinvorstufen 1 und 2 werden Vitamin K-unabhängig gebildet. In der postribosomalen Phase der Synthese ist Vitamin K als Semichinon oder Hydrochinon notwendig zur Einführung von Carboxylgruppen in gamma-Position mehrerer Glutaminsäurereste des Prothrombinvorläufers. Hierdurch werden Prothrombin und die übrigen Faktoren des Prothrombinkomplexes befähigt, Calcium zu binden und Beziehungen zum Membranphospholipiden aufzunehmen. Bei der Aktivierung von Prothrombin zu Thrombin wird das Proteinmolekül gespalten, wobei die Bruchstücke jedoch durch eine Disulfidbrücke zusammengehalten werden, und die Fragmente 1 und 2 abgespalten. Thrombin spaltet aus Prothrombin lediglich Fragment 1 ab. Fragment 1 enthält die gamma-Carboxyglutaminsäure, die notwendig für die Calciumbindung ist. Bei Abwesenheit von Vitamin K und in Gegenwart von Cumarinderivaten unterbleibt die Umwandlung in Carboxyprothrombin. Das Molekül wird als funktionsunfähiger Vorläufer in die Zirkulation abgegeben. Es wirkt als Antikoagulans und wird als

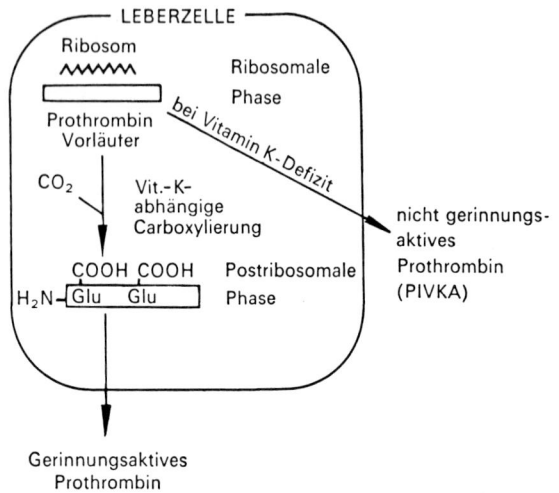

Abb. 3. Prothrombinsynthese und Prothrombinfehlbildung bei Vitamin K-Mangel

PIVKA bezeichnet (Protein induced by vitamin K absence). Die oralen Antikoagulantien inhibieren die enzymatische Umwandlung des entstandenen Vitamin K-Epoxids in Vitamin K-Hydrochinon (Abb. 1/IV). Die aktivierten Faktoren des Prothrombinkomplexes (insbesondere Faktor X a und VII a) werden von der Leber wieder zu funktionell intakten Gerinnungsproteinen resynthetisiert. Das Faktor VIII-Molekül besteht aus mehreren Untereinheiten. Ein kleiner Teil mit einem Molekulargewicht von ca. 200000 enthält die gerinnungsaktive Komponente (Faktor VIII$_{coag}$). Der größere Teil des Moleküls mit einem Molekulargewicht von ca. 1,1 Mio ist mit heterologen Antiseren nachweisbar und trägt die von Willebrand-Faktor-Aktivität. Die Synthese des großmolekularen Anteils erfolgt vermutlich im Gefäßendothel, der kleinmolekulare Anteil wird möglicherweise ebenfalls im Endothel und/oder im RES gebildet.

Die sogenannten Kontaktfaktoren XII und XI stehen am Beginn der Aktivierung des Gerinnungssystems. Der Faktor XII stellt mit seiner polyvalenten Aktivität das Bindeglied zwischen den Systemen der Gerinnung, der Fibrinolyse, des Komplement- und des Kallikrein-Kinin-Systems dar.

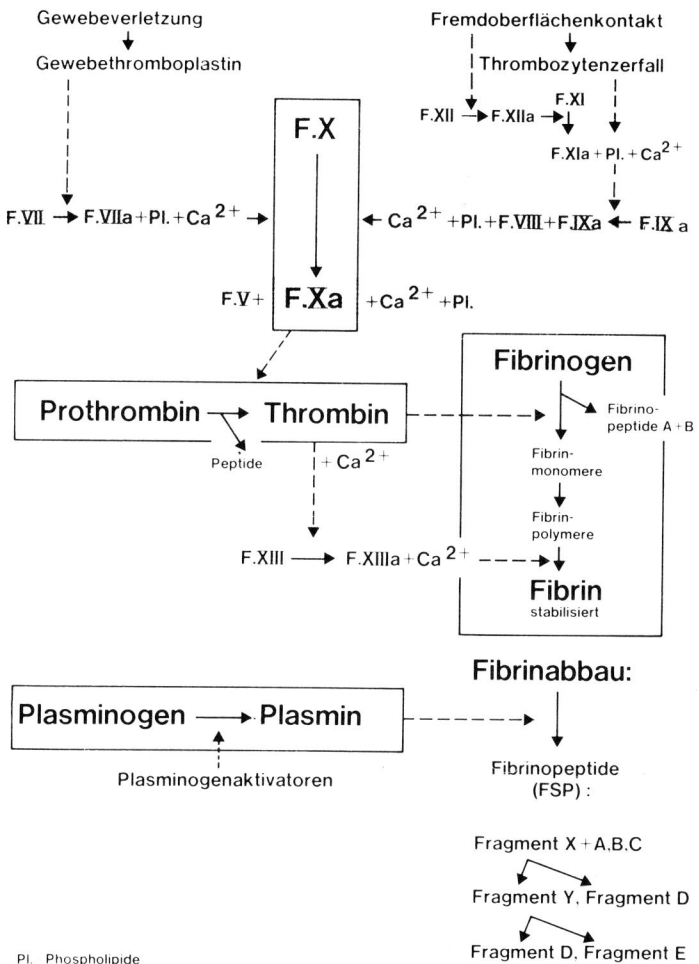

Abb. 4. Blutgerinnung und Fibrinolyse (aus: Barthels, Poliwoda, 1980 (III))

Die Gerinnungsfaktoren sind außer im Plasma im interstitiellen Gewebe nachweisbar. Zirka 46% des Gesamtfibrinogens sind im extravasalen Raum verteilt.

Der Gerinnungsablauf gliedert sich nach dem auch heute noch gültigen Grundschema von Morawitz (1905) in drei Phasen (Abb. 4):

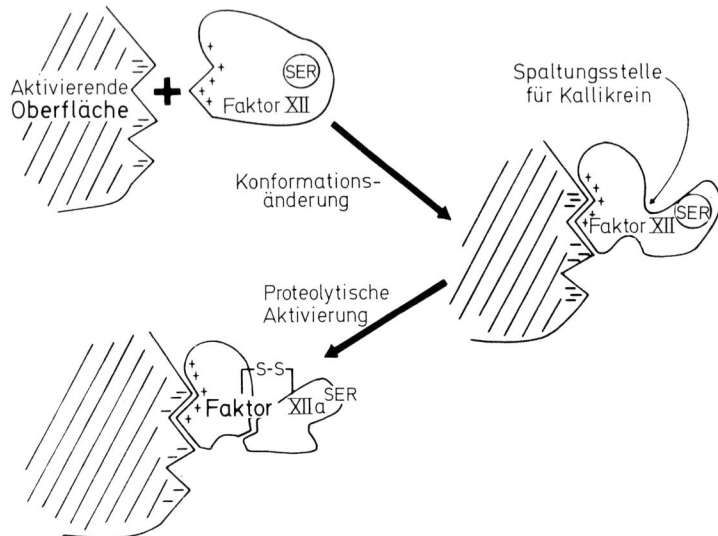

Abb. 5. Konformationsänderung des Faktors XII durch Adsorption an aktivierende Oberflächen mit Freilegung der Spaltungsstelle für Plasmakallikrein und andere Proteasen. SER = Serin. (Griffin 1981)

1. Die Aktivierung von Faktor X (Blutthrombokinase) entweder über den endogenen (Intrinsic) oder den exogenen (Extrinsic) Weg.
2. Die Freisetzung von Thrombin und
3. die Bildung von Fibrin.

Der endogene Weg entspricht dem intravasalen Gerinnungsablauf (Plättchen-Plasma-System). Der exogene Weg entspricht dem Mechanismus bei Gewebsverletzung und kann mit dem lokalen Gerinnungsvorgang verglichen werden. Eine scharfe Trennung ist jedoch nicht zulässig, da vielfältige Wechselwirkungen zwischen dem endogenen und dem exogenen Ablauf der Gerinnung bestehen.

Der endogene Weg beginnt mit der Kontaktaktivierung des Faktors XII. Inaktiver Faktor XII (Molekulargewicht 80 000) wird an negativ geladene aktivierende Oberflächen gebunden (Abb. 5 und 6). Dies können geschädigtes Gefäßendothel, Basalmembranen, Kollagen und Plättchenlipide sein. Gleichzeitig werden Faktor XI, high

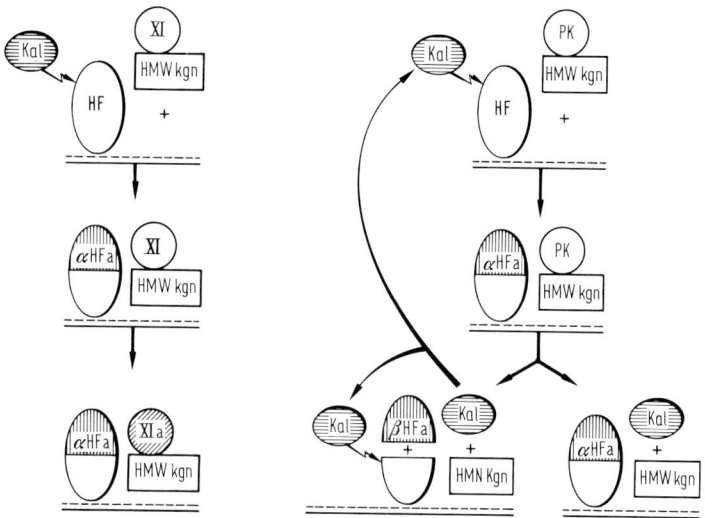

Abb. 6. Darstellung der Oberflächen-abhängigen Anordnung der für die Kontaktaktivierungsreaktion verantwortlichen Moleküle. PK: Präkallikrein; Kal: Kallikrein; HMWKgn: HMW Kininogen; HF: Hageman Faktor (Faktor XII). (Griffin 1981)

molecular weight (HMW)-kininogen und Präkallikrein gebunden. Der inaktive Faktor XII erfährt durch den Oberflächenkontakt eine Konformationsänderung seiner Molekülstruktur, wodurch die Bildung von Faktor XII a-alpha durch Spaltung einer Peptidbindung ermöglicht wird. Faktor XII a-alpha besteht aus zwei Polypeptidketten mit einem Molekulargewicht von 52 000 und 28 000, die durch eine Disulfidbrücke zusammengehalten werden. Die schwere Kette enthält das Bindungsareal, die leichte Kette das aktive Zentrum. Durch weitere Proteolyse entsteht Faktor XII a-beta, der aus der leichten Kette und einem kleinen Anteil der schweren Kette besteht. Faktor XII a-beta kann sich nicht mehr an Oberflächen binden und wird ins Plasma abgegeben. Er besitzt aber enzymatische Aktivität. Faktor XII a-alpha wandelt Präkallikrein in Kallikrein um und aktiviert Faktor XI. Der gesamte Prozeß läuft gebunden an Oberflächen ab. Erst die Anwesenheit von HMW-Kininogen ermöglicht diesen Prozeß. Kallikrein und Faktor XI a aktivieren in einem positiven feed back-Mechanismus weiteren Faktor XII. Der durch Faktor XI a aktivierte Faktor IX bildet zusammen mit Faktor VIII, Calciumionen, Phospholipiden und dem Faktor X einen Komplex. Die Phospholipide (Phosphatdylcholin und Phosphatidyläthanolamin) werden von den Thrombozyten zur Verfügung gestellt und als Plättchenfaktor 3 bezeichnet. Faktor VIII hat die Funktion eines die Reaktion beschleunigenden Cofaktors.

Der exogene Weg der Gerinnung wird gestartet durch Freisetzung von Gewebsthromboplastin nach Verletzung von Endothelzellen und Gewebe. Es handelt sich um ein Lipoprotein, das einen Komplex mit Faktor VII und Calciumionen bildet. In diesen Komplex, in dem jetzt Faktor VII aktiviert vorliegt, wird Faktor X aufgenommen und zu X a (Blutthrombokinase) aktiviert. Von hierab ist der Weg des Extrinsic- und des Intrinsic-Systems identisch. Faktor X a bildet mit Plättchenfaktor 3, Calciumionen, und Faktor V, welcher als die Reaktion beschleunigender Cofaktor fungiert, zusammen mit Prothrombin einen Komplex. In diesem Verbund wird Prothrombin durch die Serinprotease Faktor X a zu Thrombin umgewandelt. Thrombin hat mehrere Funktionen: Es wandelt Fibrinogen zu Fibrin um, es aktiviert den Fibrin-stabilisierenden Faktor XIII, erhöht die Aktivierungsbereitschaft der Faktoren V und VIII, aktiviert Thrombozyten und löst die Aggregation, die visköse Metamorphose und die Desintegration der Thrombozyten aus, es bewirkt eine Teilproteolyse des Prothrombins und es stimuliert die Protacylinbildung in den Endothelzellen.

Es bestehen zahlreiche experimentell nachgewiesene Wechselwirkungen zwischen Extrinsic- und Intrinsic-System. So können Faktor XII a, XI a und X a den Faktor VII direkt aktivieren. Faktor VII transformiert Faktor IX in Faktor IX a. Dies hat zur Folge, daß im Verlaufe der Gerinnung mit jeweils wechselnder Gewichtung das Intrinsic- und Extrinsic-System gleichzeitig in Gang gesetzt werden.

Fibrinolysesystem

Das Schlüsselenzym der Fibrinolyse ist die Serinprotease Plasmin (Abb. 7). Sie entsteht durch limitierte Proteolyse aus Plasminogen. Plasminogen hat ein Molekulargewicht von 91 000 und eine Plasma-

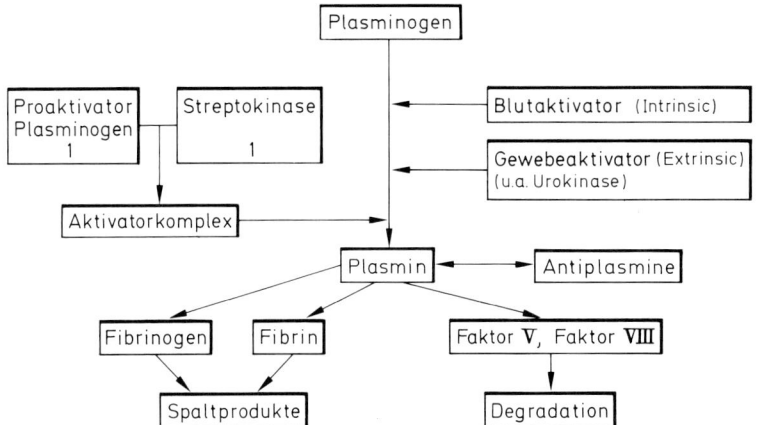

Abb. 7. Umwandlung von Plasminogen in Plasmin und Plasminwirkung

halbwertszeit von 2–2,5 Tagen. Die N-terminale Aminosäure ist Glutamin. Durch Abspaltung eines Peptids durch Spuren von Plasmin entsteht das sogenannte Lys-Plasminogen, welches als endständige Aminosäure Lysin aufweist. Lys-Plasminogen hat eine stärkere Affinität zu Fibrin als Glu-Plasminogen und kann leichter durch die Aktivatoren in Plasmin umgewandelt werden. Plasmin wird in der Leber gebildet. Auch bei der Umwandlung von Plasminogen zu Plasmin läßt sich ein intrinsischer und ein extrinsischer Weg unterscheiden. Die Intrinsic-Umwandlung erfolgt durch einen Blutaktivator, Faktor XII a und auch Kallikrein. Beim Extrinsic-Weg werden ein Gefäßwandaktivator, ein Gewebsaktivator oder Urokinase freigesetzt, die Plasminogen in Plasmin überführen. Die Aktivatoren sind erst unvollständig charakterisiert. Wie die Aktivatoren aus Gefäßendothel und Gewebe liberiert werden ist weitgehend unklar. Neben hypoxischer oder andersartiger Schädigung der Gefäßwand kann die Einwirkung von Thrombin und auf dem Gefäßendothel präzipitiertes Fibrin eine Rolle spielen. Dies würde eine plausible Erklärung für die lokale Aktivierung der Fibrinolyse geben, unter Berücksichtigung der Tatsache, daß Plasminogen und die Aktivatoren über Lysin-Bindungsstellen eine hohe Affinität zum Fibrin haben. Außer als Proenzym fungiert das Plasminogenmolekül als Pro-

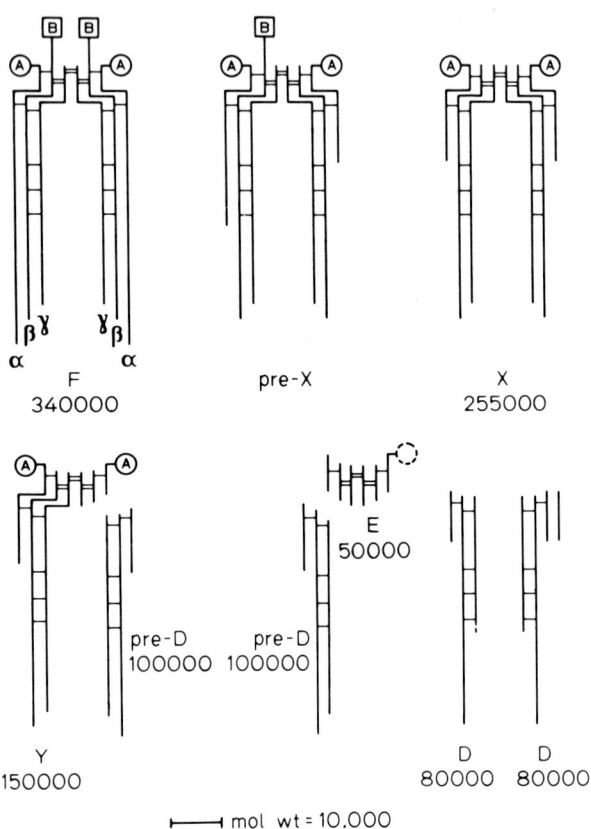

Abb. 8. Plasmin induzierte Degradation des Fibrinogens in Spaltprodukte X, Y, D und E. A, B: Fibrinopeptide; α, β, γ: Ketten des Fibrinogenmoleküls. (Kopeč, Latallo, 1978)

aktivator. Es bindet sich in einem stöchiometrischen Verhältnis von 1:1 mit Streptokinase und wird so zum Aktivatorkomplex, der weitere Plasminogenmoleküle aktivieren kann. Hier liegt ein entscheidender Unterschied bei der therapeutischen Fibrinolysebehandlung mit Streptokinase und Urokinase. Während Urokinase direkt Plasmin bilden kann, induziert Streptokinase eine Konformationsänderung der Plasminogenmoleküle. Diese werden dadurch enzymatisch aktiv und können dann im Komplex weitere Plasminogenmoleküle zu Plasmin umwandeln. Besonders reich an Gewebsaktivatoren ist das Endothel der Venolen, von Uterus, Nebenniere, Prostata, Schilddrüse, Lunge, Lymphknoten und Meningen. Gehirn enthält wenig und Lebergewebe keinen Aktivator. Leukozyten verfügen ebenfalls über Aktivatoren, was große pathophysiologische Bedeutung haben kann. Plasmin degradiert enzymatisch sowohl Fibrinogen wie Fibrin (Abb. 7 und 8). Im Verlauf der Fibrino(-geno-)lyse entsteht initial Fragment X (Molekulargewicht 250000); durch Abspaltung eines Fragments D (Molekulargewicht 80–100000) wird Fragment Y (Molekulargewicht ca. 150000) gebildet. Fragment Y zerfällt letztendlich in ein weiteres Fragment D und ein Fragment E (Molekulargewicht 50000). Während Fragment X noch gerinnbar ist, sind die übrigen Fragmente nicht mehr koagulierbar. Da sie jedoch noch über einen Rest an Polymerisationszentren verfügen, interferieren sie mit der Fibrinpolymerisation und verzögern bzw. verhindern im Extremfall die Fibringerinnselbildung. Fragment E hat Antithrombin-Effekt. Die Spaltprodukte haben somit antikoagulatorische Wirkung, die für die Verlängerung der Thrombin- und Reptilasezeit bei Überprüfung einer intravasal ablaufenden Gerinnung verantwortlich ist. Darüber hinaus zerstört Plasmin die Faktoren V, VIII und auch Prothrombin. Die zahlreichen gegenseitigen Bezüge zwischen Gerinnungs- und Fibrinolysesystem liegen auf der Hand.

Inhibitoren der Gerinnung und Fibrinolyse

Im Plasma sind zahlreiche Antiserinproteasen vorhanden (Tabelle 2). Sie inhibieren in unterschiedlichem Ausmaß Plasmin bzw. die Plasminogenaktivierung und die Enzyme des Gerinnungssystems. Am wichtigsten sind das alpha$_2$-Antiplasmin und das Antithrombin III. Alpha$_2$-Antiplasmin ist ein Glykoprotein mit einem Molekulargewicht von 70000, einer Plasmakonzentration von 5–7 mg% und einer Plasmahalbwertszeit von 2,3–2,9 Tagen. Es wird in der Leber synthetisiert. Alpha$_2$-Antiplasmin bildet einen sehr stabilen 1:1 stöchiometrischen Komplex mit Plasmin, welches dadurch seine Proteaseaktivität verliert. Plasmin, bei dem durch Bindung von 6-Aminohexansäure die Lysinbindungsstellen blockiert sind und/oder

Tabelle 2. Proteinaseinhibitoren und ihre Wirkung im Hämostasesystem

Inhibitor	Mol. wt.	Plasma-konzentration	Konzentration μ Mol/l	biolog. Halbwertszeit	Erkrankung bei aneborenem Defekt	möglicherweise wesentliche Bedeutung
α_1-Antitrypsin	54 000	130–250 mg/dl	54,0	4 Tage	Lungenemphysem	Trypsin-Inhibitor
α_1-Antichymotrypsin	69 000	30–60 mg/dl	7,0			Chymotrypsin-Inhibitor
Inter-α-Trypsin-Inh.	160 000	20–70 mg/dl	3,1			Trypsin-Inhibitor
Antithrombin III	65 000	14–20 mg/dl[+] 22–39 mg/dl 85–125%	4,5	ca. 2½ Tage	Thrombophilie	Progressivantithrombin, nach Komplexbildung mit Heparin Sofortantithrombin
$\overline{C1}$-Inaktivator	104 000	15–35 mg/dl	2,3	38–40 h	hereditäres angioneurotisches Ödem (HANE)	Aktivierungskontrolle von Gerinnungs-Fibrinolyse-, Kallikrein- u. Komplementsystem
α_2-Antiplasmin	70 000	6–10 mg/dl	1,0	2,5 Tage	Miyasato-Syndrom	Sofortantiplasmin
α_2-Makroglobulin	725 000	150–350 mg/dl ♂ 175–410 mg/dl ♀	3,3		keine Symptome	polyvalenter Inh. Progressivantiplasmin

+ je nach Methode

Substrat am aktiven Zentrum gebunden ist, reagiert schlecht mit alpha$_2$-Antiplasmin. Bei primärer Plasminogen-Plasmin-Umwandlung bindet deshalb alpha$_2$-Antiplasmin das entstehende Plasmin sehr schnell und schützt zirkulierendes Fibrinogen vor dem proteolytischen Angriff des Enzyms. Wird bei der Thrombogenese Plasminogen an präzipitierendes Fibrin über die Lysinbindungsstellen gebunden und sekundär aktiviert, ist das entstehende Plasmin dem Zugriff des Antiplasmins weitgehend entzogen und kann seine proteolytische Wirkung entfalten. Bei der Fibrinolyse wird alpha$_2$-Antiplasmin verbraucht.

Antithrombin III ist ein polyvalenter Inhibitor von Serinproteasen. Gehemmt werden die Gerinnungsfaktoren II a (Thrombin), IX a, X a, XI a, XII a, Plasmin, Kallikrein sowie C$_1$ des Komplementsystems. Die Bindung des Antithrombin III an die aktivierten Proteasen erfolgt sehr langsam. Man kann unterstellen, daß unter in vivo Bedingungen die aktivierte Protease zunächst in Interaktion mit ihrem Substrat tritt, bevor eine Inhibierung erfolgen kann. Die Bindungsgeschwindigkeit von Antithrombin III an Thrombin und die anderen Proteinasen und deren Inhibition kann durch Heparin erheblich gesteigert werden. Über den Wirkungsmechanismus sind verschiedene Theorien aufgestellt worden. Es ist vermutlich so, daß die Serinproteasen mit Heparin und Antithrombin III einen Komplex bilden, wobei Heparin die Bindung des Antithrombin III an die Protease beschleunigt. Heparin wird dann aus dem weiterhin inaktiven Komplex freigesetzt und kann erneut seine Wirkung entfalten. Antithrombin III ist auf Gewichtsbasis gegenüber Faktor X a 30mal aktiver als gegen Thrombin. Hierdurch wird der antithrombotische Effekt der sogenannten „low-dose-"Heparin-Prophylaxe verständlich. Sie wird vor einer möglichen Aktivierung des Gerinnungssystems (z. B. perioperativ) begonnen, bevor Faktor X a und Thrombin entstanden sind. Tritt eine Aktivierung der Gerinnung mit Bildung von Faktor X a auf, so genügen in Gegenwart von Antithrombin III geringe Mengen Heparin zur Inaktivierung. Eine Prothrombinaktivierung ist dann theoretisch nicht mehr möglich. Die übrigen Proteaseinhibitoren entfalten ihre Wirkung mit unterschiedlicher Intensität im Gerinnungs- und Fibrinolysesystem und modifizieren deren Ablauf. Sie scheinen in ihrer Effektivität jedoch hinter den beiden genannten Inhibitoren zurückzutreten.

Der Gerinnungsablauf wird durch weitere Mechanismen inhibiert. Faktor X a aktiviert zunächst Faktor VII und zerstört danach dessen Aktivität. Ebenso werden Faktor V und Faktor VIII nach anfänglicher Aktivitätsförderung durch Thrombin durch dieses inaktiviert. Ein kürzlich wiederentdecktes bei seiner Synthese Vitamin K-abhängiges sogenanntes Protein-C wird durch Thrombin in eine aktive Protease überführt, welche die Gerinnung durch Degradation von Faktor V und VIII inhibiert. Fibrin adsorbiert Thrombin. Fibrinspaltprodukte inhibieren die Fibrinpolymerisation.

Beziehungen zwischen Gerinnungs-, Fibrinolyse-, Komplement- und Kallikrein-Kininsystem

Auf die zahlreichen Wechselbeziehungen zwischen Gerinnungs- und Fibrinolysesystem wurde mehrfach hingewiesen (Abb. 9). Der aktivierte Hageman-Faktor (Faktor XII a alpha und Faktor XII a beta) nimmt eine zentrale Stellung ein. Er startet den Gerinnungsablauf über das Intrinsicsystem und kann auch Faktor VII direkt aktivieren. Er beteiligt sich durch die Umwandlung von Plasminogenproaktivator in Aktivator an der Plasminbildung. Er wandelt Präkallikrein in Kallikrein um und aktiviert das Komplementsystem. Plasmin beeinflußt wiederum die drei übrigen Systeme. Kallikrein aktiviert Faktor XII, unterstützt vom Kininogen. Das Gesamtsystem ist durch zahlreiche Inhibitoren gesichert, wobei dem C1-Inaktivator und dem alpha$_2$-Makroglobulin neben dem Antithrombin III eine bedeutende Funktion zukommt. In enger Beziehung zueinander sind diese Systeme bei endzündlichen und immunologischen Prozessen beteiligt.

Reticulo-endotheliales System (RES)

Zirkulierende Endprodukte der Gerinnung und der Fibrinolyse werden durch das reticulo-endotheliale System aus dem Gefäßsystem eliminiert. In Abhängigkeit von Perfusion und Funktionszustand

16

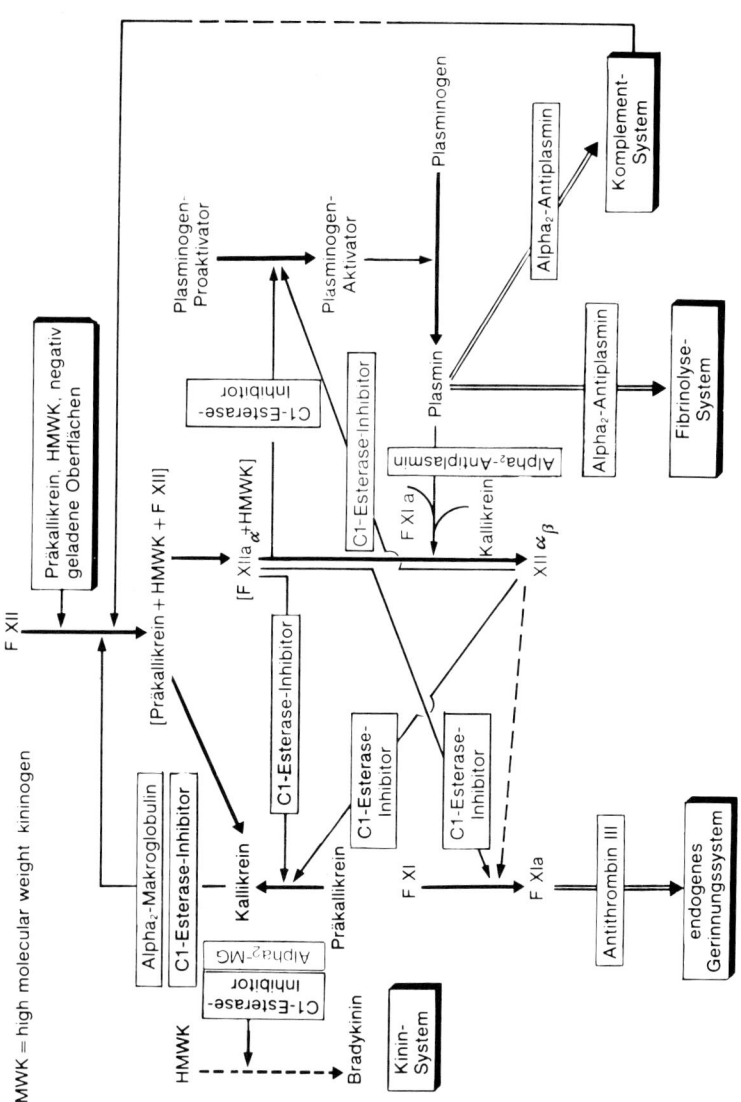

HMWK = high molecular weight kininogen

Abb. 9. Beziehungen zwischen Gerinnungs-, Fibrinolyse-, Komplement- und Kallikrein-Kininsystem

17

werden eine zirkulatorische und eine phagozytotische Clearancekapazität des RES unterschieden. Die Kupffer'schen Sternzellen der
Leber verfügen über die Hälfte der Clearancekapazität des RES.
Auch die Lunge besitzt eine hohe Filterkapazität für aktivierte Gerinnungsprodukte. Von den prokoagulatorisch wirksamen Substanzen werden vor allem Thromboplastine, Fibrinmonomer und zellu-
läre Fragmente mit prokoagulatorischer Aktivität sowie Fibrinolyseaktivatoren, hochmolekulare Spaltprodukte, Thrombin-Antithrom-
bin III und Plasmin-Antiplasmin-Komplexe aus dem strömenden
Blut geklärt. Die Phagozytosefunktion des RES wird durch zahlreiche Faktoren inhibiert (Schwangerschaft, Kreislaufschock), wobei
durch die reduzierte Phagozytosekapazität eine erhöhte Tendenz zur
Thrombose entsteht.

Thrombozyten

Die Thrombozyten entstehen aus dem Cytoplasma der Megakaryozyten (Abb. 10). Sie haben einen Längsdurchmesser von 2–4 µ und
einen Querdurchmesser von 1 µ. Die Thrombozytenzahl im peripheren Blut liegt zwischen 150000 und 300000/mm^3. Die Plättchen-
überlebenszeit beträgt 7–11 Tage. Das Cytoplasma des ruhenden
Thrombozyten ist von einer Glykoproteinhülle umschlossen, welche
in Variationen Einstülpungen in das Cytoplasma aufweist, die als
„surface-connected open canalicular system" bezeichnet werden. In
der Intermediärzone (Sol-Gel-Zone) befindet sich ein annuläres
Bündel aus Mikrotubuli sowie Mikrofilamente aus einem Actomyo-
sin-ähnlichen kontraktilen Protein, dem Thrombosthenin. Die Mikrotubuli stabilisieren die äußere Gestalt des ruhenden Plättchens.
Die Thrombozyten weisen eine Reihe von Speichergranula auf. Die
alpha-Granula enthalten Fibrinogen, Plättchen-Wachstumsfaktor
(PDGF = Platelet derived growth factor), Plättchenfaktor 4, β-
Thromboglobulin; die β-Granula („dense bodies") beinhalten das
metabolisch inaktive ADP und Serotonin. Die Lambdagranula enthalten lysosome Enzyme. Das sogenannte dichte tubuläre System
(„dense tubular system") besteht aus einem Membransystem von
Kanälen und Bläschen. Es soll Analogien zum sarkoplasmatischen

18

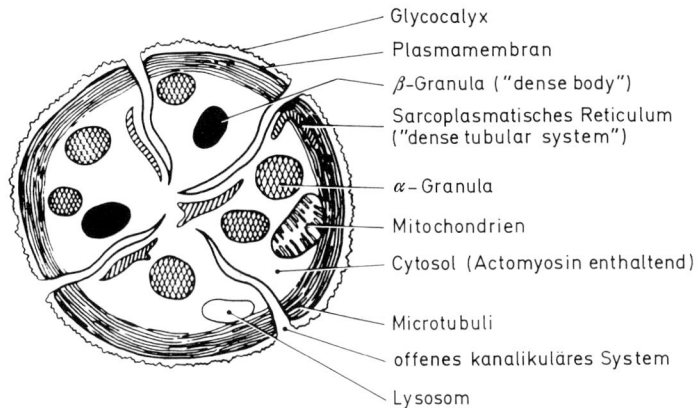

Glycocalyx

Plasmamembran

β-Granula ("dense body")

Sarcoplasmatisches Reticulum
("dense tubular system")

α – Granula

Mitochondrien

Cytosol (Actomyosin enthalten)

Microtubuli

offenes kanalikuläres System

Lysosom

Abb. 10. Morphologie und Struktur eines Thrombozyten. (Henry, 1977)

Reticulum des Muskels aufweisen und ist ein Ort der Calciumspeicherung. In diesem System findet ein Teil der Prostaglandin- und Thromboxan-Synthese statt.

Nach einem stimulierenden Reiz sind die Thrombozyten zu folgenden morphologischen und funktionellen Veränderungen befähigt (Abb. 11): Adhäsion, Formwandel („shape change"), Aggregation, Sekretion („release-reaction"). Das initiale Ereignis bei der Bildung eines Plättchenpfropfes ist die Plättchenadhäsion an Orten mit Gefäßverletzungen. Die Bindung von Faktor VIII/von Willebrand-Faktor am Subendothel fördert die Adhäsion, es folgt der Gestaltwandel, der auch in vitro im Aggregometer nach Zusatz von Plättchen-stimulierenden Substanzen beobachtet werden kann. Plättchenaktivierend wirken Thrombin, Kollagen, subendotheliales Gewebe, Immunkomplexe, Adenosindiphosphat (ADP), Adrenalin, Noradrenalin, Serotonin und Vasopressin.

Die Umwandlung der Scheibenform zur Kugelform geht mit Ausbildung von Pseudopodien einher, die an Gefäßwandstrukturen adhärent werden. Der Prozeß ist reversibel. Bei ausreichend intensiver Plättchenstimulation kommt es zu einer zunächst ebenfalls noch reversiblen Zusammenlagerung zahlreicher Thrombozyten – der Aggregation. Im Aggregometer wird dieses Phänomen durch die sogenannte erste Phase der Aggregation repräsentiert. Bei ausreichend

19

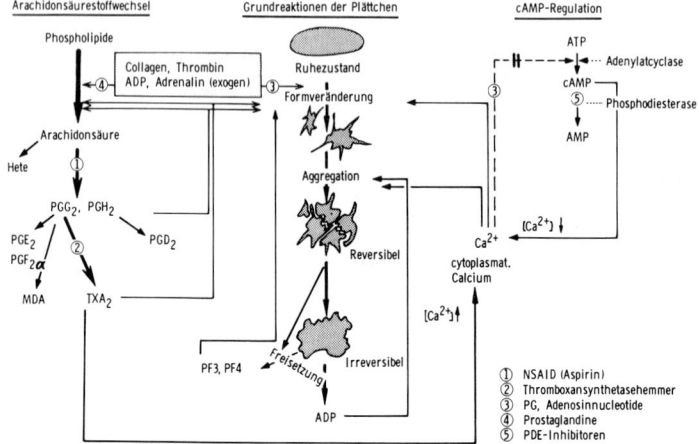

Abb. 11. Thrombozytenaggregation nach Stimulation und die wichtigsten während der Aggregation ablaufenden intrathrombozytären biochemischen Reaktionen und deren Interaktion. (Reuter, 1981, XIV)

starkem Reiz erfolgt die zweite Phase der Aggregation. Voraussetzung für den regulären Ablauf dieser Phase ist die begleitende Freisetzungsreaktion mit Liberierung der o. g. Substanzen. Dieser Degranulation geht eine nach zentral gerichtete Verlagerung der Organellen voraus und ist begleitet von der Polymerisation des cytoplasmatischen Thrombosthenins. Die „release reaction" fördert die Aggregation weiterer Thrombozyten. Der Prozeß der Aggregation ist calciumabhängig. Während Thrombozyten durch minimale Thrombinmengen zur Aggregation gebracht werden können, die zur Gerinnselbildung noch nicht ausreichend sind, wird die aggregationsauslösende Konzentration von Adrenalin in vivo nicht erreicht; Adrenalin hat jedoch eine aggregationsfördernde Wirkung. Fibrinogen reagiert nicht mit unstimulierten Thrombozyten. Nach Aktivierung jedoch werden Rezeptoren freigelegt, an die Fibrinogen und Fibrin binden und Brücken zwischen den Thrombozyten herstellen. Niedrigere Konzentration von Aktivatoren führen zu einer Sekretion der Inhaltsstoffe der alpha-Granula, höhere zu einer der beta-Granula; Substanzen der Lambda-Granula werden zuletzt freigesetzt.

Eine Degranulation kann auch ohne Aggregation der Thrombozyten ablaufen.

Es werden drei Stoffwechselwege postuliert, die eine Aggregation zur Folge haben. Zum ersten wird angenommen, daß ADP nach Stimulation der Thrombozyten eine Mediatorfunktion übernimmt. Während der Aggregation wird ADP freigesetzt und führt zur Aggregation weiterer Thrombozyten. Ein alternativer Weg zur Aggregation läuft über das Prostaglandin-Thromboxan-System (Abb. 12). Aus der Thrombozytenmembran wird durch die Phospholipase A_2 oder eine Diglyceridlipase Arachidonsäure freigesetzt. Die Phospholipase ist durch Calciumionen stimulierbar. Die Arachidonsäure wird durch die Zyklooxygenase unter Sauerstoffverbrauch umgewandelt in die Prostaglandinderivate PGG_2 und PGH_2. In einem weiteren Schritt erfolgt durch die Thromboxan-Synthetase die Umwandlung in Thromboxan A_2. Daneben entstehen in den Thrombozyten weitere Prostaglandinderivate in geringerer Menge mit zum Teil aggregationshemmender Wirkung (PGD_2, PGE_2, $PGF_2\alpha$). Thromboxan A_2 hat eine Halblebenszeit von 32 sec, wirkt stark aggregationsfördernd und vasokonstriktorisch. Während die Phospholipase A_2 Arachidonsäure aus Phosphatidylcholin, welches an der Außenseite der Plättchenmembran lokalisiert ist, freisetzt, liberiert Phospholipase C aus Phosphatidylinositol an der Innenseite der Membran zunächst Inositolphosphat. Die Diglyceridlipase spaltet dann Arachidonsäure vom 2. C-Atom des Glycerins. Es ist offen, welcher Freisetzungsmechanismus der Arachidonsäure bei der Aggregation in vivo maßgebend beteiligt ist. Calciumtranslokationen spielen eine wesentliche Rolle. Thromboxan A_2 senkt die Konzentration von cyclischem $3'5'$ AMP in den Thrombozyten. Cyclisches $3'5'$ AMP inhibiert die Phospholipase A_2. Substanzen, die zur Stimulierung der Membrangebundenen Adenylcyclase führen, wie z. B. Prostacyclin, induzieren eine cyclische AMP-Erhöhung und inhibieren die Phospholipase und die Thrombozytenaggregation. Ein dritter Weg zur Plättchenaggregation nach stimulierendem Reiz wird durch den sogenannten plättchenaggregierenden Faktor (PAF) vermittelt. Es handelt sich um das aus Lysolecithin durch Acetylierung entstehende Phospholipid 1-0-alkyl-2-0-Acetyl-2-sn-Glyceryl-3-Phosphorylcholin. Der plättchenaggregierende Faktor kommt außer in Thrombozyten in zahlreichen Zellen vor. Der Mechanismus der Freisetzung von PAF

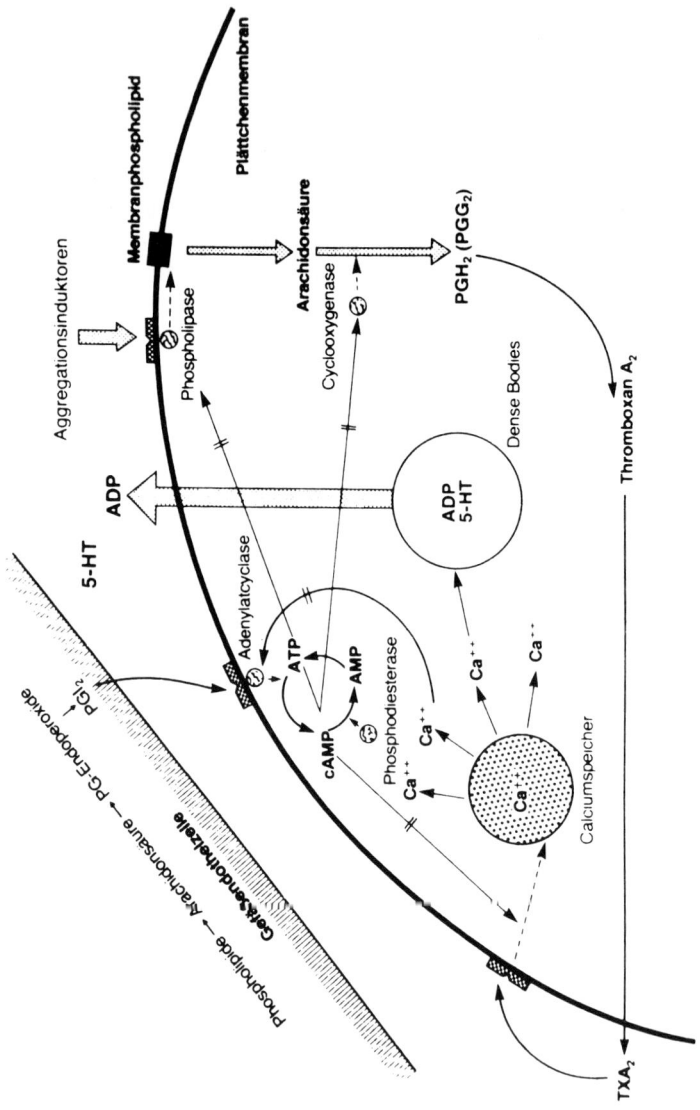

Abb. 12. Reaktionsmechanismen, die während der Thrombozytenaggregation ablaufen. (Reuter, 1981, XIV)

22

ist zur Zeit noch unbekannt. Calciumionen sind wiederum wesentlich beteiligt.

Die erwähnten Wege sind bei der Aggregation in Abhängigkeit von Art und Intensität des Stimulans in unterschiedlichem Ausmaß beteiligt. So ist zur vollständigen Aggregation mit niedrigen Konzentrationen von ADP und Thrombin die Aktivierung des Prostaglandin-Thromboxan-Systems notwendig. Mit hohen Thrombin- und Kollagenmengen ist auch nach Inhibierung der Zyklooxygenase z. B. durch Acetylsalicylsäure eine ausgeprägte Aggregation auslösbar.

Gefäßwand, Thrombozyten und Gerinnungssystem

Das intakte Gefäßendothel reagiert nicht mit Thrombozyten oder anderen Blutbestandteilen. Dies ist vermutlich zum Teil bedingt durch die Abstoßungskraft gleichartiger elektrischer Ladungen auf Gefäßendothel und Thrombozyten. Funktionsfähige Endothelzellen produzieren auf einen Reiz, z. B. nach Kontakt mit Thrombinspuren und aktivierten Plättchen, Prostacyclin, welches als potente antiaggregatorische Substanz die Ausbildung eines Plättchenaggregats verhindern oder limitieren könnte. Die endothelständige Ektonukleotidase wandelt ADP, welches aus einem sich bildenden Plättchenaggregat freigesetzt wird und die Anlagerung weiterer Thrombozyten fördern würde, in Adenosinmonophosphat (AMP) und Adenosin um. Inwieweit diese Mechanismen im strömenden Blut wirksam werden können, ist nicht vollständig geklärt. Ob die in stimulierten Thrombozyten gebildeten Prostaglandin-Endoperoxyde bei engem räumlichem Kontakt in Endothelzellen diffundieren können, und dort in Prostacyclin umgewandelt werden, wie es aufgrund von in vitro-Experimenten postuliert wurde, erscheint zumindest fraglich (Abb. 13). Die Plättchen werden wahrscheinlich an geschädigten Endothelzellen adhärent (Abb. 14). Sie haften an Kollagen, Basalmembran-Strukturen und Mikrofibrillen des subendothelialen Gewebes. Die Interaktion wird unterstützt durch den von Willebrand-Faktor, der in Endothelzellen synthetisiert wird. Die „release reaction" wird

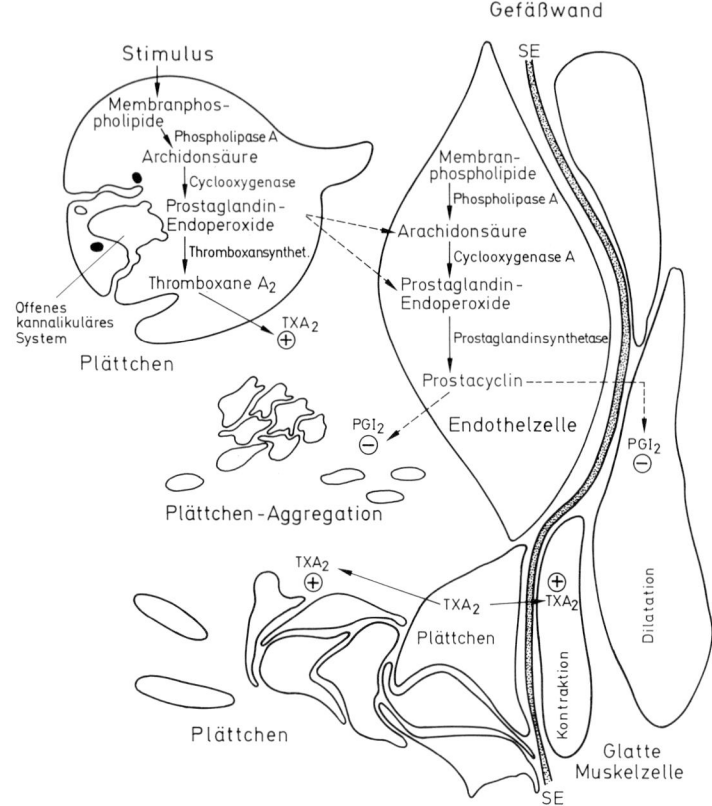

Abb. 13. Interaktion zwischen Thrombozyten und Gefäßwand unter besonderer Berücksichtigung von Thromboxan A_2 und Prostazyklin. $+$: positiver Einfluß; $-$: negativer Einfluß; SE: Subendothel. (Barnhart, Chen, 1978)

durch fibrilläres Kollagen induziert; am Endothel und subendothelialen Gewebe adsorbierte Thrombinspuren wirken unterstützend. Während der Aktivierung der Thrombozyten und der Aggregatbildung werden membranständige Phospholipide verfügbar gemacht, die zum regulären Ablauf des Gerinnungssystems erforderlich sind. Membrankomponenten können als aktivierende Oberflächen für den Faktor XII dienen. Eine direkte Aktivierung des Faktors XI soll

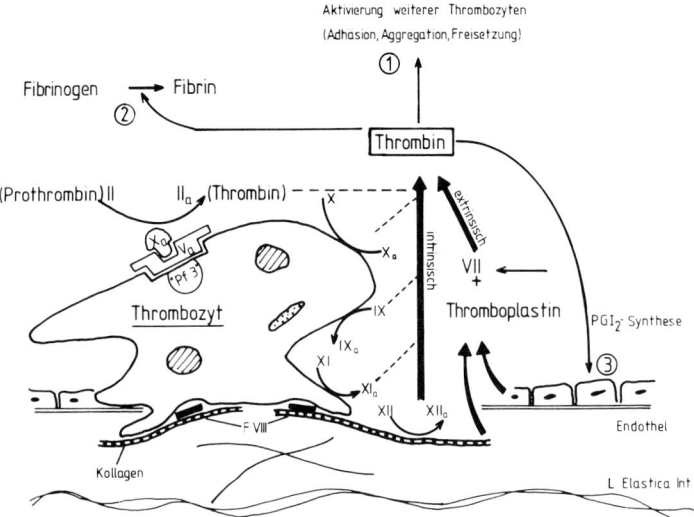

Abb. 14. Funktionelle Beziehungen zwischen Thrombozyten, plasmatischem Gerinnungssystem und geschädigter Gefäßwand (Reimers, 1981, II)

ebenfalls möglich sein. Obwohl die Beteiligung der Thrombozyten bei einer angenommenen Umwandlung von Faktor IX in Faktor IX a nicht voll geklärt ist, soll es zu einer Komplexbildung zwischen Faktor IX a, Plättchenphospholipiden, Faktor VIII, Faktor X und Calcium mit konsekutiver Aktivierung des Faktors X kommen. Nachgewiesen wurde eine Bindung von Faktor V an Plättchenphospholipide. In einem sich bildenden Komplex zusammen mit Calcium und Faktor X erfolgt die Umwandlung in den Faktor X a, womit die Endstrecke der Gerinnungskaskade erreicht und gestartet wäre. Entstehendes Thrombin wirkt im Sinne eines positiven feed back-Mechanismus auf die Plättchenaggregatbildung zurück, indem es zur ADP-Freisetzung, zur Bildung von Thromboxan A_2 und Verfügbarwerden von Plättchen-aggregierendem Faktor (PAF) führt. Fibrinogen aus Plasma oder Thrombozyten ist für die Haftung der Thrombozyten untereinander notwendig. Fibrin hat einen aggregationsfördernden Effekt. Nach Endothelverletzung wird Gewebsthromboplastin frei, welches unter Einbeziehung des Faktors VII

25

über das Extrinsic-System zur weiteren Bildung von Thrombin beiträgt.

Hämodynamische Faktoren haben einen entscheidenden Einfluß auf die Interaktion von Blutzellen, speziell von Thrombozyten, und Gefäßwand. Bei laminarer Strömung fließen die Zellen im Hauptstrom, wobei sich die Erythrozyten zentral befinden. Der Strom der corpuskulären Teilchen ist von einem Plasmamantel umgeben, der die Interaktion zwischen Gefäßwand und Thrombozyten erschwert. Es werden von Gefäßläsionen ausgehende elektrische Strömungspotentiale im Gefäß angenommen, die den Thrombozyten einen gegen die Wand gerichteten Impuls geben und die Plättchenadhäsion initiieren können. Die chemischen Stimulatoren sollen erst in zweiter Linie wirksam werden. In Gebieten verlangsamter Strömung mit niedrigen Scherkräften ist die Aggregatbildung an subendotheliale Strukturen eher gering. Bei steigenden Scherkräften mit erhöhter Zahl der Plättchenkollisionen nimmt die Plättchenthrombenbildung zu. Strömungsdynamische Phänomene spielen eine Rolle bei der unterschiedlichen Thrombusstruktur auf venösem und arteriellem Schenkel des Gefäßsystems. In Zonen turbulenter Strömung und in Bereichen hinter größeren muralen Thromben kann es strömungsbedingt zu Arealen kreisenden und stagnierenden Blutes kommen, in denen aktivierte Thrombozyten und Gerinnungsfaktoren akkumulieren.

Blutstillung

Nach anatomischen Gesichtspunkten lassen sich arterielle, venöse und kapilläre Blutungen unterscheiden. Voraussetzung für eine adäquate Blutstillung ist ein ausreichendes Hämostasepotential. Eine leichte Hämostasestörung mit mäßiger Erniedrigung eines oder einzelner Gerinnungsfaktoren kann kompensiert werden, ohne daß eine manifeste hämorrhagische Diathese auftritt.

Blutungen aus Kapillaren kommen meist durch Kompression und Verklebung der Endothelzellen zum Stehen. Bei Verletzung arterieller und venöser Gefäße läuft der Prozeß der Hämostase in mehreren Phasen ab (Abb. 15):

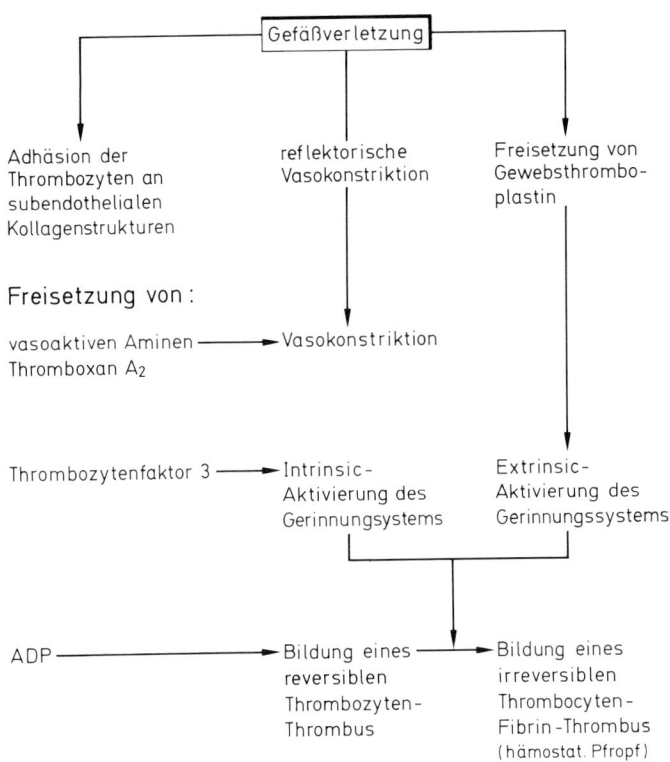

Abb. 15. Mechanismus der Blutstillung

1. Gefäßläsion bzw. Endothelschaden mit reflektorischer Gefäßkonstriktion;
2. Adhäsion von Thrombozyten an freigelegtem subendothelialen Gewebe, Kollagen und perivasalen Strukturen;
3. Aggregation mit begleitender Freisetzung von vasoaktiven und aggregationsfördernden Substanzen mit Bildung eines lockeren, lokal fixierten, reversiblen Plättchenthrombus;
4. Aktivierung des Gerinnungssystems über den endogenen Weg durch Kontaktaktivierung an veränderten Oberflächen und stimulierten Thrombozyten unter Einbeziehung von Gewebs- und Plättchenphospholipiden; gleichzeitig Aktivierung der Gerinnung

27

über den exogenen Weg nach Freisetzung von Gewebsthromboplastin aus zerstörten Zellen;

5. Ausbildung eines Plättchenfibrinthrombus mit Thrombusretrak-
tion und Bildung eines reversiblen hämostatischen Pfropfes;

6. Fibrinstabilisierung durch Faktor XIIIa.

Die Bildung eines hämostatischen Pfropfes ist auch Voraussetzung
für den geregelten Ablauf der nachfolgenden reparativen Vorgänge
der Gefäßwand und der Wundheilung. Das Fibroblastenwachstum
wird durch die Gegenwart stabilisierter, durch Faktor XIIIa quer-
vernetzter Fibrinstrukturen und Fibronectin gewährleistet. Das Fibrinolysesystem greift in den Prozeß der Thrombusbildung regulie-
rend ein, indem es die Thrombogenese auf den Ort der Verletzung
beschränkt und überschießende Gerinnselbildung fibrinolytisch ab-
baut.

II. Thrombose

Einleitung

Die Thrombose steht am Ende eines akut oder verzögert ablaufenden intravasalen Gerinnungsprozesses, der das Gefäßvolumen teilweise oder vollständig verschließt. In Abhängigkeit vom Ausmaß der Strömungsbehinderung im betroffenen Gefäßabschnitt manifestiert sich im arteriellen Schenkel des Gefäßsystems eine Ischämie und in den Venen eine Blutstauung. In beiden Fällen kommt es in den peripher gelegenen Gefäßbereichen zu einer Beeinträchtigung der Blutströmung und in Abhängigkeit vom Ausmaß der Thrombose zu trophischen Störungen und Gewebsschädigungen.

Als Embolie wird das Abreißen von Thrombusmaterial aus dem Verband mit nachfolgender Verschleppung in entfernt gelegene Gefäßprovinzen bezeichnet. Bei der venösen Thrombose wird der Embolus letztlich bis in das pulmonal-arterielle Gefäßsystem verschleppt. Als paradoxe Embolie bezeichnet man den Transport thrombotischen Materials durch Öffnungen zwischen dem rechten und dem linken Herz in die arterielle Strombahn. Eine arterielle Embolie nimmt ihren Ausgang von den Lungenvenen, dem Herzen oder der Aorta. Es resultiert ein Verschluß peripherer arterieller Gefäße. Man kann die Thrombose in übertragenem Sinn als Blutstillung am falschen Ort auffassen.

Die von Virchow (1856) beschriebenen Grundvoraussetzungen für eine Thrombusentstehung (Tabelle 1): 1. Läsion der Gefäßwand, 2. Veränderungen des Strömungsverhaltens des Blutes, 3. Änderungen des Gefäßinhaltes gelten noch heute. Die drei pathogenetischen Mechanismen sind in Venen und Arterien in unterschiedlicher Gewich-

Tabelle 1. Pathogenetische Faktoren der Venenthrombose (Virchow'scher Trias)

I. Schädigung der Gefäßwand
A. Endothelläsion infolge:
   Hypoxie
   Endotoxine (Infektionen), medikamentös-toxisch, allergisch
   mechanischer Belastung (Turbulenzen, Trauma)
   Verarmung an fibrinolytischem Aktivator (Diabetes mellitus)

II. Zirkulationsstörungen
A. Venöse Stauung und Stase
   1. systemisch bedingt:
   Herzinsuffizienz
   Adipositas
   Schwangerschaft
   Immobilisation
   2. lokal bedingt:
   organisierte Thromben (postthrombotisches Syndrom)
   Varizen, chronisch-venöse Insuffizienz
   Kompression (Hämatom, Operationswunde, Tumoren, Lymphome)

III. Änderungen des Gefäßinhaltes
A. Erhöhte Gerinnungstendenz des Blutes (Hyperkoagulabilität) infolge:
   1. Thromboplastineinschwemmung
      a) bei größeren operativen Eingriffen (Lunge, Pankreas, Kolon, Prostata, Muskulatur)
      b) nach Frakturen (Fettemboliesyndrom), Weichteiltraumen (Hämolyse) und Verbrennungen
      c) durch metastasierendes Tumorgewebe
   2. Fibrinolysehemmung (Diabetes mellitus, Fettstoffwechselstörung, Corticoidtherapie, Kontrazeptiva, Antifibrinolytika)
   3. Verminderung der RES-Clearance-Kapazität (Endotoxine, Antigen-Antikörper-Komplexe, Thromboplastine, lösliches Fibrin)
   4. Verminderung des Antithrombin III und anderer Inhibitoren (bei Leberinsuffizienz, Pankreatitis)
B. Erhöhtes Gerinnungspotential durch:
   1. Thrombozytose (nach Milzexstirpation)
   2. Hyperfibrinogenämie (akute und chronische entzündliche Prozesse, Infektionen, metastasierende Tumoren)
C. Hyperviskositätssyndrom
   1. Hämatokriterhöhung (Exsikkose)
   2. Paraproteinämie, Dysproteinämie, Kryoglobulinämie

tung wirksam. Bei der Initiierung einer disseminierten Thrombosierung in der terminalen Strombahn spielen Blutströmungsveränderungen und eine Aktivierung des Gerinnungssystems eine dominierende Rolle. Bei umschriebenen arteriellen und venösen Thrombosen sind primär veränderte Blutströmungsbedingungen und Alterationen der Gefäßwand von Bedeutung. Jedoch unterscheiden sich auch arterielle und venöse Thrombosen in charakteristischer Weise.

Läsion der Gefäßwand

Eine Verletzung der Gefäßwand ist sowohl auf dem arteriellen wie auf dem venösen Schenkel des Gefäßsystems als initiales Ereignis der Thrombogenese anzusehen. Neben großen, makroskopisch sichtbaren Verletzungen sind mikroskopische und submikroskopische Endothelläsionen von Bedeutung. Diese werden induziert durch Hypoxie, Endotoxine, Antigen-Antikörper-Komplexe, entzündliche Veränderungen innerhalb der Gefäßwand, durch mechanische Belastungen als Folge von Traumen oder besonderen Strömungsbedingungen an Verzweigungsstellen und Abgängen von Gefäßen und in Bereichen turbulenter Blutströmung. Leukozyten, die unter gewissen Strömungsbedingungen bevorzugt in der Gefäßperipherie in Kontakt zum Gefäßendothel treten, sind in der Lage, die Endothelzellen zu schädigen und die Gefäßintegrität zu beeinträchtigen. Durch Leukozytenzerfall und Sekretion von Inhaltsstoffen werden chemotaktische Substanzen freigesetzt, die über einen vom perivaskulären Raum zum Gefäßlumen gerichteten chemotaktischen Gradienten weitere Zellen anlocken, die ihrerseits zur Gefäßschädigung beitragen. An dem geschädigten Gefäßendothel und den freigelegten endothelialen Strukturen kommt es zunächst zum Anhaften von Thrombozyten mit Ausbildung eines Plättchenaggregats. Durch Einbeziehung des plasmatischen Gerinnungssystems kommt es nach Bildung von Thrombinspuren zur Einbeziehung von Fibrin in den sich entwickelnden Thrombus.

Zirkulationsbedingungen

Strömungsbedingungen beeinflussen entscheidend die Thrombogense und die charakteristische Struktur des Thrombus in den einzelnen Gefäßgebieten. Die schnelle Blutströmungsgeschwindigkeit in den Arterien und die Strömungsbedingungen an arteriellen Gefäßabgängen führen vornehmlich zu einem plättchenreichen Thrombus. Fibrinstrukturen sind bei dem weiteren Aufbau des sogenannten weißen Thrombus beteiligt. Thromben auf der arteriellen Seite des Gefäßsystems treten bevorzugt in dilatierten Vorhöfen bei Vorhofflimmern auf, im linken Ventrikel des Herzens über infarzierten Gebieten, an defekten Herzklappen, an Klappenprothesen und über arteriosklerotischen Plaques der Aorta und der peripheren Arterien.

Die venösen Strömungsbedingungen mit langsamerem Fluß führen bei der Thrombogenase zu einer verstärkten Einbeziehung des plasmatischen Gerinnungssystems mit überwiegender Ausbildung eines Fibrinthrombus. Der initiale Plättchenthrombus bildet sich bevorzugt im Bereich der Venenklappen, hinter denen eine turbulente Strömung mit teilweiser Stagnation des Blutes herrscht. Hier kommt es möglicherweise wie erwähnt zur Akkumulation von aktivierten Gerinnungsfaktoren. Ähnliche Bedingungen mögen in varicös erweiterten Venen herrschen. Dem weißen Kopf des Thrombus folgt in Strömrichtung der fibrinreiche, plättchenarme erythrozytenreiche rote Schwanz der Thrombose. Eine Stase allein ist zur Ausbildung einer venösen Thrombose nicht ausreichend. Experimentell läßt sich zeigen, daß das Blut in einem abgebundenen Gefäßabschnitt nicht gerinnt. Es kommt erst zur Gerinnung nach einer Traumatisierung des Gewebes im entsprechenden Gefäßbereich oder auch an einer anderen Stelle des Organismus. Dies deutet darauf hin, daß zusätzliche Faktoren, die die Gerinnbarkeit des Blutes verändern, hinzukommen müssen. So spielt die verlangsamte Blutströmung der Venen bei Patienten mit Herzinsuffizienz, körperlicher Inaktivität, postoperativer Immobilisation, Adipositas, Schwangerschaft und Wochenbett eine wesentliche, aber nicht die alleinige Rolle bei der Thrombusentstehung. In der Mikrozirkulation spielen Hypoperfusion, Stase und Sludgebildung der Zellen, die gefolgt sind von Hypoxie und Azidose die entscheidende Rolle bei der Aktivierung des Gerinnungssystems.

Änderungen des Gefäßinhaltes

Veränderungen des Gefäßinhaltes stehen in enger Beziehung zur Hypozirkulation. Aus dem hypoxisch geschädigten Gefäßendothel der Gefäßperipherie werden Metaboliten und Bestandteile mit pro-koagulatorisch wirksamer Aktivität verfügbar (ADP, Kollagen, Kinasen, Enzyme). Es resultiert eine zunächst lokale Hyperkoagulabilität des Blutes, die sich systemisch ausbreiten kann und bei Vorhandensein weiterer Faktoren zu Thrombosen in entfernten Körperregionen führt. Bei Infekten und metastasierenden Tumoren kann eine zusätzlich bestehende Erhöhung des Hämostasepotentials (Hyperfibrinogenämie, Thrombozytose) die Thrombosegefährdung erhöhen. Der Verlust des Endothels an Fibrinolyseaktivatoren, ein Abfall des Antithrombin III, eine verminderte Clearancefähigkeit des RES mit Akkumulation aktivierter Gerinnungsprodukte verschieben das Gleichgewicht der Hämostase in Richtung auf eine Übergerinnbarkeit. Änderungen des Gefäßinhaltes bei Polyglobulie, Plasma-Eiweißerhöhungen, Dys- und Paraproteinämie führen über eine Änderung der Viskosität und der Strömungsbedingungen ebenfalls zu einer Thrombose-begünstigenden Situation. Entscheidend jedoch bleibt immer die Kooperation mehrerer thrombogener Mechanismen.

Weitere Entwicklung einer Thrombose

Das Fibrin des Thrombus adsorbiert mit hoher Affinität Thrombin, Plasminogen und Plasminogenaktivatoren. Das adsorbierte Thrombin – Fibrin wird als Antithrombin I bezeichnet – ist damit der systemischen Zirkulation entzogen, begünstigt aber lokal eine weitere Fibrinbildung und damit die Apposition von thrombotischem Material. Im weiteren Verlauf kann das Thrombuswachstum durch Antithrombine zum Stillstand kommen. Der Thrombus kann durch

Plasmin lysiert werden, welches aus adsorbiertem Plasminogen unter Mithilfe endothelständiger Aktivatoren entstanden ist, und durch proteolytische Enzyme von Blutzellen. Der Thrombus kann bindegewebig organisiert werden. Zellen der Gefäßwand und umgewandelte Monozyten des Blutes sind für diesen Prozeß verantwortlich. Begleitende fibrinolytische Prozesse ermöglichen eine Teilrekanalisation des verschlossenen Gefäßabschnittes. Kleinere und größere Fragmente können sich aus einem noch nicht organisierten Thrombus lösen und als Embolie verschleppt werden.

Eine erfolgreiche Thrombolyse setzt voraus, daß Plasmin im Thrombus ein lysierbares Substrat antrifft. Dies ist bei venösen Thrombosen, die überwiegend Fibrin enthalten, gegeben. Die Lysierbarkeit ist abhängig vom Alter der venösen Thrombose. Mit zunehmender bindegewebiger Organisation des Thrombus nimmt die Chance auf eine Wiedereröffnung des Gefäßes ab. Thromben in kleineren Gefäßen sind früher organisiert als in großlumigen. Stenosen und Verschlüsse in den Arterien infolge degenerativer Gefäßerkrankungen bestehen zum Teil aus nicht lysierbaren arteriosklerotischen Plaques. Den Gefäßveränderungen ist jedoch thrombotisches Material aufgelagert, welches zur weiteren Einengung und letztendlich zum Verschluß des Lumens beiträgt. Relativ frische Arterienverschlüsse enthalten regelmäßig thrombotisches Material. Im Gegensatz zum venösen Teil des Gefäßsystems ist in den Arterien der Anteil der Thrombozyten am Thrombus höher. Trotzdem ist durch Beseitigung der Fibrinkomponente eine Rekanalisation und eine Erweiterung von Stenosen der Arterien möglich. Plättchenthromben können durch Degradation verbindender Fibrinteile fragmentiert und beseitigt werden. Auch hier ist die Lysierbarkeit abhängig vom Alter des Thrombus und von dem Gefäßlumen. Es konnte gezeigt werden, daß die Geschwindigkeit und die Vollständigkeit der Organisation einer arteriellen Thrombose von proximaler Lokalisation nach distal zunimmt und überwiegend vom Gefäßdurchmesser abhängt. Die Organisation arterieller Thromben erfolgt langsamer als die venöser Thromben. Erstere sind im Vergleich zu venösen Thromben noch erheblich längere Zeit nach ihrem Entstehen lysierbar. Embolien aus dem Herzen oder von thrombotischen Plaques der Aorta in die Gefäßperipherie sind einer Fibrinolyse leichter zugänglich als am Ort entstandene Thromben.

Im systemischen Blut ist normalerweise keine fibrinolytische Aktivität nachweisbar. Entstehendes Plasmin wird durch die Inhibitoren augenblicklich funktionell ausgeschaltet. Das mit dem Fibrin bei der Thrombusentstehung kopräzipierte Plasminogen, die körpereigenen Plasminogenaktivatoren und evtl. gebildetes Plasmin sind dem System der Inhibitoren weitgehend entzogen. Nach Umwandlung aus Plasminogen kann Plasmin im Thrombus seine Wirkung entfalten. Hierin ist die Hauptursache für die spontane Rekanalisation von Thrombosen zu sehen, die im Venensystem in mehr oder weniger großem Ausmaß häufig, nach thrombotischem Verschluß von Arterien jedoch seltener zu beobachten ist. Plasminogen und Aktivatoren können aus dem fließenden Blut in einen Thrombus diffundieren und sich dort anreichern. Nach Untersuchungen an operativ gewonnenen Thromben ist ein Thrombus unmittelbar nach seiner Entstehung relativ reich an Plasminogen, ist in den darauffolgenden 2–3 Tagen plasminogenarm, um dann bis zum 7. Tag erneut Plasminogen anzureichern; nach 3 Monaten läßt sich kaum noch fibrinolytische Potenz im Thrombus nachweisen. Inwieweit diese Befunde auf die Lysierbarkeit in vivo übertragbar sind, ist offen. Die Auflösung eines Thrombus kann prinzipiell durch Plasmin von außen (Exolyse) als auch entsprechend dem oben gesagten von innen her (Endolyse) erfolgen. Über die Möglichkeiten der Thrombusauflösung nach Infusion von Aktivatoren (Streptokinase, Urokinase) sind unterschiedliche Vorstellungen entwickelt worden (Fletcher u. Alkjaersig, Ambrus und Markus, Chesterman). Im Prinzip kann man davon ausgehen, daß sowohl Streptokinase, der Streptokinase-Aktivator-Komplex, Urokinase als auch Plasminogen und Plasmin in den Thrombus diffundieren und dort aktiv werden können. Dies hat zu zahlreichen Therapievorschlägen geführt, die eine Optimierung der Fibrinolysebehandlung zum Ziel haben.

III. Diagnostik der Gerinnungsstörungen

Allgemeine Diagnostik

Jede Änderung des Hämostasepotentials und jede Abweichung des hämostatischen Gleichgewichtes von der Eukoagulabilität, die ein gewisses Ausmaß überschreiten, äußern sich in einer Hypokoagulabilität (Untergerinnbarkeit) oder einer Hyperkoagulabilität (Übergerinnbarkeit) des Blutes. Je nach Ausmaß der Störung im Gerinnungs- bzw. Fibrinolysesystem und der Verfügbarkeit der Inhibitoren von Gerinnung und Fibrinolyse verlaufen Hypo- bzw. Hyperkoagulabilität klinisch latent oder sie manifestieren sich in hämorrhagischen Erscheinungen und Störungen der Blutstillung oder durch Entwicklung intravasaler Gerinnungsprozesse und thromboembolischer Komplikationen. Die Prozesse werden beeinflußt durch begleitende Erkrankungen und therapeutische Maßnahmen, die speziell auf das Gerinnungssystem gerichtet sind oder als Nebenwirkung einen Einfluß auf das Hämostasesystem haben. Die Funktionsdiagnostik des Hämostasesystems hat folgende Zielsetzungen:

1. Die Erkennung und die Differenzierung angeborener und erworbener hämorrhagischer Diathesen,
2. die Erkennung thrombosefördernder Veränderungen im Gerinnungssystem,
3. die Therapiekontrolle
   a) der Substitutionstherapie bei hämorrhagischen Diathesen
   b) der Fibrinolyse und Antikoagulantienbehandlung bei thromboembolischen Erkrankungen.

Die primäre Diagnostik umfaßt je nach Situation Familienanamnese und individuelle Anamnese bezüglich früher aufgetretener Blutun-

Tabelle 1. Klinische Symptomatik thrombozytär-vaskulärer und hämorrhagischer Diathesen

Art der Blutung	thrombozytär-vaskuläre Blutungsübel	Koagulopathien
	Häufigkeit und Schweregrad der Blutungen	
Blutungen nach oberflächlichen Verletzungen	oft profus und verlängert	im allgemeinen nicht besonders ausgeprägt
Prellungen und Hämatome	klein und oberflächlich, häufig multipel	oft ausgedehnt und tief, gewöhnlich lokalisiert
Haut- und Schleimhautblutungen	sehr häufig	selten
Gelenkblutungen	sehr selten	relativ selten, außer bei angeborenen, schwergradigen Formen
Blutungen bei tiefen Gewebsverletzungen, Zahnextraktionen usw.	im allgemeinen sofort nach der Verletzung, häufig lokale Behandlung erfolgreich	häufig verspätetes Einsetzen, lokale Behandlung ohne Erfolg
	häufigste Manifestation	
	Purpura und Ekchymosen, Epistaxis, Menorrhagien, gastrointestinale Blutungen	tiefe Weichteil-Blutungen (offensichtlich spontan oder posttraumatisch), Haut- und Muskelblutungen, verlängerte posttraumatische Nachblutung

gen, das Erkennen von Folgezuständen abgelaufener Hämorrhagien oder Thrombosen (Gelenkveränderungen bei Hämophilen, postthrombotisches Syndrom), die Analyse der aktuellen Bedingungen, die zu der Hämostasestörung geführt haben sowie den Blutungstyp (Tabelle 1). Koagulopathien zeichnen sich durch ausgedehnte Suffusionen und Sugillationen in Haut und Schleimhäute und tiefe Weichteilblutungen aus, die spontan bzw. nach geringen Traumen auftreten. Bei ausgeprägten Hämostasedefekten, insbesondere bei

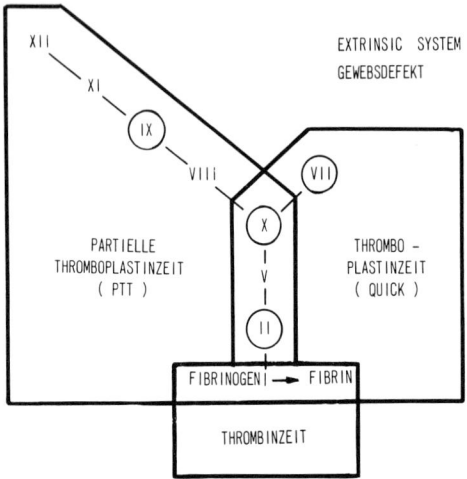

INTRINSIC SYSTEM
OBERFLACHENAKTIVIERUNG

XII

XI

IX

VIII

EXTRINSIC SYSTEM
GEWEBSDEFEKT

VII

PARTIELLE
THROMBOPLASTINZEIT
(PTT)

X

V

II

THROMBO –
PLASTINZEIT
(QUICK)

FIBRINOGEN ⟶ FIBRIN

THROMBINZEIT

Abb. 1. Analyse plasmatischer Gerinnungsfaktoren; 0: Vitamin K-abhängige Faktoren

Hämophilie A und B sind Blutungen in Gelenke und Meningen häufig. Thrombozytäre Hämostasestörungen sind gekennzeichnet durch petechiale Blutungen an Haut und Schleimhäuten. Sie treten insbesondere an Beinen und Armen, im Nasen-Rachen-Raum und am Zahnfleisch auf. Daneben finden sich Blutungen in den Gastrointestinaltrakt und bei Frauen häufig Menorrhagien. Gelenkblutungen sind selten. Abgesehen von größeren Gefäßmißbildungen, die zu lokaler profuser Blutung am Ort der Gefäßveränderung führen, entspricht der vaskuläre Blutungstyp dem thrombozytären mit Auftreten von kleinen umschriebenen Petechien an Haut und Schleimhäuten. Erworbene Blutungsdiathesen weisen häufig eine uncharakteristische, gemischte Symptomatik auf.

Die genaue Lokalisation der hämorrhagischen Diathese bzw. der Thrombophilie (Thrombosebereitschaft) im System der Hämostase erfordert eine spezielle gerinnungsanalytische Funktionsdiagnostik. Entscheidend ist die Auswahl einer geeigneten Testkombination, mit der schon unter Einsatz einer geringen Zahl von Untersuchungen, wie z. B. Quickwert, PTT, Thrombinzeit in über 80% der Fälle eine Lokalisation des Defektes im System der Hämostase möglich ist (Abb. 1).

Funktionsprüfung des plasmatischen Gerinnungssystems

Die verlängerte *Gerinnungszeit* ist das charakteristische Merkmal der plasmatischen Gerinnungsstörungen, der Koagulopathien im engeren Sinne, mit Ausnahme des Faktor VII-Mangels. Voraussetzung für eine Verlängerung der Gerinnungszeit und der Fibrinbildungszeiten bei den funktionellen Global- und Gruppentesten ist ein Abfall der Aktivität des betroffenen Gerinnungsfaktors unter einen Mindestwert, der bei etwa 30% der Norm liegt. Liegen die Aktivitäten darüber, gibt sich eine Hämostasestörung in der Regel nicht in den Testen zu erkennen, die eine oder mehrere Phasen des Gerinnungssystems umfassen. In diesen Fällen führt nur die Bestimmung der Einzelfaktoren zur Aufdeckung des Defekts. In ähnlicher Weise muß die Gerinnungsstörung ein gewisses Ausmaß erreicht haben, bevor eine hämorrhagische Diathese manifest wird. Liegen der oder die Gerinnungsfaktoren in ihren Aktivitäten oberhalb einer Mindestgrenze, die bei den einzelnen Faktoren zwischen 10 und 30% anzusetzen ist, bleibt die Hämostasestörung klinisch latent und tritt nur nach Traumen, Operationen, Geburten usw. in Erscheinung. Die Funktionsprüfungen des plasmatischen Systems haben die Aufgabe der Differenzierung folgender Störungen:

1. Störungen der Prothrombinaktivierung im intrinsic- oder extrinsic-System.
2. Störungen der Fibrinbildung infolge gerinnungs- oder fibrinolysespezifischer Änderungen des gerinnbaren Substrates.
3. Änderungen des Inhibitorpotentials der Gerinnung oder der Fibrinolyse.

Es können sowohl quantitative als auch qualitative Defekte vorliegen. Für spezielle diagnostische Fragestellungen und unter wissenschaftlichen Aspekten sind zahlreiche immunchemische, physikochemische, chromatographische und Radioisotopen-Methoden verfügbar, die im einzelnen hier nicht besprochen werden sollen.

Die *Vollblutgerinnungszeit* (5–10 min) erfaßt Hämostasestörungen durch Defekte im Ablauf des endogenen Systems einschließlich der gemeinsamen Endstrecke (Hämophilien, Hemmkörperhämophilien, Hypo- und Afibrinogenämie, Dysfibrinogenämie). Zu einem gewissen Grade werden thrombozytäre Blutungsneigungen bei Defekten, die die Verfügbarkeit prokoagulatorischer Substanzen der Thrombozyten betreffen, erfaßt. Eine verlängerte Gerinnungszeit findet sich auch unter Marcumar (Abfall der Faktoren II, IX, X) und Liquemin. Ein Faktor VII-Mangel wird nicht angezeigt.

Die *Plasmarecalcifizierungszeit* (70–90 s) erfaßt ebenfalls das Intrinsic-System. Eine Faktor VIII-Konzentration von ca. 10% reicht für eine annähernd normale Recalcifizierungszeit aus, so daß dieser Test nicht zur Hämophilie-Diagnostik oder Kontrolle der Therapie einsetzbar ist.

Der „*Clot-observation*"-*Test* gibt einen groben, rein qualitativen Einblick in die Gerinnungssituation. Er erfordert keinerlei Hilfsmittel, sollte aber nur dann durchgeführt werden, wenn keine Möglichkeit zu einer Gerinnungsanalyse besteht. Das Thrombelastogramm (TEG) und/oder einige wenige Tests, die nicht mehr Zeit beanspruchen, geben wertvollere Ergebnisse. Der clot observation-Test eignet sich bei bekannter Hämostasestörung (z. B. Verbrauchskoagulopathie etc.) zur Abschätzung der Gewichtsverteilung von Gerinnung und Fibrinolyse am vorliegenden Gerinnungsdefekt. Eine lokale Hämostasestörung (z. B. die lokale Fibrinolyse) kann durch Vergleich lokal entnommenen Blutes mit systemischem Blut erkannt werden. Zur Durchführung des Tests wird Nativblut in ein nicht siliconiertes Glasröhrchen gegeben und die Zeit bis zum Eintritt der Gerinnung (ca. 6–10 min), die Retraktion (nach ca. 2 h) und die Zeit bis zum Wiederauflösen des Gerinnsels gemessen (Gerinnsel normalerweise über Stunden stabil).

Bewertung:

1. Langsame Gerinnselbildung und Bestehenbleiben des Gerinnsels: Faktorenerniedrigung bei Hämophilen und Antikoagulantienbehandlung; Heparin; Dysfibrinogenämie.
2. Normale Gerinnselbildung und Auflösung desselben innerhalb 2 h: gesteigerte Fibrinolyse.

3. Verzögerte Gerinnselbildung und Auflösung innerhalb von 2 h: Fibrinolyse mit Fibrinpolymerisationsstörung durch Fibrinogen-Fibrinspaltprodukte; zusätzlich unter Umständen Hypofibrinogenämie durch Fibrinogenolyse und/oder Lyse der Faktoren V und VIII.
4. Ausbleiben der Gerinnung: Defibrinierungssyndrom; Lyse mit hoher Spaltproduktkonzentration; hohe Heparinkonzentration.
5. Gestörte Retraktion: Meist Thrombopenie.

Das *Thrombelastogramm* (TEG) erlaubt eine differenziertere und reproduzierbare Analyse des gesamten endogen Gerinnungsvorganges, zusätzlich die Beurteilung der Fibrinolyse/Fibrinogenolyse und der Thrombozytenbeteiligung. Die r-Zeit (Reaktionszeit: Dauer vom Zeitpunkt der Blutabnahme bei Nativblut bzw. der Recalcifizierung bei Citratblut oder Citratplasma bis zur Ausschlagbreite des Lichtstrahls auf 1 mm) erfaßt die Gerinnungszeit. r-Zeit-Verlängerung tritt auf bei: Faktoren-Erniedrigung im endogenen System, Heparintherapie, Fibrinpolymerisationsstörungen (Dysfibrinogenämie, Fibrinspaltprodukte, Paraproteine). r-Zeit-Verkürzung findet sich bei: Hyperkoagulabilität. Die k-Zeit (Gerinnselaufbauzeit: Zeit von 1–20 mm Amplitudenbreite) ist verlängert bei: Faktorenverminderung, Thrombopenie, Thrombopathie, Hypofibrinogenämie, Heparintherapie, Fibrinpolymerisationsstörungen. Sie ist verkürzt bei Hyperkoagulabilität. Die max. Amplitude m_a ist verschmälert gegenüber der Norm bei: Thrombopenie, Hypofibrinogenämie, Dysfibrinogenämie, bei Vorliegen von Fibrinogenspaltprodukten. m_a ist verbreitert bei: Thrombozytosen, hoher Fibrinogenkonzentration, niedrigem Hämatokrit. Eine schnelle Abnahme der Amplitude nach ½–2 h weist auf eine Fibrinolyseaktivierung hin, selten auf einen ausgesprochenen Faktor XIII-Mangel. Keine Reaktion zeigt das TEG bei Fehlen von Fibrinogen (Defibrinierungssyndrom, Afibrinogenämie), Hyperfibrinolysen, hochdosierte Heparintherapie. Ein normales TEG schließt eine leichte Hämostasestörung nicht aus. Thrombozytenfunktionsstörungen werden unsicher erfaßt. Normalwerte für Nativblut: r-Zeit 7–16 min, k-Zeit 3–7 min, m_a 45–60 mm.

Die *partielle Thromboplastinzeit* (PTT; Normwert 30–45 s) erfaßt das endogene System einschließlich der gemeinsamen Endstrecke mit dem exogenen System (Faktoren I, II, V, X). Das partielle Thromboplastin entspricht und ersetzt den Thrombozytenfaktor 3 und wird aus Thrombozyten, Hirngewebe oder Erythrozyten hergestellt. Für den Ablauf des Tests ist eine Aktivierung der Kontaktfaktoren durch Kaolin oder Celit notwendig. Üblicherweise wird die sogenannte aktivierte partielle Thromboplastinzeit (aPTT) durchgeführt, die im käuflichen Testbesteck Phospholipid und kontaktaktivierende Substanz enthält. Die PTT ist verlängert bei Hämophilie A und B und Faktorenabfall des Prothrombinkomplexes (außer Faktor VII), vorausgesetzt, die Faktorenaktivität liegt unter 30% der Norm. Außerdem ist die PTT verlängert bei Fibrinogenmangel, Fibrinpolymerisationsstörungen und Heparintherapie. Die PTT ist geeignet zur Kontrolle der Hämophiliebehandlung und der Heparintherapie. Sie ist verkürzt bei Hyperkoagulabilität.

Der *Quicktest* (Prothrombinzeit; Normwert 70–130%) deckt Hämostasestörungen im exogenen System auf. Das Quicktestreagenz enthält Gewebsthromboplastin unterschiedlichen Ursprungs (Lunge, Gehirn, Placenta) und Calcium. Er arbeitet ansonsten mit den Faktoren des zu testenden Plasmas. Der Quickwert fällt ab bei: Mangel eines oder mehrerer Faktoren des Prothrombinkomplexes (außer bei Faktor IX-Mangel), Verminderung der Faktor V-Aktivität (Mangel oder Hemmkörper), Hypo- bzw. Afibrinogenämie. Er wird beeinflußt durch Fibrinpolymerisationsstörungen (Dysfibrinogenämie, Spaltprodukte, Paraproteine) und durch Heparin. Eine Kontrolle einer Fibrinolyse- oder Heparintherapie ist wegen schlechter Korrelation zwischen Ausmaß der Spaltprodukt- oder Heparinmenge und der Prothrombinzeitverlängerung nicht möglich. Thrombotest und Normotest enthalten im Testbesteck neben Gewebsthromboplastin und Calcium zusätzlich Faktor V und Fibrinogen. Ein Mangel an letztgenannten Faktoren wird im Gegensatz zum Quicktest nicht angezeigt. Thrombotest ist empfindlich auf das sogenannte PIVKA (Protein induced by vitamin K absence or antagonist). Diese unter Cumarintherapie oder bei Vitamin K-Mangel (Resorptionsstörung) von der Leber synthetisierten inkompletten Vorstufen sind nicht gerinnungsaktiv, inhibieren aber den Gerinnungsablauf, da sie den kompletten Faktoren des Prothrombinkomplexes strukturell gleichen. Aus diesem Grunde liegt bei Behandlung mit Cumarinderivaten der Thrombotestwert unter dem des Quickwertes. Beim Thrombotest steht eine gute Korrelation zur Faktorenaktivität im unteren

Aktivitätsbereich, so daß eine Antikoagulantientherapie gut kontrollierbar ist. Der Normotest weist eine gute Korrelation zwischen Faktorenaktivität und gemessenen Zeitwerten im oberen Aktivitätsbereich auf. Er eignet sich zur Erfassung eines mäßigen Abfalls der Faktoren des Prothrombinkomplexes, z. B. bei Lebererkrankungen. Er ist im Gegensatz zum Thrombotest unempfindlich gegenüber einem Faktor IX-Mangel. Die Verwendung von Thrombotest und Normotest ermöglicht die Unterscheidung, ob eine Erniedrigung der Faktoren des Prothrombinkomplexes durch einen Leberzellschaden oder durch einen Vitamin K-Mangel bzw. Vitamin K-Antagonismus durch Cumarine bedingt ist. Sind beide Tests gleich stark vermindert, liegt kein oder wenig PIVKA vor. Es handelt sich dann wahrscheinlich um einen Leberzellschaden. Zu erwähnen ist, daß auch bei Leberzirrhose aus unterschiedlichen Gründen der inaktive Vorläufer des Prothrombin-Komplexes (PIVKA) gebildet werden kann. Liegt der Wert des Thrombotestes deutlich unter dem des Normotestes, liegt eine Störung des Vitamin K-Stoffwechsels vor. Heparin beeinflußt den Quickwert und seine Modifikationen. Fibrinpolymerisationshemmer spielen nur in hohen Konzentrationen eine Rolle.

Die *Thrombinzeit* erfaßt die letzte Phase der Gerinnung, die Thrombinwirkung auf Fibrinogen und die Gerinnselbildung. Sie ist verlängert bei: Fibrinogenmangel (unter 50–80 mg%), Fibrinpolymerisationsstörungen (Fibrinspaltprodukte, Dysfibrinogenämie etc.) und Heparin.

Die *Reptilasezeit* wird durch Heparin nicht beeinflußt, unterliegt sonst aber gleichen Bedingungen wie die Thrombinzeit. Die Kombination beider Tests erlaubt bei laufender Heparintherapie sowohl deren Kontrolle als auch eine Aussage über eine begleitende Fibrinolyse.

Die genannten Tests benutzen zur Endpunktbestimmung das Auftreten eines Fibrinpolymerisats bzw. -gerinnsels, welches aus dem im Probandenplasma vorhandenen oder zum Testansatz zugesetzten Fibrinogen gebildet wird. Zu beachten ist, daß das Auftreten des Fibringerinnsels auf unterschiedliche Weise entsprechend der Labormethode erfaßt wird (sichtbares Gerinnsel bei Bestimmung von Hand; Messung der Festigkeit eines Fibringerinnsels, der Leitfähigkeit, der Lichtdurchlässigkeit). Dies führt zu Werten, die nicht unmittelbar vergleichbar sind.

Mit der Kombination von PTT, Quick-Test und Thrombzeit, die einfach und in kurzer Zeit durchführbar sind, ist man den wesentlichen hämostaseologischen Notsituationen gewachsen (Abb. 1). Für eine Faktorenanalyse zur detaillierten Lokalisation des Hämostasedefektes und zur Bestimmung von dessen Ausmaß ist man an die Einzelfaktorenbestimmung gebunden. Entsprechende Testbestecke, die Mangelplasmen für die jeweiligen Faktoren verwenden, sind im Handel erhältlich.

Zur *Fibrinogenbestimmung* sind zahlreiche Methoden verfügbar:

1. Immunologische Verfahren: Radiale Immundiffusion, Laurell-Elektrophorese.
2. Messung des gerinnbaren Proteins: Das in einer definierten Plasmamenge durch Thrombin induzierte Gerinnsel wird isoliert. Der Proteingehalt wird nach Solubilisation des Gerinnsels z. B. in einer 6 M Harnstoff-0,2 M NaOH-Lösung direkt photometrisch bei 280 nm gemessen oder nach Auflösen des Gerinnsels in Natronlauge erst nach Reaktion mit Biuret-Reagenz oder Phenol-Reagenz im sichtbaren Bereich des Spektrums.
3. Trübungsmessung: 1:10 verdünntes Plasma wird in einer Küvette mit geringen Mengen an Thromboplastin oder Thrombin versetzt und die Trübung photometrisch registriert. Sie steht in Beziehung zur vorhandenen Fibrinogenkonzentration.
4. Nephelometrische Verfahren nach Zusatz eines spezifischen Antikörpers und Messung des nephelometrischen Effektes durch die Antigen-Antikörperkomplexe.
5. Clauss-Methode: Schnelle Gerinnung 1:10 verdünnten Plasmas durch hohe Thrombinkonzentrationen. Die Gerinnungszeit steht in Beziehung zur Fibrinogenkonzentration.
6. Hitzefibrin nach Schulz: Grob quantitative Messung des bei 56° nach 10 min präzipitierten Proteins.
7. Natriumsulfitfällung des Fibrinogens und photometrische Messung nach Wiederauflösen des Präzipitats.

Die Methoden 1, 2 und 7 sind zeitaufwendig und erfordern mehrere Arbeitsschritte. Verfahren 5 wird beeinflußt durch Spaltprodukte und Heparin. Methode 6 ist abhängig von Elektrolyt- und Eiweißgehalten sowie der Spaltproduktkonzentrationen im Plasma und schlecht reproduzierbar. Die Clauss-Methode und die Trübungsmessung nach Thrombinzusatz sind relativ schnell durchführbar und geben hinreichend genaue Werte. Für spezielle Fragestellungen (z.B. Dysfibrinogenämie) kommt eine Kombination verschiedener funktioneller und immunologischer Verfahren in Betracht.

Ein klinisch relevanter Faktor XIII-Mangel (unter 2% der Norm; Nachblutungen 3–5 Tage nach Operationen; Wundheilungsstörung) wird qualitativ durch Auflösbarkeit eines Gerinnsels in 5 M Harnstoff, 0,1 M Monojodessigsäure oder 2%iger Essigsäure nachgewiesen. Zur genauen Quantifizierung stehen Testbestecke zur Verfügung (Behringwerke).

Der *Äthanoltest* (gelartige Fibrinfällung aus Plasma durch Äthanol: 0,5 ml Plasma + 0,15 ml Äthanol 50%ig, 10–15 min stehenlassen bei Zimmertemperatur) sowie der *Protaminsulfattest* (amorphes oder faserartiges Präzipitat durch Fibrinpräzipitation mittels Protamin: 0,5 ml Plasma + 0,05 ml Protaminsulfat 1%, 15 min stehenlassen) gelten als Indikatoren für im Plasma gelöstes Fibrin bei Zuständen mit einem erhöhten intravasalen Umsatz an Gerinnungsfaktoren (chronische und akute Verbrauchsreaktionen, evtl. auch Hyperkoagulabilität). Es handelt sich um sogenannte Parakoagulationsphänomene. Das im Plasma als Komplex mit Fibrinogen und/oder Fibrinogenspaltprodukten gelöste Fibrin wird durch Ladungsänderung und Wasserentzug ausgefällt. Der Äthanoltest wird gelegentlich falsch positiv bei hohen Fibrinogenkonzentrationen (über 400–500 mg%) und Paraproteinämie, sowie falsch negativ bei sehr niedrigen Fibrinogenkonzentrationen (unter 50 mg%) und in Gegenwart von größeren Mengen an Spaltprodukten.

Testmethoden zur Überprüfung des Fibrinolysesystems

Zur Abschätzung einer fibrinolytischen Aktivität im Plasma und zur Kontrolle einer Fibrinolyse- oder antifibrinolytischen Therapie reicht die Bestimmung der Thrombin- und/oder Reptilasezeitverlängerung aus. Im Plasma vorliegende Fibrinogen/Fibrinspaltprodukte interferieren mit der Fibrinpolymerisation und verlängern den Eintritt der Gerinnselbildung im Testsystem.

Eine Quantifizierung der Fibrinogen/Fibrinspaltprodukte ist möglich durch

1. tanned red cell haemagglutination inhibition immuno-assay, (TRCHII-Test, Wellcome);
2. Latex-Agglutinations-Test (Wellcome);
3. Staphylococcal-Clumping-Test (Behringwerke, Boehringer);
4. Laurell-Elektrophorese;
5. Immunpräzipitation.

Um die Interferenz mit Fibrinogen zu vermeiden, müssen die Tests im Serum durchgeführt werden. Fehlermöglichkeiten ergeben sich dadurch, daß bei der Serumherstellung ein Teil der Spaltprodukte, insbesondere die hochmolekularen, in das Gerinnsel eingebaut werden und minimale Mengen an Fibrinogen bzw. Fibrin als Komplexe mit Spaltprodukten gelöst im Serum verbleiben. Dem Latex-Agglutinationstest und dem Staphylococcal-Clumping-Test sind wegen der einfachen Durchführbarkeit im Routinelabor der Vorzug zu geben. Beide Tests weisen mit abnehmender Empfindlichkeit Fibrinogen sowie die Spaltprodukte X, Y und D nach. E wird am schwächsten oder gar nicht erfaßt. Weitere Methoden zur Erfassung des fibrinolytischen Potentials sind die Bestimmung der Euglobulinlysezeit und des Plasminogens, letzteres mit immunologischen Verfahren oder mittels chromogener Substrate.

Bei den Inhibitoren der Gerinnung und der Fibrinolyse spielen das Antithrombin III und das α_2-Antiplasmin die entscheidende Rolle. Sie können immunologisch mittels der Mancinitechnik (Partigenplatten, Behringwerke) und unter Verwendung chromogener Substrate bestimmt werden.

Zunehmend finden chromogene Substrate Eingang in die gerinnungsanalytische Diagnostik. Mit ihnen lassen sich eine Vielzahl gerinnungs- und fibrinolysespezifische Proteasen und deren Inhibitoren nachweisen. Die chromogenen Substrate sind Tri- oder Tetrapeptide, deren Aminoende, derart substituiert und damit blockiert ist, daß eine enzymatische Spaltung nur an dem mit Para-Nitroanilin amidartig verbundenem Carboxylende möglich ist. Bestimmte Gerinnungsfaktoren können diese Amidbindung spalten. Die Farbintensität des freigesetzten Nitroanilins kann photometrisch gemessen werden. Die Aminosäuren der chromogenen Peptide weisen eine Zusammensetzung auf, die strukturell dem Areal im Substratmolekül entspricht, in dem die Spaltung durch die spezielle Protease erfolgt. Durch Anordnung in Zweistufenverfahren können die Tests auch zur Bestimmung enzymatisch nicht aktiver Antithrombine und Antiplasmine verwendet werden. Am besten standardisiert sind die Verfahren zur Bestimmung von Faktor II, Faktor X, Plasminogen, Antithrombin III, alpha$_2$-Antiplasmin, alpha$_2$-Makroglobulin, Urokinase, Heparin und Präkallikrein.

Funktionstests der Thrombozyten

Kapillarresistenz nach Rumpel-Leede: Der Test ist positiv bei generalisierten Erkrankungen der Endstrombahn (toxisch; Antigen-Antikörperreaktion, C-Avitaminose), bei Thrombozytopenien unter $30\,000$–$50\,000/mm^3$ und gelegentlich bei Thrombopathien. Positive Ergebnisse können auch auftreten bei Hyperfibrinolysen und als Ausdruck einer kombinierten Gefäß- und Thrombozytenfunktionsbeeinträchtigung, bei Urämie, Para- und Dysproteinämie.
Die Blutungszeit kann in verschiedenen Modifikationen nach Duke, Ivy und Mielke gemessen werden (Normwerte etwa zwischen 2 und 6 min). Sie ist verlängert bei Thrombopenien unter 30–$50\,000/mm^3$ jeglicher Genese (Morbus Werlhof, Medikamente, nach Polytransfusion älterer Blutkonserven ohne funktionsfähige Plättchen); weiter bei Thrombozythämien, angeborenen Thrombopathien (v. Willebrand-Jürgens-Syndrom; Thrombasthenie Glanzmann-Naegeli) und erworbenen Plättchendefekten (z. B. Aggregationshemmer, Antiphlogistica, Analgetica, Penicillinen, Cephalosporinen, Dys- und Paraproteinämien, Urämie). Außer bei deutlicher Hypofibrinogenämie, bei Afibrinogenämie, Hyperfibrinolysen und hochdosierter Heparintherapie ist die Blutungszeit bei Koagulopathien in der Regel nicht verlängert. Selten ist sie verlängert bei Angiolopathien. Die Messung der Blutungszeit ist angezeigt zur Prüfung des hämostatischen Potentials der Plättchen, als ergänzende Maßnahme zur Prüfung der Hämostase vor Punktionen usw. und zur Therapiekontrolle bei Behandlung von Thrombopenien und -pathien. Bei Hypozirkulation und Schock gibt die Blutungszeit keine verwertbaren Ergebnisse.
Zur Messung der Plättchenaggregation sind mehrere Verfahren angegeben worden. Sie kann mit Adenosindiphosphat (ADP) Kolla-

gen, Ristocetin, Adrenalin usw. ausgelöst werden. Durch Verwendung der verschiedenen proaggregatorischen Stimulatoren ist bis zu einem gewissen Grade ein Rückschluß auf die Ursache der Thrombozytenfunktionsbeeinträchtigung möglich.

Die Plättchenretention und -adhäsion wird gemessen an gläsernen Objektträgern, Glaswolle, kleinen Säulen aus Glasperlen usw. Diese Verfahren haben ihre Bedeutung bei der Differenzierung seltener, meist angeborener Defekte der Thrombozytenfunktion. In diesem Zusammenhang ist auch die Bestimmung der Verfügbarkeit von Plättchenfaktor 3 zu erwähnen.

In jüngster Zeit lassen sich die Thrombozyteninhaltsstoffe β-Thromboglobulin und Plättchenfaktor 4 immunologisch im Plasma bestimmen. Ihre Konzentration gibt gewisse Aufschlüsse über eine Thrombozytenaktivierung mit Freisetzungsreaktionen in vivo.

Eine Thrombozytenzahlverminderung (Normalwert zwischen 150 000 und 300 000/mm^3) auf weniger als 30 000/mm^3 ist meist mit dem Auftreten von petechialen Blutungen und Schleimhautblutungen verbunden. Bei zusätzlicher qualitativer Schädigung der Thrombozyten setzt die hämorrhagische Diathese unter Umständen schon bei 100 000/mm^3 ein.

Die in vitro-Tests der Thrombozytenfunktion lassen in der Regel keine quantitativen Aussagen über das Verhalten der Thrombozyten in vivo zu. Es können nur unter großen Einschränkungen Aussagen über das Ausmaß einer hämorrhagischen Diathese gemacht werden. Ihren Stellenwert haben sie bei der Differenzierung angeborener und erworbener Funktionsstörungen der Plättchen.

Interpretation der Gerinnungsbefunde

Ein gerinnungsanalytisches Programm ist in Tabelle 2 angegeben. Die umrandeten Parameter, wobei auch die Beurteilung der hämostatischen Funktion der Thrombozyten eingeschlossen ist, stellen ein Minimalprogramm dar. Mit partieller Thromboplastinzeit, Quickwert und Thrombinzeit (Abb. 1) läßt sich eine hinreichend genaue Aussage über die Funktionsfähigkeit des hämostatischen Potentials und über eine mögliche Blutungsneigung machen. Zur genaueren

Tabelle 2. Gerinnungsanalytisches Programm zur Erfassung der häufigsten Hämostasestörungen (umrandet: Minimalprogramm). (Matthias, Lasch, 1979)

1. Quick
2. Partielle Thromboplastinzeit
3. Thrombinzeit
4. Thrombozytenzahl
5. Blutungszeit

6. Faktor V
7. Fibrinogen
8. Reptilasezeit
9. Äthanoltest
10. Thrombelastogramm
11. Thrombozytenaggregation

Lokalisationsdiagnostik kann das Programm entsprechend erweitert und durch zusätzliche Einzelfaktorbestimmungen ergänzt werden. Da Quickwert, PTT und Thrombinzeitbestimmung vom Probandeneigenen Fibrin abhängig sind, ist die Fibrinogenbestimmung zum Ausschluß eines Fibrinogenmangels empfehlenswert. Die Reptilasezeit dient bei laufender Heparintherapie zur Abschätzung einer begleitenden Fibrinolyse. Ein Abfall des Faktors V ist neben den erwähnten Parametern ein wichtiger Indikator für eine Leberfunktionsstörung und eine Verbrauchskoagulopathie. Eine Gerinnungsaktivierung im Sinne einer Hyperkoagulabilität und Verbrauchsreaktion wird durch den Äthanoltest angezeigt. Eine Übergerinnbarkeit des Blutes ist gerinnungsanalytisch mit üblicher Methodik nicht nachweisbar.

Tabelle 3 gibt unter Bezug auf die im vorstehenden erwähnten Gerinnungstests eine Aufstellung über die veränderten gerinnungsanalytischen Parameter bei den in Tabelle 5 aufgeführten Abweichungen des hämostatischen Gleichgewichtes von der Eukoagulabilität. Unter *erhöhtem Gerinnungspotential* verstehen wir eine erhöhte verfügbare Menge an potentiell gerinnungsaktivem Material insbesondere Fibrinogen und Thrombozyten. Eine Aussage über eine möglicherweise schon erfolgte Aktivierung der Gerinnung beinhaltet dieser Begriff nicht. Ein erhöhtes Gerinnungspotential wirkt thrombosefördernd durch Änderung der Fließeigenschaften des Blutes

49

Tabelle 3. Veränderungen gerinnungsanalytischer Parameter bei häufigen Störungen der Hämostase. (Matthias, Lasch, 1979)

A. Erhöhtes Gerinnungspotential
1. Fibrinogen erhöht
2. Thrombozytenzahl erhöht
3. Maximale Amplitude im TEG verbreitert (Folge von 1 und 2)

B. Hyperkoagulabilität
1. Verkürzt: Gerinnungszeit, PTT, Thrombinzeit, r – Zeit im TEG
2. Erhöht: Aktivität von Faktor V, Faktor VIII
3. Fakultativ: Positiver Äthanoltest

C. Verbrauchsreaktion
1. Erniedrigt: Thrombozytenzahl, Faktoren I, II, V, VIII, XIII
2. Als Folge von 1: Quick erniedrigt, PTT verlängert, Thrombinzeit verlängert (selten)
3. Positiver Äthanoltest
4. TEG verändert

D. Fibrinolyse
1. Verlängert: Thrombinzeit, Reptilasezeit, PTT
2. Erniedrigt: Fibrinogen
3. Eventuell Quick mäßig erniedrigt

E. Heparin
1. Verlängert: Thrombinzeit, PTT
2. Eventuell Quick mäßig erniedrigt
3. TEG verändert

F. Cumarine
1. Erniedrigt: Quick und seine Modifikationen
2. Verlängert: PTT bei hoher Cumarindosis
3. TEG verändert

G. Hämophilie
1. Verlängert: PTT
2. TEG verändert

H. Thrombozytenfunktionsstörung
1. Reduziert: Aggregation (Kollagen, ADP, Adrenalin, Ristocetin)
2. Verlängert: Blutungszeit
3. TEG verändert

und durch vermehrte Präsenz gerinnungsfähigen Substrats. Fibrinogen kann als Akutphasenprotein bei Infekten, Herzinfarkt usw. ansteigen. Eine Thrombozytose findet sich bei gewissen hämatologischen Erkrankungen und nach Milzexstirpation. Eine *Hyperkoagulabilität* – eine erhöhte Gerinnungsbereitschaft des Blutes – beinhaltet einen intravasalen Zustand mit erleichterter Aktivierbarkeit des Gerinnungssystems und beschleunigter Gerinnselbildung. Hinzukommen kann ein schon latent aktiviertes Gerinnungssystem mit limitierter Thrombinwirkung, kenntlich an dem Nachweis löslichen Fibrins im Plasma. Diese Konstellation wird beobachtet u. a. nach Herzinfarkt, in der Anfangsphase des Schocks, bei Tumoren etc. Bei Kreislaufschock, Sepsis, Leberzirrhose und bei zahlreichen anderen Erkrankungen kann es durch überschießende systemische fortlaufende Aktivierung der Gerinnung zu einer Umsatzsteigerung der Gerinnungsfaktoren mit Aufbrauch und Zusammenbruch des Hämostasesystems kommen, gerinnungsanalytisch kenntlich an dem Abfall bzw. an der zeitlichen Verlängerung der angeführten Testgrößen. Folgen einer disseminierenden intravasalen Gerinnung sind eine erhöhte Blutungsneigung (Verbrauchskoagulopathie) mit oder ohne disseminierte intravasale Fibrindeposition (Mikrothrombosierung). Der erhöhte Umsatz an Gerinnungsfaktoren findet akut innerhalb einer oder mehrerer Stunden statt oder verläuft mehr chronisch kompensiert. Im letzteren Fall lassen sich nur mäßige pathologische Veränderungen gerinnungsanalytischer Parameter mit eher latenter Blutungsneigung nachweisen. Kontrollanalysen sind zur Beurteilung des Verlaufs notwendig. Eine progressive Abnahme der Thrombozytenzahlen und ein positiver Äthanoltest sind aussagekräftige Parameter. Die übrigen in Tabelle 3 aufgeführten Hämostasestörungen sind bis auf die Hämophilie vorwiegend ärztlich induziert und geben sich in dem erwähnten gerinnungsanalytischen Grundprogramm mit Bevorzugung der Gruppentests durch die Veränderungen der angegebenen gerinnungsanalytischen Parameter zu erkennen.

Tabelle 4 gibt in Umkehrung von Tabelle 3 einen Überblick über die Ursachen, die zu Veränderungen einzelner gerinnungsanalytischer Parameter führen. Die angegebenen Konzentrationen können als Anhaltswerte dienen. Im Einzelfall variieren sie etwas mit der jeweils verwendeten Methodik.

Tabelle 4. Ursachen von Veränderungen einiger gerinnungsanalytischer Testgrößen. (Matthias, Lasch, 1979)

A. Quick (Erniedrigung)
1. Verminderung des Prothrombinkomplexes:
   a) Synthesestörung, b) Verbrauchsreaktion
2. Heparin: > 1 E/ml Plasma
3. Fibrinolyse: > 50 μg Spaltprodukte/ml Plasma (Norm. bis ca. 3 μg/ml Plasma)
4. Hypofibrinogenämie; Dysfibrinogenämie (Polymerisationsstörung)
5. Paraproteinämie (Polymerisationsstörung), Plasmaexpander

B. PTT (Verlängerung)
1. Hämophilie, v. Willebrand-Jürgens-Syndrom (Faktorenaktivität unter 10–20% der Norm)
2. Verminderung des Prothrombinkomplexes
   a) Synthesestörung, b) Verbrauchsreaktion
3. Heparin: > 0,2–0,5 E/ml Plasma
4. Fibrinolyse: > 50 μg Spaltprodukte/ml Plasma
5. Hypofibrinogenämie, Dysfibrinogenämie (Polymerisationsstörung)
6. Paraproteinämie (Polymerisationsstörung), Plasmaexpander

C. Thrombinzeit (Verlängerung)
1. Heparin: > 0,2–0,5 E/ml Plasma
2. Fibrinolyse: > 50 μg Spaltprodukte Plasma
3. Hypofibrinogenämie (< 50 mg%), Dysfibrinogenämie
4. Paraproteinämie, Plasmaexpander

D. Reptilasezeit (Verlängerung)
1. Fibrinolyse: > 10–30 μg Spaltprodukte/ml Plasma
2. Keine Beeinflussung durch Heparin, sonst wie bei Thrombinzeit

E. Äthanoltest (positiv)
1. Hyperkoagulabilität
2. Verbrauchsreaktion

Die häufigsten Situationen mit veränderten gerinnungsanalytischen Befunden sind in Tabelle 5 aufgeführt. Die unter Punkt 1 bis 4 aufgeführten Ursachen können vornehmlich in der Praxis beobachtet werden. Zu beachten ist, daß neben der Thromboseprophylaxe mit Cumarinderivaten zunehmend auch subcutan appliziertes Heparin bei ambulanten Patienten Anwendung findet. Unerwartete hämorrhagische Diathesen haben häufig ihre Erklärung darin, daß bei bekannten Hämostasedefekten (Leberzirrhose, Cumarin-Behandlung) dem behandelnden Arzt nicht bekannte Medikamente eingenommen

Tabelle 5. Häufigste Situationen mit veränderten gerinnungsanalytischen Befunden. (Matthias, Lasch, 1979)

1. *Antikoagulantien* (Cumarinderivate, Heparin)
2. *Thrombozytenaggregationshemmer* (Acetylsalicylsäure, Sulfinpyrazon)
3. *Zahlreiche Medikamente* (Analgetika, Antirheumatika, Penicilline)
4. *Leberparenchymschaden, Leberzirrhose* (Synthesestörung: Hepatisch, Vitamin-K-Resorptionsstörung
   Umsatzstörung: Hyperkoagulabilität, Verbrauchsreaktion, Fibrinolyse)
5. *Hämophilie, v. Willebrand-Jürgens-Syndrom*
6. *Parenterale Ernährung, Malabsorptionssyndrom* (Vitamin-K-Mangel)
7. *Kreislaufschock* (Hyperkoagulabilität, Verbrauchsreaktion, Fibrinolyse)
8. *Polytrauma* (Hyperkoagulabilität, Verbrauchsreaktion)
9. *Polytransfusion* (Faktoren- und Plättchenabfall „Auswascheffekt", Verbrauchsreaktion)
10. *Herzoperation – Extrakorporaler Kreislauf* (Umsatzsteigerung, Fibrinolyse, Heparin, Protaminchloridüberdosierung)

Tabelle 6. Ursachen pathologischer gerinnungsanalytischer Befunde. (Matthias, Lasch, 1979)

1. Defekt im Gerinnungssystem
2. Blut:Citrat – Relation von 9:1 verändert
   (fehlerhafte Blutabnahme, starke Abweichung des Hämatokrit von der Norm)
3. Durchmischung des Blutes nach Abnahme unzureichend
   (teilweise Gerinnung der Blutprobe)
4. Lange Lagerung der Blutprobe vor der Analyse (über 2 Std.)
5. Temperaturinkonstanz des Wasserbads bei der Lagerung der Blutprobe
6. Heparin statt Citrat als Antikoagulans
7. Infusion von Heparin über Venenkatheter vor Blutabnahme
8. Bestimmungsfehler im Labor

werden, die als unerwünschte Nebenwirkung einen Effekt auf das Hämostasesystem haben.

Die Durchführung einer Gerinnungsanalyse ist indiziert 1. bei anamnestisch und klinisch anzunehmender Hämostasestörung, 2. präoperativ, 3. vor invasiven diagnostischen Eingriffen (Leberpunktion, Angiographie), 4. postoperativ bei Kreislaufinsuffizienz bzw. Schocksituation.

Bei kleineren Eingriffen ohne die Gefahr unkontrollierbarer Blutungen und fehlendem Hinweis auf eine Hämostasestörung kann unter

Umständen ein reduziertes Programm (Quickwert, Blutungszeit) durchgeführt oder auch ganz auf die Gerinnungsanalyse verzichtet werden. Die Frequenz der Gerinnungsbestimmungen richtet sich nach klinischem Bild und Verlauf der nachgewiesenen Gerinnungsstörung.

Tabelle 6 gibt einen Überblick über die Ursachen unerwarteter gerinnungsanalytischer Befunde.

A. Hämorrhagische Diathesen

IV. Einleitung

Es lassen sich drei Typen hämorrhagischer Diathesen unterscheiden:

1. Koagulopathien (plasmatische Gerinnungsstörung),
2. thrombozytäre Gerinnungsdefekte (Thrombozytopenien, Thrombozytopathien)
3. vaskuläre Blutungsneigungen.

Vaskuläre hämorrhagische Diathesen sind gerinnungsanalytisch nicht erfaßbar. Bei plasmatischen und thrombozytären Gerinnungsstörungen liegen quantitative und/oder funktionelle Defekte einzelner oder mehrerer Komponenten des Gerinnungssystems vor. Das Ausmaß und die Kombination der Defekte im Gerinnungssystem bestimmt den Grad der Hypokoagulabilität des Blutes und damit auch die klinische Manifestation der hämorrhagischen Diathese. Eine erhöhte Blutungsneigung tritt in der Regel erst dann auf, wenn die einzelnen Gerinnungskomponenten unter ihre hämostatische Mindestaktivität abgesunken sind. In analoger Weise werden bei mäßigen Störungen im Hämostasesystem die globalen und gruppenspezifischen Funktionsteste noch im Normbereich liegen. Die Funktionsbeeinträchtigung einer Gerinnungskomponente zeigt sich erst in der Einzelfaktorenanalyse. Es werden Bildungsstörungen und Umsatzstörungen unterschieden.

Allgemeine Klinik und Diagnostik

Im Falle einer manifesten hämorrhagischen Diathese gelingt eine erste Differenzierung des zugrundeliegenden Defektes im Hämostasesystem durch den Blutungstyp (Tabelle 1/III). Von Wichtigkeit ist die Ermittlung von Zeitpunkt und Art der Erstmanifestation, die Rezidivfrequenz, weiterhin die Frage, ob es sich um sogenannte spontane Blutungen nach nicht bemerkten Mikrotraumen oder um eine verstärkte Blutungsneigung unter bzw. nach operativem Eingriff handelt oder ob Dauerschäden nach Blutungen vorliegen (Ankylosen, Hämarthrosen, Nervenschädigungen). Bei Annahme einer angeborenen Hämostasestörung ist eine exakte Familienanamnese notwendig. Angeborene hämorrhagische Diathesen weisen in der Regel eine sich wiederholende charakteristische Blutungssymptomatik auf. Erworbene Blutungsneigungen lassen häufig nur uncharakteristische wechselnde hämorrhagische Phänomene erkennen. In jedem Fall ist unter diagnostischen, therapeutischen und prognostischen Aspekten eine genaue Lokalisation des Gerinnungsdefektes und dessen Ausmaßes notwendig. Zur eingrenzenden Diagnostik sind folgende Parameter notwendig (Tabelle 2/III):

1. Bestimmung der Kapillarresistenz (Rumpel-Leede-Versuch)
2. Blutungszeit
3. Thrombozytenzahl
4. Thromboplastinzeit
5. partielle Thromboplastinzeit
6. Thrombinzeit
7. Äthanol-Test.

Mit dieser Test-Kombination lassen sich etwa 80% der Gerinnungsdefekte lokalisieren und ausreichende Hinweise für eine Notfalltherapie und deren Überwachung gewinnen. Es besteht eine lockere Beziehung zwischen dem Grad der Normabweichung genannter gerinnungsanalytischer Tests und dem Ausmaß der sich klinisch manifestierenden hämorrhagischen Diathese. Eine genaue Bestimmung des Hämostasedefektes erfordert eine Einzelfaktorenbestimmung und den Einsatz immunologischer Tests des plasmatischen und des thrombozytären Gerinnungssystems, spezieller Untersuchungsverfahren der Thrombozytenfunktion und der Thrombozyteninhaltsstoffe sowie den Knochenmarksbefund.

Koagulopathien, Bildungsstörungen

Das pathogenetische Prinzip der plasmatischen Gerinnungsstörungen ist eine verminderte oder fehlende Aktivierbarkeit eines bzw.

mehrerer plasmatischer Faktoren während des Gerinnungsablaufs in vivo. Die verminderte Aktivität kann bedingt sein

1. durch eine quantitative Verminderung des oder der betroffenen Faktoren, entweder durch eine verminderte Synthese oder infolge eines vermehrten Umsatzes,
2. durch einen qualitativen Defekt der Proteinstruktur des Gerinnungsfaktors, welcher eine normale Aktivierbarkeit oder Funktion verhindert,
3. durch das Vorhandensein eines Inhibitors im Plasma, der die Entfaltung der Aktivität blockiert.

Der Defekt kann in einer oder in mehreren verschiedenen Phasen des Gerinnungsablaufs lokalisiert sein durch eine Störung

1. der Bildung des Prothrombinaktivators über das Extrinsic- oder Intrinsic-Systems,
2. der Thrombinbildung,
3. der Fibrinbildung.

Eine Übersicht über die plasmatischen Gerinnungsstörungen geben die Tabellen 1 und 2.

Tabelle 1. Gerinnungsfaktoren und ihre Beziehung zu hämorrhagischen Diathesen. (Deutsch, 1973 (VII))

Gerinnungs-faktor	Name	Gerinnungsstörung	
		angeboren	erworben
I	Fibrinogen	Afibrinogenämie Hypofibrinogen-ämie Dysfibrinogenämie	Verbrauchskoagulo-pathie Fibrinogenolyse
II	Prothrombin	Hypoprothrom-binämie Dysprothrombin-ämie	Neugeborene Vitamin K-Mangel Cumarinderivate Leberparenchym-schaden Verbrauchskoagulo-pathie
III	Gewebs-thrombo-kinase		
IV	Kalzium		

Tabelle 1. (Fortsetzung)

Gerinnungs-faktor	Name	Gerinnungsstörung	
		angeboren	erworben
V	Proakzelerin	Hypoproakzelerin-ämie (Parahämophilie)	Verbrauchskoagulo-pathie Fibrinolyse Leberparenchym-schaden
VII	Prokonvertin	Hypoprokonver-tinämie Dysprokonvertin-ämie	Neugeborene Vitamin-K-Mangel Cumarinderivate Leberparenchym-schaden
VIII	Antihämophi-les Globulin A	Hämophilie A v. Willebrand-Jürgens-Syndrom	Verbrauchskoagulo-pathie Fibrinolyse Makroglobulinämie Hemmkörper
IX	Antihämophi-les Globulin B	Hämophilie B v. Willebrand-Jürgens-Syndrom	Neugeborene Vitamin-K-Mangel Cumarinderivate Leberparenchym-schaden Hemmkörper
X	Stuart-Prower-Faktor	Stuart-Prower-Faktor-Mangel	Neugeborene Vitamin-K-Mangel Cumarinderivate Leberparenchym-schaden
XI	Plasma thrombo-plastin antecedent	PTA-Mangel	Leberparenchym-schaden
XII	Hageman-Faktor	Hageman-Faktor-Mangel	Leberparenchym-schaden
XIII	Fibrinstabili-sierender Faktor (FSF)	FSF-Mangel	Verbrauchskoagulo-pathie Leberparenchym-schaden
	v. Willebrand-Faktor (Faktor VIII_{vWF})	v. Willebrand-Jürgens-Syndrom	

Tabelle 2. Einteilung der Koagulopathien

A Bildungsstörungen
  I Angeborene Koagulopathien
    a) X-chromosomal rezessiv vererbt
      Hämophilie A
      Hämophilie B
    b) autosomal rezessiv vererbt
      Mangel der Faktoren II, V, VII, X, XI, XII, XIII, I
    c) ohne definierten Erbgang
      Kombinierte Faktorenmängel
    d) autosomal dominant vererbt
      Dysfibrinogenämie
      von Willebrand-Jürgens-Syndrom
  II Erworbene Koagulopathien
    Hypoprothrombinämien
      Prothrombinkomplexmangel bei Neugeborenen
      Vitamin K-Resorptions- und Verwertungsstörungen des
      Erwachsenen
      Antikoagulantientherapie mit Cumarinderivaten.
    Hämorrhagische Diathese bei monoklonalen Gammopathien
    Immunkoagulopathien
B Umsatzstörungen
  I Verbrauchskoagulopathie und sekundäre Fibrinolyse
  II Primäre Hyperfibrinogenolyse

Angeborene Koagulopathien

X-chromosomal-rezessive Gruppe – Hämophilie A und B

Definition und Pathogenese. Die Hämophilie A und B sind angeborene hämorrhagische Diathesen mit geschlechtsgebundenem rezessivem Erbgang. Daraus folgt:

1. die hämophile Blutungsneigung manifestiert sich nur beim männlichen Geschlecht
2. aus der Ehe eines Hämophilen und einer gesunden Frau gehen gesunde männliche Nachkommen hervor, alle weiblichen Nachkommen sind Konduktorinnen (Heterozygote, in der Regel ohne klinische Manifestation einer Blutungsneigung trotz Faktor VIII- bzw. IX-Aktivität um 50%)
3. aus der Ehe einer Konduktorin mit einem gesunden Mann haben die männlichen Nachkommen die gleiche Chance gesund oder

hämophil zu sein, die weiblichen Nachkommen haben ebenfalls die gleiche Chance gesund oder Konduktorinnen zu sein.

In seltenen Fällen kann eine hämophile Blutungsneigung auch bei Frauen auftreten:

1. bei einer Konduktorin mit einer Faktor VIII-Aktivität unter 25%,
2. bei einer Tochter eines Hämophilen und einer Konduktorin,
3. um eine echte Hämophilie, die sporadisch auftreten kann,
4. bei einer Hämophilie vom weiblichen Phänotyp mit männlichem chromosomalen Geschlecht.

In 30% der Fälle tritt die Hämophilie A, in etwa 9% der Fälle die Hämophilie B sporadisch auf.

Folgende Voraussetzungen müssen gegeben sein, um eine Frau als Konduktorin zu identifizieren:

1. die als Konduktorin vermutete Frau ist Tochter eines Hämophilen,
2. sie ist Mutter von mehr als einem hämophilen Sohn oder mehr als einer als Konduktorin diagnostizierten Tochter,
3. sie ist Mutter eines hämophilen Sohns und steht außerdem in einem dem Vererbungsmuster der Hämophilie entsprechenden Verwandtschaftsverhältnis zu einem anderen Hämophilen.

Konduktorinnen haben eine Faktor VIII- bzw. IX-Aktivität von etwa 50%. Da die Faktorenaktivität physiologisch schwanken kann und die gerinnungsanalytische Bestimmung der Faktorenaktivität eine gewisse Fehlerbreite hat, müssen zusätzliche immunologische Verfahren mit Bestimmung des Verhältnisses der Faktor VIII-Aktivität zur Konzentration eingesetzt werden. Eine Identifizierung einer Konduktorin ist in etwa 89% der Fälle möglich.

Das Faktor VIII-Molekül besteht aus zwei Komponenten. Ein kleinerer Anteil mit einem Molekulargewicht zwischen 100000 und 200000 trägt die koagulatorische Aktivität. Er kann durch homologe Antikörper neutralisiert werden. Der höhermolekulare Anteil mit einem Molekulargewicht von etwa 1000000 besitzt keine prokoagulatorische Aktivität, ist aber für die Plättchenfunktion bei der Interaktion Thrombozyten-Gefäßwand notwendig. Beim von Willebrand-Jürgens-Syndrom ist er reduziert. Dieses sogenannte Faktor VIII-Antigen ist identisch mit den Funktionsbezeichnungen von Willebrand-Faktor und Ristocetin-aggregierender Faktor. Heterologe Antiseren inaktivieren nicht nur die Faktor VIII-Aktivität, sondern präzipitieren zugleich das Faktor VIII-Antigen. Bei 85 bis 95% der Hämophilie A-Kranken ist die funktionelle Faktor VIII-Aktivität sowie der Proteinanteil vermindert, der mit homologen Antiseren reagiert. Bei den restlichen 5 bis 15% der Hämophilie A-Patienten liegt ein sogenanntes Kreuz-reagierendes Material (CRM) vor, welches homologe Antikörper neutralisiert, jedoch keine prokoagulatorische Aktivität hat. Es wird angenommen, daß in diesem Fall die kleinere Komponente des Faktor VIII-Moleküls fehlstrukturiert ist, und über die antigenen Eigenschaften verfügt, funktionell jedoch ohne Wirkung ist. Die größere erstgenannte Patientengruppe wird als Hämophilie A$^-$ bzw. CRM$^-$ die letztgenannte mit Hämophilie A$^+$ bzw. CRM$^+$ bezeichnet. Im Gegensatz zum von Willebrand-Jürgens-Syndrom ist bei der Hämophilie A das Faktor VIII-Antigen, d. h. der höhermolekulare Anteil in normaler Konzentration vorhanden.

Klinik und Diagnostik. In der Bundesrepublik kommt auf etwa 10 000 Personen ein Hämophiler, d. h. es gibt 6000 Erkrankte, bei denen die hämorrhagische Diathese bekannt ist. In 85% handelt es sich um eine Hämophilie A, in 15% um eine Hämophilie B. Die Zahlen sind Annäherungswerte, da milde Hämophilieformen nicht in jedem Fall erfaßt werden. Es werden etwas schematisch entsprechend der Aktivitätsminderung drei Schweregrade unterschieden:

1. die schwere Form mit einer Faktoren-Aktivität von unter 1%
2. die mittelschwere Form mit einer Faktoren-Aktivität zwischen 1% und 5%
3. die leichte Form (milde Hämophilie) mit einer Faktoren-Aktivität zwischen 5% bis 25%.

50% der diagnostizierten Fälle von Hämophilie fallen auf die schwere Form. Etwa 50% der schweren Hämophilieformen sind am Ende des ersten Lebensjahres diagnostiziert. Mittelschwere und leichte Formen werden später, häufig in Zusammenhang mit Verletzungen und operativen Eingriffen erkannt. Subhämophilie mit Faktoren-Aktivitäten zwischen 25 und 50% spielen klinisch kaum eine Rolle. Verlängertes Nachbluten aus dem Nabelschnurstumpf und nach Zirkumzision geben bei Kleinkindern erste Hinweise. Deutlich manifestiert sich die hämophile Blutungsneigung im Kindesalter. Nach stumpfen Bagatelltraumen, aber auch ohne bemerkte äußere Einwirkung kommt es zu ausgedehnten Haut- und Weichteilblutungen.

Während bei tiefen Verletzungen der innere Blutverlust zum Kreislaufschock führen kann, verursachen Verletzungen der Haut häufig keine starken Nachblutungen. Beim Erwachsenen treten gehäuft Gelenkblutungen auf mit Bevorzugung der großen Gelenke und sekundären Spätschäden. Weitere Blutungslokalisationen sind der Musculus iliopsoas, der Retroperitonealraum, die Darmwand und das Gehirn. Intracerebrale Blutungen werden in 10% der Fälle beobachtet. Blutungen am Mundboden, im Bereich des Larynx und des Pharynx stellen eine besondere Gefahr dar. Der hämophile Pseudotumor, der nach Einblutung mit nachfolgender Drucknekrose besonders am Os ileum und am Femur beobachtet wird, kann zu Verwechslungen mit Knochentumoren führen. Eine Hämaturie ist häufig.

Je nach Ausprägung der Hämophilie findet sich eine wechselnde Verlängerung der partiellen Thromboplastinzeit, die erst dann pathologisch ausfällt, wenn die Faktor VIII-Aktivität die Mindestkonzentration von 15 bis 20% überschritten hat. Quickwert, Thrombinzeit und Blutungszeit sind normal. Nach Zugabe von Normalserum zum Patientenplasma kann eine verlängerte partielle Thromboplastinzeit bei Hämophilie A nicht korrigiert werden, da sich im Serum keine Faktor VIII-Aktivität mehr befindet. Eine Korrektur durch Normalserum erfolgt aber bei vorliegender Hämophilie B, da die Faktoren des Prothrombinkomplexes hier in aktiver Form vorhanden sind. Eine genaue Differenzierung und Bestimmung des Schweregrades der Hämophilie erfolgt durch die Einzelanalyse der Faktoren VIII bzw. IX. Bei schwerer Hämophilie A treten bei 5 bis 20% der Patienten Inhibitoren in Form von neutralisierenden Antikörpern auf. Der Hemmkörper ist gegen die prokoagulatorische Aktivität gerichtet. Die Neutralisation der Faktor VIII-Aktivität ist zeitabhängig und erreicht das Äquilibrium nach ein bis zwei Stunden. Bei Hämophilie B werden Hemmkörper nur in 1 bis 3% der Patienten beobachtet, bei der Untergruppe mit schwerer Hämophilie B in etwa 12%. Inhibitoren entstehen in der Regel während der ersten 100 Transfusionen. Die Substitutionstherapie mit Faktorenkonzentraten verliert zunehmend ihren Effekt. Der Inhibitor ist ohne Einfluß auf die klinische Symptomatik der hämorrhagischen Diathese bezüglich Blutungstyp und Rezidivfrequenz. Ohne Substitution erfolgt bei etwa ¾ der Patienten ein Spontanabfall des Inhibitors von

50%/Monat. Nach etwa einem halben bis zu zwei Jahren ist er nicht mehr nachweisbar. Nach erneuter Substitution ist mit einem Inhibitoranstieg nach 5 bis 6 Tagen zu rechnen und erreicht sein Maximum nach 1 bis 3 Wochen. Etwa 30% der Patienten mit Inhibitoren sind sogenannte low-Responder, bei denen der Inhibitor 5 bis 10 Bethesda- bzw. New Oxford-Einheiten auch bei fortlaufender Substitution nicht überschreitet. Die restlichen Patienten sind sogenannte High-Responder, bei denen der Inhibitortiter mehrere Hundert bis über Tausend Bethesda- bzw. New Oxford-Einheiten überschreiten kann. Die Diagnose einer Hemmkörperhämophilie wird gestellt durch die auftretende Ineffektivität einer Substitutionstherapie, die abnehmende Aktivität des Faktor VIII bzw. Faktor IX bei mittelschweren Hämophilien, durch den Plasmatauschversuch und die quantitative Bestimmung der Hemmkörperaktivität.

Therapie. Zur Notfalltherapie eignen sich Frischplasma, frisch gefrorenes Plasma sowie Krypopräzipitate bei Hämophilie A und Prothrombinkomplexpräparate bei Hämophilie B. Gereinigte Faktorenkonzentrate sind in jedem Fall vorzuziehen. Bei Hämophilie A wird durch eine Einheit Faktor VIII/kg Körpergewicht die Faktor VIII-Aktivität im Plasma um 1 bis 2% angehoben. Bei Hämophilie B erhöht eine Einheit Faktor IX/kg Körpergewicht den Faktor IX-Spiegel nur um max. 1%. Dies liegt an der niedrigen in vivo-Recovery des Faktor IX von 20 bis 50% im Gegensatz zu Faktor VIII von 50 bis 60%. Entsprechend der biologischen Halbwertszeit sind ½ bis ¾ der Initialdosis bei Hämophilie A etwa alle 8 h, bei Hämophilie B etwa alle 12 bis 24 h nachzuinjizieren. Bei kleineren komplikationslosen Blutungen wird mit einer Initialdosis von 20 bis 25 E Faktor VIII bzw. Faktor IX/kg Körpergewicht eine ausreichende Aktivität von etwa 20% erreicht. Die Erhaltungsdosis beträgt 10 bis 12 E Faktor VIII bzw. Faktor IX/kg Körpergewicht in den oben angegebenen zeitlichen Abständen. Die gerinnungsanalytische Kontrolle erfolgt mit der Aktivitätsbestimmung der Faktoren VIII bzw. IX und/oder über die Messung der partiellen Thromboplastinzeit, die unter 60 s liegen sollte (Normalwert 45 s).
Es werden unterschiedliche Therapieformen praktiziert, die abhängig sind vom Organisationsgrad des Hämophiliezentrums, der Entfernung des Wohnortes des Patienten von der ärztlichen Praxis bzw.

dem Krankenhaus, der Kooperationsfähigkeit des Patienten und dem Schweregrad der Hämophilie bzw. der Blutungsfrequenz. Bei ausschließlicher Behandlung durch den Arzt müssen in der Regel größere Blutverluste in Kauf genommen werden, die den Patienten unter Umständen gefährden, die Behandlungsdauer verlängern und bei Gelenkblutungen die hämophile Athropathie ungünstig beeinflussen. Bei der kontrollierten Selbstbehandlung (Heimbehandlung) kann bei den ersten Anzeichen einer Blutung durch den Patienten selbst bzw. die Angehörigen eine Faktorensubstitution vorgenommen werden, die eine Blutung schon in der Initialphase zum Stehen bringen kann. Voraussetzung ist, daß der Patient mit ausreichender Sicherheit eine beginnende Blutung erkennen kann und die Notwendigkeit einer Therapie beurteilen kann. Eine nachträgliche Kontrolle bzw. eine Weiterführung der Behandlung durch den Arzt sollte gewährleistet sein. Bei der Dauerbehandlung werden in der Regel vom Patienten selbst auch ohne Vorliegen einer Blutung Faktorenkonzentrate in regelmäßigen Abständen injiziert. Die zu substituierenden Mengen liegen bei Hämophilie A zwischen 36 und 45 E Faktor VIII/kg Körpergewicht/Woche verteilt auf 2 bis 3 Einzelinjektionen. Bei Hämophilie B sind 9 bis 18 E Faktor IX/kg Körpergewicht und Woche notwendig, die mit 1 bis 2 Injektionen appliziert werden. Gelegentlich sind Injektionen nur im Abstand von 2 Wochen notwendig.

Die Tabelle 3 gibt bei unterschiedlichen Blutungen die durchschnittlich notwendigen Plasmaspiegel der Faktoren und die mittlere Substitutionsdauer an. Unter der Selbstbehandlung ist bei Gelenkblutungen häufig nur eine Injektion bis zum Stehen der Blutung notwendig. Bei Zahnextraktionen kann eine zusätzliche Gabe von Antifibrinolytika (Epsilonaminocapronsäure 6–12 g/Tag, Tranexamsäure 1–2 g/Tag) nützlich sein (Tabelle 4). Diese Medikamente werden unter der Annahme gegeben, daß die lokale sekundäre Fibrinolyse unterdrückt wird. Fibrinkleber stellen eine zusätzliche therapeutische Möglichkeit dar. Blutungen in den Muskulus iliopsoas stellen wegen ihrer Unübersichtlichkeit und der Möglichkeit der Nervenschädigung eine besondere Gefahr dar und sollten immer im Krankenhaus behandelt werden. Bei Mundbodenblutungen besteht die Gefahr einer Erstickung. Bei Operationen empfiehlt es sich, die Initialdosis 4 bis 8 h vor dem Eingriff zu geben, da durch den Abstrom

64

Tabelle 3. Dosierungsrichtlinien für die Substitutionstherapie bei Hämophilie A, B und von Willebrand-Jürgens-Syndrom. (Landbeck, Kurme, 1972)

Blutungslokalisation	Erforderlicher Faktorenspiegel	Therapiedauer
Gelenkblutungen, insbesondere Kniegelenkblutungen	10–20%	2 Tage
Muskel- und ausgedehnte bzw. bedrohliche Weichteilblutungen	10–20%	2–3 Tage
Blutungen in den M. iliopsoas, die Waden- und Unterarmmuskulatur (Karpaltunnelsyndrom!)	30%	3–5 Tage
Mundhöhlenblutungen, Zahnextraktionen, kleine operative Eingriffe	30%	5 Tage
intrakranielle, intrathorakale und gastrointestinale Blutungen, Frakturen	30–50%	4–14 Tage (bis zur Heilung des Gewebes)
große Operationen	über 50%	2–3 Wochen (bis Abschluß der Wundheilung)

Tabelle 4. Therapieprinzipien bei Hämophilie und Zahnextraktion. (Deutsch, 1973 (VII))

Schwere der Hämophilie (F. VIII, IX%)	Zahl der extrahierten Zähne	Spital-aufenthalt	Sub-stitution	Dauer (Tage)	Antifibrino-lyticum
> 10%	1–(2)	nein	nein		ja
3–10%	1–(2)	ja	nein		ja
unter 3%	1–2	ja	ja	2–3	ja
3–10%	> 2	ja	ja	2–5	ja
unter 3%	> 2	ja	ja	5–10	ja

in den Extravasalraum initial ein relativ schneller Faktorenabfall erfolgt und unter Umständen eine ausreichende Hämostase während der Operation nicht gewährleistet ist. Bei größeren Eingriffen ist durch den erhöhten Umsatz an Gerinnungsfaktoren die Halbwertszeit erniedrigt, so daß zur Aufrechterhaltung des notwendigen Spiegels Nachinjektionen schon nach 2 bis 6 h notwendig werden können.

Bei leichten Formen der Hämophilie und kleineren Blutungen bzw. operativen Eingriffen kann durch Desmopressin (Minirin) die Faktor VIII-Aktivität, das Faktor VIII-assoziierte Antigen und auch der v. Willebrand-Faktor um das 2 bis 3-fache der Norm erhöht werden. Die Initialdosis von 0,4 bis 0,6 μg Desmopressin/kg Körpergewicht wird in 20 min infundiert. Nachinfusionen erfolgen alle 8 bis 12 h.

Bei Hemmkörperhämophilie VIII mit niedrigem und nicht ansteigendem Inhibitor-Titer kann eine ausreichende Hämostase durch hohe humane Faktor VIII-Mengen erzielt werden. Bei höherem und unter Therapie ansteigendem Inhibitor sind alternative Behandlungsverfahren möglich. Nach initialer Gabe hoher Konzentrationen humanen Faktor VIII wird nach einigen Tagen auf aktivierte Prothrombinkomplex-Präparate (FEIBA, Autoplex, Konyne) übergegangen. Alternativ kann Faktor VIII vom Schwein eingesetzt werden. Da es sich um artfremdes Eiweiß mit antigener Wirkung handelt, läßt der Effekt nach 8 bis 10 Tagen nach. Bei initial hohem Inhibitor-Titer kommt primär der Einsatz aktivierter Prothrombinkomplexpräparate in Frage. Alternativ können nach Plasmapherese zur Elimination des Inhibitors Faktor VIII-Präparate versucht werden. Eine Übersicht über die Therapieprinzipien gibt Tabelle 5. Prothrombinkomplex-Präparate werden in einer Dosierung von 50 bis 100 E/kg Körpergewicht in Abständen von 4 bis 8 h gegeben, in Abhängigkeit vom Ausmaß der Blutung und dem klinischen Effekt. Bei kleineren Verletzungen sind unter Umständen 25 bis 50 Einheiten/ kg Körpergewicht ausreichend. Die gerinnungsanalytische Kontrolle erfolgt über die Verkürzung der Vollblutgerinnungszeit, der r-Zeit im TEG und der aktivierten partiellen Thromboplastinzeit. Die gerinnungsanalytischen Werte korrelieren jedoch schlecht mit dem klinischen Effekt. Durch kontinuierliche kombinierte Gabe von Faktor VIII-Konzentraten und aktiviertem Prothrombinkomplex (FEIBA) über mehrere Monate konnte der Inhibitor beseitigt werden, hatte der applizierte Faktor VIII im Patienten seine normale Halbwertszeit erreicht, und wurde auch nach Absetzen der Therapie ein Wiederanstieg des Inhibitors nicht beobachtet. Inhibitoren gegen Faktor IX können mit hohen Dosen von Faktor IX-Konzentraten und Prothrombinkomplexpräparaten vorzugsweise in aktivierter Form be-

Tabelle 5. Behandlungsprinzipien bei Hemmkörperhämophilie A. BE: Bethesdaeinheit, APKK: Aktiviertes Prothrombinkomplexkonzentrat. (Lechner, 1982)

Aktueller Antikörpertiter	Antikörperanstieg nach F-VIII-Gabe	kleine bis mittlere Blutung	schwere bis lebensgefährliche Blutung, Operation
niedrig (< 10 BE/ml)	gering bis fehlend (low responder) (< 10 BE/ml)	Humaner Faktor VIII (höhere Dosis)	Humaner Faktor VIII
niedrig (< 20 BE/ml)	high responder Maximum (< 1000 BE/ml)	APKK	Zuerst humaner Faktor (evtl. nach Plasmapherese) nach Antikörperanstieg APKK oder Schweine-AHG
niedrig (< 20 BE/ml)	high responder (Max. > 1000 BE/ml)	APKK (mit Zurückhaltung wegen möglichem Antikörperanstieg)	Zuerst humaner Faktor VIII (evtl. nach Plasmapherese), dann APKK
mittlere Höhe (20–100 BE/ml)	high responder	APKK	Plasmapherese, dann humaner oder Schweine-AHG oder APKK (wenn auf F.-VIII-Konzentrat kein Anstieg)
hoch (> 100 BE/ml)	high responder	APKK	APKK

handelt werden. Ausreichende Erfahrungen liegen nicht vor. Zytostatika (Cyclophosphamid, Azathioprin, 6 Mercaptopurin) und Steroide sind wiederholt, jedoch mit nicht überzeugendem Erfolg zur Unterdrückung der Inhibitorbildung verwendet worden.

Es stehen ein Faktor VIII-Präparat und ein Prothrombinkomplexpräparat zur Verfügung, bei denen die Gefahr der Hepatitisübertragung weitgehend beseitigt sein soll. Das Hepatitisvirus soll entweder durch Hitzebehandlung (Faktor VIII-Präparat, Behringwerke, Hyland) oder durch Kaltsterilisation-Behandlung mit β-Propiolacton und UV-Bestrahlung – (Prothrombinkomplexpräparat, Biotest) inaktiviert sein. Diese Präparate sind indiziert bei Patienten, die noch keine Hepatitis durchgemacht haben, bzw. deren Immunstatus eine Hepatitisinfektion möglich erscheinen läßt. In letzter Zeit ist als Komplikation der Hämophilietherapie vornehmlich in den USA ein Syndrom einer erworbenen Immundefizienz (aquired immunodeficiency syndrome, AIDS) beschrieben worden, das nach wiederholten Transfusionen von Blutprodukten auftritt. Es wurde bei Hämophilie A-Patienten, aber auch bei Drogenabhängigen nach intravenösen Infektionen, Homosexuellen und bei aus Haiti in die USA Eingewanderten beobachtet. Es scheint durch ein noch nicht identifiziertes Agens hervorgerufen zu sein, welches mehrere Monate nach einer Transfusion zu einem irreversiblen Immundefekt führt. Klinische Zeichen sind rezidivierende Infektionen durch unterschiedliche Erreger. Die Letalität ist hoch. In letzter Zeit wurden Fälle mit AIDS auch in Europa beobachtet.

Autosomal rezessive Gruppe

Definition und Pathogenese. Autosomal rezessiv werden die Mangelzustände an Faktor II, V, VII, X, XI, XII und XIII sowie die Afibrinogenämie vererbt (Tabelle 2). Diese Defekte sind selten. Von jedem Defekt sind in der Literatur zwischen 50 und 150 Fälle mitgeteilt. Bei den Mangelzuständen der Faktoren V, VII, XI, XII, XIII und der Afibrinogenämie liegt eine echte quantitative Bildungsstörung vor. Beim Mangel an Faktor II und Faktor X wurde neben dem Absolutmangel in einigen Fällen ein fehlstrukturiertes Protein mit verminderter Aktivität, jedoch immunologisch nachweisbarem Protein gefunden. Die Faktoren X, V und II liegen in der gemeinsamen Endstrecke des extrinsischen und intrinsischen Weges der Gerinnung. Ein kompletter Mangel genannter Faktoren dürfte von einer Blutungsneigung begleitet sein, die mit dem Leben nicht vereinbar ist und einen Letalfaktor darstellt. Dieses wird dadurch wahrscheinlich, daß bei sämtlichen Mangelzuständen genannte Faktoren mindestens eine Faktorenaktivität von 1% nachweisbar war. Beim Faktor VII-Mangel ist eine partielle Kompensation des Hämostasemechanismus mit Aktivierung des Prothrombins über das Intrinsic-System möglich. Umgekehrt kann bei einem Faktor XI-Mangel über das intakte Extrinsic-System eine Kompensation erfolgen. Beim Faktor XII-Mangel liegt keine klinisch manifeste Blutungsneigung vor. Bei den Hämostasestörungen der autosomal rezessiven Gruppe sind beide Geschlechter betroffen. Sie manifestiert sich nur bei Homozygoten. Die Heterozygoten haben eine Verminderung der Aktivität des entsprechenden Faktors unterschiedlichen Ausmaßes.

Klinik, Diagnostik und Therapie
Faktor II-Mangel (Hypoprothrombinämie). Es wurden bisher Patienten aus 26 Familien beschrieben. Erste Manifestation ist häufig die Nabelschnurblutung bei Neugeborenen. Es werden Schleimhautblutungen (Epistaxis, Magen-Darm-Blutungen, Hämaturien) beobachtet. Es treten Blutungen vom hämophilen Typ mit Hämorrhagien in Muskulatur und Gelenke auf. Cerebrale Blutungen kommen vor. Menorrhagien bei Frauen werden beobachtet. Es scheint keine feste Korrelation zwischen dem Ausmaß der Hypoprothrombinämie im Plasma und dem Grad der Blutungsneigung zu bestehen. Die schwersten Fälle hatten eine Prothrombinkonzentration von 1% im Plasma. Bei Personen, die als Heterozygote vermutet wurden, lag die Prothrombinaktivität zwischen 49 und 75%. Heterozygote zeigen keine pathologischen Veränderungen der globalen Gerinnungstests. Lediglich die Faktorenaktivität ist erniedrigt. Homozygote zeigen entsprechend der deutlich niedrigeren Prothrombinaktivität eine unterschiedliche Verlängerung der partiellen Thromboplastinzeit und Erniedrigung des Quickwertes. Die Thrombinzeit ist normal. Die Blutungszeit ist nicht bzw. nicht wesentlich verlängert. Zur Substitutionstherapie werden Prothrombinkomplexpräparate verwendet. Die initiale Dosierung beträgt 20 bis 25 E/kg Körpergewicht. Alternativ kommen Frischblut, Frischplasma und frisch gefrorenes Plasma in Frage. Der therapeutische Effekt einer Substitution hält anscheinend länger an, als nach der Überlebenszeit des Faktors II im Plasma zu erwarten wäre. Der Hämostasedefekt läßt sich durch tägliche Gaben von ca. 500 E bzw. 250 bis 500 ml Frischplasma kompensieren. Die hämostatisch ausreichende Konzentration liegt vermutlich bei 40% Prothrombinaktivität. Vitamin K-Gaben sind wirkungslos.

Dysprothrombinämie. Neben den bis 1978 beschriebenen 24 Hypoprothrombinämien, bei denen sich sowohl mit immunologischen wie mit funktionellen Methoden ein Mangel an Prothrombin nachweisen läßt, sind bis jetzt 9 Fälle bzw. Familien beschrieben worden, bei denen eine Dysprothrombinämie diagnostiziert wurde. Während immunologische Methoden in diesen Fällen normale oder annähernd normale Proteinmengen an Prothrombin ergaben, wurde mit 1- bis 2-stufigen gerinnungsanalytischen Tests unter Verwendung verschiedener Schlangengifte in unterschiedlichem Ausmaß erniedrigte Werte gefunden. Eine biochemische Charakterisierung der Defekte liegt noch nicht vor. Es besteht eine hämorrhagische Diathese mit Haut- und Schleimhautblutungen, Menorrhagien und postoperativer Blutungsneigung. Muskelblutungen wurden beschrieben, Hämarthrosen scheinen nicht vorzukommen. Heterozygote Individuen sind symptomlos oder haben nur eine milde Blutungstendenz.

Faktor V-Mangel (Hypoproakzelerinämie, Parahämophilie). Ein Faktor V-Mangel tritt etwa einmal unter 1 Million Geburten auf. Bei Homozygoten liegt die Faktor V-Aktivität nicht unter 2%. Heterozygote haben einen Faktor V-Mangel zwischen 45 und 65%. Bei einer Aktivität über 5 bis 10% scheint eine ausreichende Hämostase gewährleistet zu sein. Der Faktor V-Mangel korreliert nicht in allen Fällen mit der Schwere der Blutungsneigung. Der Faktor V-Mangel scheint nicht vor thrombotischen Komplikationen zu schützen. Es werden Schleimhautblutungen (Epistaxis, Gingivalblutungen) und Hautblutungen beobachtet. Gehirnblutungen und Hämaturien sind selten. Menorrhagien wurden beobachtet.
In Abhängigkeit vom Faktor V-Mangel wird eine verlängerte partielle Thromboplastinzeit und ein erniedrigter Quickwert gefunden. Die Thrombinzeit und die Blutungszeit sind normal. Die Faktor V-Bestimmung gibt Auskunft über den Grad des Defektes. Eine Kompensation der Hämostase läßt sich mit mindestens 500 ml Frischplasma bzw. frisch gefrorenem Plasma oder 1000 ml Frischblut erreichen. Die weitere Substitution sollte in 12stündigen Abständen erfolgen. Bei operativen Eingriffen und größeren Blutungen ist eine Faktorenaktivität von 30% anzustreben.

Faktor VII-Mangel (Hypoprokonvertinämie). Der Faktor VII-Mangel tritt etwa einmal unter 400000–500000 Geburten auf. Blutungen werden schon im Neugeborenenalter aus Nabelschnur und Darm beobachtet. Im jugendlichen Alter kommt es zu posttraumatischen Blutungen, Epistaxis, Gelenkblutungen und bei Frauen zu Menorrhagien. Obwohl es sich um einen Defekt im Extrinsic-System handelt, ist der Blutungstyp häufig analog der Hämophile A bzw. B. Heterozygote bluten nicht oder selten. Es findet sich ein erniedrigter Quickwert. Partielle Thromboplastinzeit, Thrombinzeit und Blutungszeit sind normal. Die Faktor VII-Aktivität ist entsprechend dem Schweregrad erniedrigt. Thromboembolische Komplikationen können bei Faktor VII-Mangel vorkommen. Zur Therapie kommen Prothrombinkomplexpräparate zur Anwendung. Alternativ kommen Frischblut und Frischplasma in Frage. Die Halblebenszeit des Faktor VII ist mit 5 h sehr kurz. Der therapeutische Effekt einer Plasmatransfusion hält länger an als aus der Lebenszeit des Faktor VII zu erwarten. Zur sicheren Prophylaxe ist eine Faktor-Aktivität von 10 bis 15% der Norm notwendig. Perioperativ sollte die Aktivität von mindestens 20 bis 30% der Norm angestrebt werden. Die postoperative Substitution sollte mindestens 7 bis 10 Tage dauern. Die tägliche Gabe von 500 bis 1000 E Prothrombinkomplexpräparat bzw. 500 ml Frischplasma sind ausreichend.

Faktor X-Mangel (Stuart-Prower-Faktor-Mangel). Die homozygote Form des Faktor X-Mangels kommt etwa einmal unter 400 000 bis 500 000 Geburten vor; die heterozygote Form findet sich etwa einmal unter 500 Personen. Bei Homozygoten wurden Faktor X-Aktivitäten von 1% gefunden. Die Heterozygoten, die phänotypisch gesund sind, haben eine Faktor X-Verminderung auf 20 bis 25% der Norm. Entsprechend seiner Lokalisation im Gerinnungsablauf sind beim Faktor X-Mangel sowohl das Extrinsic- als auch das Intrinsic-System betroffen. Die Blutungsneigung tritt schon in der Neugeborenen-Periode auf, manifestiert sich jedoch häufiger erst in späteren Lebensabschnitten. Es kommt zu Schleimhautblutungen und auch Hämophilie-ähnlichen Hämorrhagien. Es treten Epistaxis, Magen-Darm-Blutungen, Hämaturien, Haut- und tiefe Muskelhämaturien, Gelenkblutungen und Blutungen nach Verletzungen auf. Mit einer hämorrhagischen Diathese ist bei Faktor X-Aktivitäten unter 10% zu rechnen.

Die partielle Thromboplastinzeit ist verlängert, der Quickwert ist erniedrigt. Die Thrombinzeit und die Blutungszeit sind normal. Die

Faktor X-Einzelbestimmung gibt Auskunft über den exakten Schweregrad des Mangelzustandes.

Die PPSP-Präparate und Faktor X-Konzentrate sind die Mittel der Wahl. Da der Faktor X lagerungsstabil ist und auch im Serum vorhanden ist, können zur Behebung von Blutungen neben Frischplasma auch ältere Konserven, Plasma und Serum Verwendung finden. Die Aktivität im Plasma sollte zur Kompensation des Defektes 20 bis 30% der Norm betragen. Auch hier hält der therapeutische Effekt länger an, als nach der Lebenszeit des Faktors X zu erwarten wäre. Die tägliche Gabe von 500 E PPSP bzw. 500 ml Plasma pro Tag erscheint ausreichend.

Faktor XI-Mangel (Plasma Thromboplastin Antecedent (PTA)-Mangel. Eine deutliche Gerinnungsstörung tritt bei Homozygoten mit Faktor XI-Werten unter 20% auf. Es existieren etwa 200 Fallbeschreibungen. Heterozygote haben Plasmaaktivitäten zwischen 30 und 65%. Die hämorrhagische Diathese ist in der Regel mild. Spontanblutungen sind selten. Nachblutungen mit einer gewissen Verzögerung nach operativen Eingriffen werden beobachtet. Hypermenorrhoen sind selten. Es besteht keine sichere Korrelation zwischen Faktor XI-Mangel und hämorrhagischer Diathese. Auch bei niedrigen Faktor XI-Konzentrationen kann die Blutungsneigung gering sein. Während auch bei Aktivitäten bis zu 50% postoperative Nachblutungen beschrieben wurden.

Die partielle Thromboplastinzeit ist verlängert, der Quickwert, Thrombinzeit und Blutungszeit sind normal.

Zur Therapie kommen Frischblut, Frischplasma und frisch gefrorenes Plasma zur Anwendung. Da Faktor XI lagerungsstabil ist, kann auch älteres Plasma verwendet werden. Zur Aufrechterhaltung einer hämostatisch ausreichenden Faktorkonzentration ist die tägliche Gabe von 300 bis 500 ml Plasma ausreichend.

Faktor XII-Mangel (Hageman-Faktor Mangel). Der Faktor XII nimmt eine zentrale Rolle im Gerinnungs-, Fibrinolyse-, Kallikrein-Kinin- und Komplementsystem ein. Bei einem Mangel, der an über 100 Fällen beschrieben wurde, tritt keine hämorrhagische Diathese auf. Es können Thromboembolien vorkommen. Hageman, nach dem der Defekt benannt wurde, starb an einer Lungenembolie. Es wurden Faktorenverminderungen von 3 bis 5% und sogar von weniger als 0,2% beschrieben.

Die partielle Thromboplastinzeit ist verlängert. Quickwert, Thrombinzeit und Blutungszeit sind normal. Eine Therapie ist nicht erforderlich. Die Aktivierung des Intrinsic-Systems scheint in ausreichendem Maße direkt über den Faktor XI zu erfolgen.

Mangel an Fletcher-Faktor, Fitzgerald-Faktor und Passovoy-Faktor. Von diesen Faktorenmängeln sind bisher jeweils nur Einzelfälle beschrieben worden. Beim Fletcher-Faktor handelt es sich um Präkallikrein. Der Erbgang ist autosomal rezessiv. Eine Blutungsneigung besteht nicht. Die partielle Thromboplastinzeit ist verlängert. Quickwert, Thrombinzeit und Blutungszeit sind normal. Der Präkallikreinspiegel ist sowohl mit funktionellen wie mit immunologischen Methoden erniedrigt.

Beim Fitzgerald-Faktor handelt es sich um das hochmolekulare Kininogen (high molekular weight kininogen, HMW-Kininogen). Es liegt ebenfalls keine Blutungsneigung vor. Der Erbgang ist autosomal rezessiv. Die partielle Thromboplastinzeit ist verlängert. Der Quickwert, die Thrombinzeit und die Blutungszeit sind normal. Der Williams-Faktor-Mangel und der Flaujeac-Faktor-Mangel sind mit dem Fitzgerald-Faktor-Mangel identisch. Es handelt sich um Familien mit dem gleichen Gerinnungsdefekt, die unabhängig voneinander beschrieben wurde.

Der Passovoy-Faktor-Mangel wird im Gegensatz zu den vorhergehenden Faktoren-Mängeln autosomal dominant vererbt. Es liegt eine Blutungsneigung vor. Nach Operationen kann es zu starken Nachblutungen kommen. Prä- und postoperativ sind Frischplasma-Transfusionen notwendig. Die partielle Thromboplastinzeit ist verlängert. Quickwert, Thrombinzeit und Blutungszeit sind normal. Vielleicht hat der Defekt Beziehungen zum Faktor XI-Mangel.

Faktor XIII-Mangel (Mangel an Fibrinstabilisierendem Faktor). Der Faktor XIII-Mangel ist selten, es liegen etwa 70 Fallberichte vor. Der Faktor XIII ist sowohl im Plasma wie in den Thrombozyten erniedrigt. Faktor XIII im Plasma besteht aus zwei a-Ketten und zwei b-Ketten, in den Thrombozyten sind nur die a-Ketten vorhanden. Die a-Ketten sind nach Einwirkung von Thrombin funktionell aktiv und bewirken die kovalente Quervernetzung der Fibrinmoleküle. Bei

Homozygoten beträgt die Faktor XIII-Verminderung 1% und darunter. Bei Heterozygoten liegen die Aktivitäten zwischen 40 und 45%. Bei Neugeborenen findet sich fast regelmäßig eine verlängerte Blutung aus dem Nabelschnurstumpf. Die Blutungsneigung ist charakterisiert durch Ekchymosen, Hämatome, verlängertes Nachbluten nach Trauma. Intrakranielle Blutungen sind relativ häufig. Nach Operationen kommt es oft erst nach 2 bis 3 Tagen zur Nachblutung. Häufig setzt sie jedoch auch sofort ein. Die Wundheilung ist verzögert mit Keloidbildung.

Blutgerinnsel sind löslich in 5-molarem Harnstoff und 2%iger Monochloressigsäure. Das genaue Ausmaß des Defektes ergibt die Faktor XIII-Einzelbestimmung. Partielle Thromboplastinzeit, Quickwert, Thrombinzeit und Blutungszeit sind normal.

Zur Substitutionstherapie benötigt man nur geringe Mengen Faktor XIII-Konzentrat bzw. Plasma, da die Halbwertszeit des Faktor XIII relativ lang ist und die hämostatische Mindestkonzentration von 5 bis 10% ausreichend ist. Der hämostatische Effekt nach Substitution hält länger an, als nach der Lebenszeit des Faktor XIII zu erwarten ist. 500 E Faktor XIII bzw. 500 ml Frischplasma im Abstand von einigen Tagen bis zu 2 bis 4 Wochen sind ausreichend.

Afibrinogenämie. Es sind etwa 150 Fälle in der Weltliteratur beschrieben. Homozygote zeigen eine hämorrhagische Diathese. Fibrinogen ist nicht bzw. mit empfindlichen immunologischen Methoden um 5 mg/100 ml nachweisbar. Heterozygote haben eine Hypofibrinogenämie unterschiedlichen Ausmaßes. Eine Blutungsneigung besteht hier in der Regel nicht. 50 bis 80 mg Fibrinogen/100 ml Plasma reichen für eine bedarfsgerechte Hämostase aus. Die Thrombozyten zeigen einen Funktionsdefekt mit u. a. verminderter Aggregation auf ADP, Kollagen, Adrenalin und Thrombin. Eine Korrektur kann durch Zusatz von Fibrinogen erreicht werden. Die Lebenserwartung der homozygoten Patienten ist nicht hoch. Die Blutungsdiathese wird in den ersten Lebenstagen durch Blutungen aus dem Nabelschnurstumpf, durch Hämatome, Hämatemesis und Melaena bemerkt. Sie ist hämophilieähnlich und besteht das ganze Leben. Es treten Epistaxis, Hämaturie, gastrointestinale Blutungen und relativ häufig cerebrale Blutungen auf. Menorrhagien werden beobachtet.

Das Blut ist ungerinnbar. Sämtliche funktionelle Gerinnungstests, die den Zeitpunkt der Gerinnselbildung aus Patienten-eigenem Fibrinogen zum Endpunkt haben, fallen pathologisch aus. Partielle Thromboplastinzeit und Thrombinzeit sind unendlich verlängert, der Quickwert beträgt 0%. Thrombotest, Normotest und Hepatoquick fallen wegen des Fibrinogenzusatzes zum Testsystem normal aus. Die Blutungszeit ist nicht bis mäßig verlängert.

Sowohl mit funktionellen wie auch mit immunologischen Methoden lassen sich wie erwähnt kein oder nur geringe Mengen Fibrinogen nachweisen. Dies ist differentialdiagnostisch gegenüber der Dysfibrinogenämie von Bedeutung. Hier bestehen abgesehen von den Fällen mit Hypodysfibrinogenämie normale Fibrinogenspiegel bei Verwendung immunologischer Methoden und niedrige Fibrinogenspiegel bei Verwendung funktioneller Verfahren. Bei Hypofibrinogenämie finden sich bis zu einer Erniedrigung der Fibrinogenkonzentration auf etwa 50 mg% weitgehend normale Testergebnisse.

Vor operativen Eingriffen und bei Blutungen ist ein Mindestfibrinogenspiegel von 50 bis 100 mg% anzustreben. Substituiert wird mit Fibrinogenpräparaten, Cohn-Fraktion I, Kryopräzipitaten oder Plasma. Wegen der langen Halbwertszeit des Fibrinogens ist eine Wiederholung der Substitution in längeren zeitlichen Abständen ausreichend. Ein Therapieeffekt nach einer einmaligen Gabe wurde über mehrere Wochen beobachtet. Wird der Fibrinogenspiegel zu stark angehoben, kann es zu Thrombosen kommen.

Kombinierte Faktorenmängel. Es wurden Einzelfälle beschrieben, bei denen ein gemeinsamer Mangel an Faktor V, Faktor VIII und den Faktoren des Prothrombinkomplexes vorlag, sowie Mängel an Faktoren VII und VIII, VIII und IX, VIII und XI sowie ein Mangel der Faktoren VIII und IX zusammen mit einem Plättchendefekt. Der sogenannte Dyniadefekt beinhaltet eine Abnormität des endogenen Gerinnungssystems, der auf eine beeinträchtigte Interaktion zwischen Faktor IX a und Faktor VIII mit eingeschränkter Aktivierbarkeit von Faktor X beruht. Der jeweilige Erbgang ist nicht eindeutig.

Autosomal dominante Gruppe
Dysfibrinogenämie. Es wurden rund 88 Patienten und deren Familien mit Dysfibrinogenämie in der Weltliteratur beschrieben. Das Fi-

brinogenmolekül ist fehlkonstruiert. Bei Heterozygoten soll im Plasma eine Mischung aus normalem und defektem Fibrinogen vorliegen, Homozygote verfügen nur über defektes Fibrinogen. Seitdem die Aminosäuresequenz des Fibrinogens jetzt vollständig analysiert ist, wird die veränderte Aminosäurezusammensetzung der Dysfibrinogene zur Zeit in zahlreichen Fällen aufgeklärt. Es sind – soweit bisher bekannt – jeweils nur einzelne Aminosäuren an den Enden einzelner Fibrinogenketten, die für die zum Teil ausgeprägten Funktionsänderungen der Dysfibrinogene verantwortlich sind. Beim Fibrinogen „Detroit" handelt es sich z. B. um den Austausch der Aminosäure Serin gegen Arginin in Position 19 vom N-terminalen Ende der alpha-Kette an gerechnet (Abb. 1/I). Fibrinogen Paris I verfügt über eine verlängerte gamma-Kette am C-terminalen Ende mit Zunahme des Molekulargewichtes um 2500. Das Dysfibrinogen ist in seiner Funktion eingeschränkt. Die Gerinnselbildung erfolgt verzögert. Entsprechend den Phasen der Fibrinogen-Fibrin-Umwandlung liegt in einigen Fällen eine Verzögerung der Fibrinopeptid-Abspaltung vor, häufiger wird eine Verzögerung der Aggregation der Fibrinmonomere zu Polymeren beobachtet. In seltenen Fällen liegt ein Defekt der Quervernetzung durch Faktor XIII vor. Die Defekte können bei einem Patienten kombiniert auftreten.

Eine Blutungsdiathese wird nur bei etwa 50% der Patienten beobachtet. Die Blutungsneigung tritt erst im Jugendalter auf und ist häufig nur mäßig ausgeprägt. Verstärktes Bluten nach Traumen und Operationen sowie eine Neigung zur Wunddehiszenz werden beobachtet. Thromboembolische Komplikationen treten trotz verzögerter Gerinnselbildung auch ohne Substitutionstherapie auf. Die Diagnose wird meist zufällig bei einer routinemäßig durchgeführten Gerinnungsanalyse gestellt.

Entsprechend dem Ausmaß der Funktionsstörung des Fibrinogenmoleküls findet sich eine Verlängerung der partiellen Thromboplastinzeit der Thrombinzeit, der Reptilasezeit und eine Erniedrigung des Quickwertes. Fibrinogenbestimmungen mit funktionellen Methoden (Gerinnungszeitmessung, Bestimmung des gerinnbaren Proteins, Nephelometrie) ergeben niedrige Werte im Gegensatz zu immunologischen Bestimmungsmethoden, die höhere bzw. normale Werte ergeben. Hypo-Dysfibrinogenämien wurden beschrieben. Eine Substitutionstherapie mit Fibrinogen, Cohn-Fraktion I, Kryopräzipitat ist in den meisten Fällen nicht erforderlich. Bei den Patienten, bei denen eine hämorrhagische Diathese besteht, ist posttraumatisch und perioperativ eine Substitution mit relativ geringen Mengen Fibrinogen erforderlich. 1 bis 2 g Fibrinogen sind für eine Kompensation der Hämostase ausreichend.

von Willebrand-Jürgens-Syndrom

Definition und Pathogenese. Das von Willebrand-Jürgens-Syndrom ist eine autosomal dominant vererbte hämorrhagische Diathese. Es sind Fälle von autosomal rezessiv vererbtem von Willebrand-Jürgens-Syndrom beschrieben worden. Es sind 7 Patienten beschrieben worden, bei denen das von Willebrand-Jürgens-Syndrom im Laufe des Lebens erworben wurde. Die meisten dieser Patienten hatten gleichzeitig Erkrankungen des Immunsystems. Das von Willebrand-Jürgens-Syndrom ist relativ häufig. Genaue Angaben existieren nicht. Es wird mit einem Patienten auf 2 bis 3 Hämophilie-Kranke gerechnet. Die Erkrankung ist charakterisiert durch eine verlängerte Blutungszeit, normale Thrombozytenzahlen und einen Mangel an Faktor VIII. Letzterer ist qualitativ unterschiedlich zum Faktor VIII-Mangel der Hämophilie A. In der Mehrzahl liegt ein Faktor VIII-Mangel vor, selten ein Faktor IX-Mangel. Das Faktor VIII-Molekül besteht aus zwei Komponenten, von denen die niedermolekulare (Molekulargewicht 100 000 bis 200 000) die prokoagulatorische Aktivität trägt, die höhermolekulare (Molekulargewicht 1 000 000 und darüber), das sogenannte Faktor VIII-Antigen, den von Willebrand-Faktor und den Ristocetin-Cofaktor repräsentiert. Die drei letztgenannten Funktionen sind dem gleichen Molekül zuzuordnen. Die von Willebrand-Faktor Aktivität gewährleistet das Anhaften der Thrombozyten am Subendothel und ist für die primäre Hämostase notwendig. Patienten mit von Willebrand-Jürgens-Syndrom weisen sowohl eine Erniedrigung der Faktor VIII-Aktivität auf, wie auch etwa in gleichem Ausmaß eine Verminderung des mit heterologen Antikörpern präzipitierbaren Faktor VIII-Antigens. Homozygote haben eine Erniedrigung auf 15 bis 50% der Norm (Normalbereich 60% bis 100%). Hieraus resultiert die Kombination von plasmatischem und thrombozytärem Gerinnungsdefekt. Die Thrombozyten sind an sich normal, jedoch durch den notwendigen plasmatischen Cofaktor in ihrer Funktion eingeschränkt.

Klinik und Diagnostik. Die hämorrhagische Diathese wird in früher Kindheit manifest und nimmt im Laufe des Lebens in der Intensität ab. Beobachtet werden Haut- und Schleimhautblutungen, Epistaxis, gastrointestinale Blutungen, Menorrhagien sowie Nachblutungen nach Zahnextraktionen und Operationen. Petechien sind eher selten. Postportale Blutungen und Hämoarthrosen werden nicht regelmäßig beobachtet.

Die partielle Thromboplastinzeit ist verlängert, Quickwert, Thrombinzeit und Plättchenzahl sind normal. Die Blutungszeit ist verlängert. Bei milden Formen des von Willebrand-Jürgens-Syndroms und unter Therapie können noch normale Blutungszeiten mit der Methode nach Duke beobachtet werden, während die Blutungszeit nach Ivy und nach Mielke verlängert sind. Bei grenzwertigen Blutungszeiten kann der Aspirin-Toleranztest weiterhelfen. Etwa 2 h nach 0,6 g Acetylsalicylsäure (Aspirin) oral, wird eine deutliche, über das normale Maß hinausgehende, Blutungszeitverlängerung beobachtet. Die Ristocetin-induzierte Thrombozytenaggregation ist gehemmt. Die Aggregation auf Kollagen, ADP, Adrenalin ist normal (Abb. 1/VI). Dies ermöglicht eine Differenzierung zu Medikamenten-induzierten und anderen Thrombozytenfunktionsstörungen, bei denen die Aggregation auf Ristocetin normal ausfällt, auf andere Stimulatoren jedoch eingeschränkt ist. Die Aggregation auf Ristocetin wird durch Zusatz von Normalplasma oder Kryopräzipitat normalisiert. Dies ist nicht der Fall beim Bernard-Soulier-Syndrom, bei dem der Defekt thrombozytenständig ist, ansonsten jedoch ein dem v. Willebrand-Jürgens-Syndrom gleiches Aggregationsmuster aufweist. Die prokoagulatorische Faktor VIII-Aktivität sowie das immunologisch nachweisbare Faktor VIII-Antigen sind erniedrigt. Dies kann differentialdiagnostisch gegenüber der Hämophilie A verwertet werden, bei der das Faktor VIII-assoziierte Antigen im Normbereich liegt. Die Plättchenadhäsivität ist reduziert. Es existieren Varianten des von Willebrand-Syndroms, die in einem oder mehreren charakteristischen Merkmalen von dem typischen Bild abweichen. So gibt es Formen, bei denen das Faktor VIII-assoziierte Antigen im Normbereich liegt, die trotzdem eine verlängerte Blutungszeit und eine eingeschränkte Ristocetin-induzierte Plättchenaggregation haben, andere, bei denen die Faktor VIII-Aktivität normal, das Faktor VIII-assoziierte Antigen und die von Willebrand-Aktivität reduziert sind und Patienten, bei denen lediglich die von Willebrand-Aktivität bzw. die Ristocetin-Co-Faktor-Aktivität vermindert ist.

Therapie. Der Defekt im von Willebrand-Jürgens-Syndrom ist lokalisiert in der großmolekularen Komponente des Faktor VIII-Moleküls. Therapeutisch sind alle Blutfraktionen von Nutzen, die diese Komponente enthalten. In Frage kommen frisch gefrorenes Plasma, Kryopräzipitat, Cohn'sche Fraktion I–O und in einem gewissen Ausmaß auch Faktor VIII-Konzentrate. Hoch gereinigter Faktor VIII ist unwirksam. Hämophilie A-Plasma kann im Prinzip ebenfalls verwendet werden. Das assoziierte Antigen des Faktor VIII-Moleküls ist in der Lage, den Anstieg der prokoagulatorischen Faktor VIII-Aktivität zu induzieren. Nach Substitution steigt, im Gegensatz zu Hämophilie A, die Faktor VIII-Aktivität bei schweren Fällen innerhalb von 4 bis 8 h, in leichteren Fällen innerhalb von 12 bis 48 h, deutlich an. Der Anstieg der prokoagulatorischen Faktor VIII-Aktivität ist höher als nach der gegebenen Menge Faktor VIII zu erwarten ist. Ebenso ist der kompensierende Effekt auf die Blutungsneigung und die gerinnungsanalytischen Parameter länger als nach der Faktor VIII-Lebenszeit anzunehmen wäre. Empfohlen werden im Falle einer Blutung bzw. bevorstehenden Operation 5 ml/kg Körpergewicht Frischplasma initial sowie 5 ml/kg Körpergewicht alle 24 bis 48 h. Von den anderen Plasmafraktionen sind entsprechende Mengen zu applizieren. Die hämorrhagische Diathese klingt ab, sämtliche gerinnungsanalytische Parameter normalisieren sich. Die Ivy-Blutungszeit ist zum Teil noch pathologisch, wenn die Blutungszeit nach Duke schon normal ist. Hochgereinigte Faktor VIII-Präparate normalisieren die Faktor VIII-Aktivität, jedoch nicht den Thrombozytendefekt.

DDAVP (Minirin) führt ebenfalls zu einer Korrektur des Hämostasedefekts mit Anstieg von Faktor VIII-Aktivität und -Antigen.

Erworbene Koagulopathien

Prothrombinkomplex-Mangel bei Neugeborenen

Definition und Pathogenese. Die Erniedrigung der Faktoren des Prothrombinkomplexes II, VII, IX und X ist überwiegend Folge eines Vitamin K-Mangels. Er kommt zustande durch

1. mangelnde Vitamin K-Reserven
2. unzureichende Vitamin K-Aufnahme
3. ausbleibende Vitamin K-Synthese durch noch fehlende Darmflora
4. erhöhter Bedarf von Vitamin K
5. unzureichende Syntheseleistung der unreifen Leberzellen.

Klinik und Diagnostik. In den ersten Tagen nach der Geburt sind die Faktoren des Prothrombinkomplexes in der Regel erniedrigt und liegen zwischen 30 bis 50% der Norm. Eine hämorrhagische Diathese infolge eines Prothrombinkomplexmangels tritt bei etwa 0,1 bis 1% der Neugeborenen auf. Die Blutungsneigung manifestiert sich innerhalb des 2. bis 5. Tages nach der Geburt, in denen es zu einem weiteren Aktivitätsverlust der Faktoren kommt. In den folgenden Tagen und Wochen normalisiert sich der Gerinnungsdefekt. Bei Frühgeborenen ist der Gerinnungsdefekt stärker ausgeprägt. Die hämorrhagische Diathese äußert sich in Nabelblutungen, Schleimhautblutungen, Hämatomen, Magen-Darm-Blutungen.
Die Diagnose wird durch den erniedrigten Quickwert gestellt. Partielle Thromboplastinzeit und Thrombinzeit sind häufig ebenfalls verlängert, bedingt durch eine Funktionseinschränkung des Neugeborenenfibrinogens mit Polymerisationsstörung, die klinisch und gerinnungsanalytisch einer Dysfibrinogenämie ähnelt. Mit zunehmender Syntheseleistung der Leber wird das physiologischerweise auftretende fetale Fibrinogen durch voll funktionsfähiges Fibrinogen ersetzt. Differentialdiagnostisch abzugrenzen sind sämtliche angeborene hämorrhagischen Diathesen.

Therapie. In leichten bis mittelschweren Fällen genügen 1 bis 2 mg Vitamin K parenteral, um den Quickwert innerhalb der folgenden 8 bis 24 h deutlich anzuheben. Eine Normalisierung gelingt wegen der eingeschränkten Syntheseleistung der Leber nicht. Eine Wiederholung von Vitamin K in Abständen von 1 bis 2 Tagen ist in der Regel erforderlich. In schweren Fällen, in denen eine sofortige Kompensation der Hämostase notwendig ist, sind Prothrombinkomplexpräparate bzw. Frischplasma und auch kurz gelagertes Plasma zu verwenden.

Vitamin K-Resorptions- und Verwertungsstörungen des Erwachsenen
Definition, Pathogenese, Klinik und Diagnostik. Das Vitamin K-Mangel-Syndrom mit Verminderung der Faktoren des Prothrombinkomplexes hat folgende Ursachen:

1. Fehlende Vitamin K-Aufnahme mit der Nahrung. Diese tritt nur auf bei langdauernder parenteraler Ernährung und durch Vernichtung der Vitamin K-synthetisierenden Darmflora bei langdauernder Antibiotika-Therapie.

2. Durch verminderte Vitamin K-Resorption bei fehlendem Gallefluß in den Darm und beim Malassimilations-Syndrom. Beim Gallengangsverschlußsyndrom mit intakter Leberfunktion sinkt der Quickwert auf etwa 40%. Malassimilations-Syndrome sind bedingt durch Sprue, Pankreasinsuffizienz, Gastrointestinalfisteln, Enterocolitis.

3. Gestörte Vitamin K-Verwertung infolge eines Leberzellschadens, wie Hepatitis, Leberzirrhose, Hämochromatose, Morbus Wilson und akuter toxischer Schädigung der Leber bei Knollenblätterpilzvergiftung und Tetrachlorkohlenstoffvergiftung. Der Hämostasedefekt ist komplex und ist im einzelnen an anderer Stelle abgehandelt. Eine hämorrhagische Diathese tritt auf, wenn der Quickwert um und unter 15% liegt. Der Blutungstyp entspricht dem, wie er beim Mangel der einzelnen Faktoren des Prothrombinkomplexes beschrieben wurde. Bei Leberzellschaden wird die Blutungsneigung und der Blutungstyp modifiziert durch eine fakultative Umsatzsteigerung der Gerinnung und der Fibrinolyse sowie eine Thrombozytopenie.

Der Quickwert ist erniedrigt, partielle Thromboplastinzeit, Thrombinzeit, Blutungszeit sind normal. Bei der durch Leberzellschaden verursachten hämorrhagischen Diathese ist die Gerinnungsanalyse entsprechend den Zusatzdefekten verändert.

Therapie. Die parenterale Gabe von 1 mg eines wasserlöslichen Vitamin K-Präparates läßt den Quickwert innerhalb eines Tages um 15 bis 30% steigen. 10 mg bis 20 mg Vitamin K parenteral zeigen nach 4 bis 6 h einen Effekt und normalisieren den Quickwert in 8 bis 24 h. Bei Leberzellschaden ist die Vitamin K-Gabe ohne oder nur von geringem Effekt. Sie sollte aber in jedem Falle versucht werden.

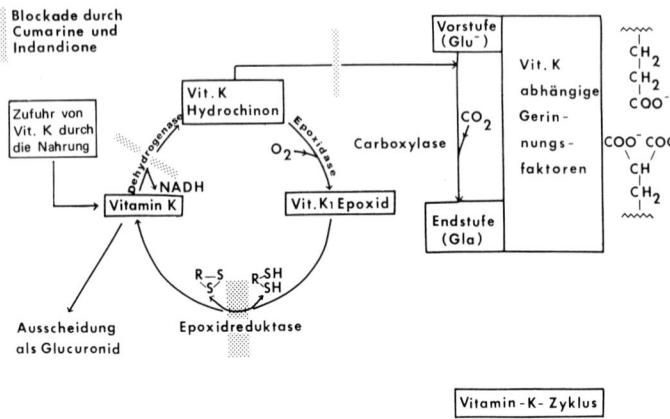

Abb. 1. Wirkungsmechanismus der Hemmung der Gerinnungsfaktoren des Prothrombinkomplexes durch Cumarine und Indandione über die Unterbrechung des Vitamin K-Regenerationszyklus. (Weber et al. 1981 (XIII))

Antikoagulantientherapie mit Cumarinderivaten

Definition und Genese. Cumarinderivate (Marcumar, Sintrom, Tromexan, Coumadin) sind Vitamin K-Antagonisten. Sie inhibieren die postribosomale Komplettierung des Prothrombinkomplexmoleküls (Abb. 1; vgl. Abb. 3, I). Die Proteinmenge der in Abwesenheit von Vitamin K synthetisierten Faktoren werden mit PIVKA II, VII, IX und X (protein induced by vitamin K absence) bezeichnet und sind mit immunologischen Methoden gemessen in normaler Konzentration vorhanden. Durch das Fehlen der für die Calcium-Bindungsfähigkeit und damit für die Aktivierbarkeit der Prothrombinkomplexfaktoren notwendigen Molekülareale werden mit funktionellen Tests niedrige Aktivitäten gemessen, die für den Hämostasedefekt verantwortlich sind. Nach Gabe von Cumarinderivaten kommt es nach einer Latenz von 6 h zu einem kontinuierlichen Abfall der Faktoren, der je nach Dosis am 2. bis 3. Tag voll ausgeprägt ist. Der therapeutische Bereich ist unterschiedlich, je nach verwendetem Testsystem (Quickwert 15–25%, Thrombotest 5 bis 15%, Hepato-Quick 10 bis 20%). Bei Überdosierung tritt eine hämorrhagische Diathese auf, die an anderer Stelle beschrieben ist und mit Hautblutungen, Schleimhautblutungen, Weichteilblutungen, Hämaturie, Epistaxis, Zahnfleischblutungen und gastrointestinalen Blutungen einhergeht. Seltene Lokalisationen sind intramurale Darmblutung, Blutung in das Ovar, retroperitoneale Hämatome. In Einzelfällen besteht eine Cumarinresistenz. Zahlreiche Medikamente beeinflussen die Cumarinwirkung. Die Interaktionsmöglichkeiten sind an anderer Stelle beschrieben. Bei Überdosierung ohne Blutungen genügt die einmalige Gabe von 1 bis 5 mg Konakion peroral. Bei schweren Hämorrhagien kann eine sofortige Substitution mit Prothrombinkomplexpräparaten notwendig werden. Die Gabe von 10 bis 20 mg Konakion läßt den Quickwert innerhalb von 8 bis 12 h in einen Bereich ansteigen, in dem eine ausreichende Hämostase gewährleistet ist. Die mittels der Thromboplastinzeit nachweisbare Wirkungsdauer der Cumarinderivate beträgt nach Absetzen des Medikamentes bei Marcumar etwa 10 bis 14 Tage, bei Sintrom 4 bis 8 Tage. Der Hämostasedefekt ist zu einem früheren Zeitpunkt vor Erreichen der normalen Thromboplastinzeit beseitigt.

Hämorrhagische Diathese bei monoklonalen Gammopathien

Bei multiplen Myelomen und Makroglobulinämie Waldenström werden gelegentlich hämorrhagische Diathesen beobachtet. Außer bei den Patienten mit verlängerter Blutungszeit, steht das Ausmaß der Blutungsneigung nur in loser Beziehung zu den veränderten gerinnungsanalytischen Parametern. Die Veränderungen im Gerinnungssystem zeigen eine gewisse Beziehung zum Ausmaß der Paraproteinämie. Im Vordergrund steht eine Verlängerung der Thrombinzeit. Sie kann als Antithrombineffekt und/oder als Interferenz der Paraproteine mit der Fibrinpolymerisation gedeutet werden. Eine Verlängerung der Thromboplastinzeit und der partiellen Thromboplastinzeit sowie eine mäßige Erniedrigung einzelner Gerinnungsfaktoren kommen vor. Funktionsdefekte der Thrombozyten sind beschrieben worden, die mit einer verminderten Adhäsions- und Aggregationsfähigkeit der Thrombozyten und einer verlängerten Blutungszeit einhergehen. Die Therapie besteht in der Behandlung des Grundleidens.

Immunkoagulopathien

Immunkoagulopathien sind erworbene Gerinnungsstörungen. Sie treten in der Regel im Verlauf der Substitutionsbehandlung einer angeborenen hämorrhagischen Diathese auf. Wegen der Häufigkeit der Hämophilie A überwiegen Hemmkörper gegen Faktor VIII und in zweiter Linie bei Hämophilie B gegen Faktor IX. Vorkommen, Klinik, Diagnostik und Therapie wurden im vorstehenden beschrieben. Hemmkörper wurden auch beobachtet unter der Therapie der angeborenen Bildungsstörungen der Faktoren I, V, XI und XIII. Auch bei primär nicht Hämophiliekranken treten Hemmkörper mit entsprechender hämorrhagischer Diathese auf. Letztere werden beobachtet bei Patienten mit Autoimmunkrankheiten bzw. Erkrankungen, bei denen immunologische Prozesse eine Rolle spielen wie Kollagenosen, Asthma bronchiale, Colitis ulcerosa, Enteritis regionalis, Arteriitiden, nach Penicillintherapie und Erkrankungen des lymphoreticulären Systems. Nach Schwangerschaften – 1 Woche bis 1 Jahr nach Geburt des Kindes – und bei älteren Menschen entstehen Inhibitoren vorwiegend gegen Faktor VIII spontan ohne erkennbare Ursache.

Die Antikörper gehören meistens der IgG-Klasse an. Bei Lupus erythematodes disseminatus wurde ein erworbener Antikörper gegen Prothrombinaktivatorkomplex aus Faktor X a, Faktor V und Phospholipid beschrieben. Er ist der Immunglobulinklasse IgG oder IgA und IgM-Fraktion zuzuordnen. Die meisten Patienten mit einem sogenannten „Lupus antikoagulans" haben keine Blutungsneigung. Es können sogar thromboembolische Komplikationen beobachtet werden. Eine hämorrhagische Diathese tritt nur dann auf, wenn ein zweiter Hämostasedefekt vorhanden ist. Bei den seltenen Fällen von erworbenen v. Willebrand-Jürgens-Syndrom wurde ein Inhibitor gegen das Faktor VIII-Antigen identifiziert.

V. Umsatzstörungen

Verbrauchskoagulopathie, disseminierte intravaskuläre Gerinnung und Fibrinolyse

Definition und Pathogenese

Mit den Begriffen „Verbrauchskoagulopathie" (Lasch, 1961, 1967), „disseminierte intravaskuläre Gerinnung" (Mc Kay, 1966) und „thrombohämorrhagisches Syndrom" (Selye, 1966) werden Phänomene bezeichnet, die im Verlauf einer in der Zirkulation generalisiert, seltener lokalisiert auftretenden und fortschreitenden Aktivierung des Gerinnungssystems beobachtet werden (Abb. 1). Der Terminus Verbrauchskoagulopathie stellt den zunehmenden Umsatz plasmatischer Gerinnungsfaktoren und der Thrombozyten in den Vordergrund, welcher nach einer Phase der Hyperkoagulabilität des Blutes (Übergerinnbarkeit) unter zunehmendem Aufbrauch des Hämostasepotentials übergeht in eine Hypokoagulabilität (Untergerinnbarkeit) mit konsekutiver hämorrhagischer Diathese. Eine fakultativ auftretende sekundäre Aktivierung der Fibrinolyse führt zu einem weiteren Aufbrauch von Gerinnungsfaktoren und verstärkt die hämorrhagische Diathese. Die disseminierte intravaskuläre Gerinnung stellt das morphologische Substrat, die Mikrothromben in der Gefäßperipherie zahlreicher Organe in den Vordergrund. Das thrombohämorrhagische Syndrom beschreibt das Nebeneinanderexistieren von Thrombose und Blutung. Die Syndrome sind erworbene hämorrhagische Diathesen. Die durch die Umsatzstörungen bedingten Koagulopathien sind keine eigenständigen Krankheitsbilder, sondern treten als sekundäre Phänomene von Grunderkrankun-

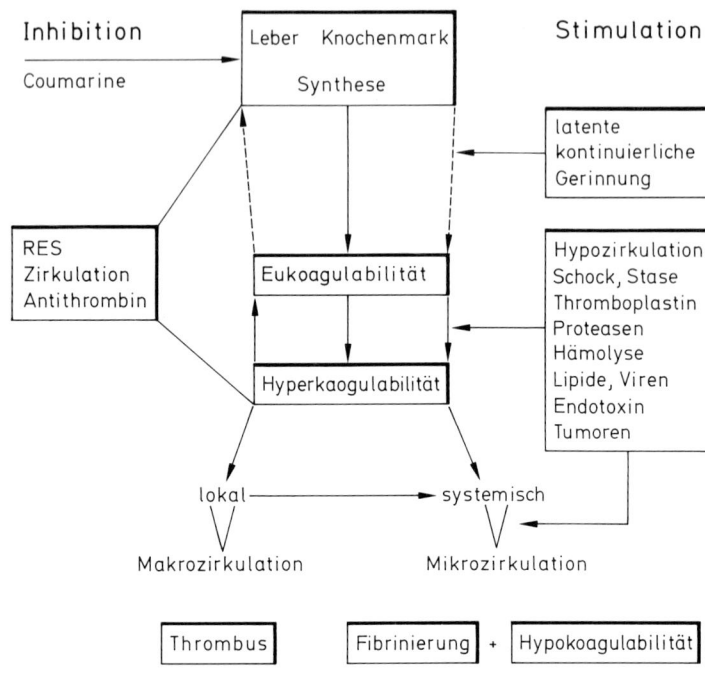

Fibrinolyse   Thrombose   Verbrauchskoagulopathie

Abb. 1. Das dynamische Gleichgewicht der Hämostase und seine Beeinfluß-
barkeit durch exogene und endogene Ursachen

gen auf. Verbrauchskoagulopathien und Hyperfibrinolysen treten
häufig gemeinsam, jedoch in Abhängigkeit von der Art und dem
Verlauf der Grunderkrankung mit unterschiedlicher Intensität auf.
Dies hat Einfluß auf Prognose und Therapie. Folgende Kombinationen erscheinen möglich:
1. ausschließliche Verbrauchskoagulopathie durch Aktivierung des
   Gerinnungssystems
2. Verbrauchskoagulopathie mit geringer sekundärer Fibrinolyse
3. Verbrauchskoagulopathie mit überwiegender sekundärer Fibrinolyse

Tabelle 1. Folgen der Verbrauchskoagulopathie

I. Hämorrhagische Diathese
   Aufbrauch des Hämostasepotentials durch Verminderung thrombozytärer und plasmatischer Komponenten des Gerinnungssystems
   Intravaskuläre Gerinnung mit oder ohne Fibrindepositionen
   Kompensatorische Fibrinolysesteigerung mit Ausbildung eines kombinierten Hämostasedefektes
   Defibrinierungssyndrom

II. Lokale Mikrozirkulationsstörung, evtl. mit Nekrose
   Organmanifestationen
   bilaterale Nierenrindennekrose – akutes Nierenversagen
   Hypophysennekrose – Sheehan-Syndrom
   Nebennierenrindennekrose – Waterhouse-Friderichsen-Syndrom
   Lebernekrose – akute Leberdystrophie
   Mikroembolisation der Lungenstrombahn – akutes Cor pulmonale

III. Generalisierte Mikrozirkulationsstörung
   Irreversibler Schock

4. ausschließliche primäre Fibrinogenolyse
5. Defibrinierungssyndrom, ausgelöst durch 1–4.

Die Verbrauchskoagulopathie als Folge des intravaskulären Gerinnungsprozesses ist gekennzeichnet durch Aufbrauch des Hämostasepotentials mit Blutungsneigung bei gleichzeitiger Abscheidung von Fibrinthromben in der Mikro- und Makrozirkulation. Dies führt über die Ausbildung von Mikrozirkulationsstörungen lokal zu Organläsionen und generalisiert zum Kreislaufschock. Die Hyperfibrinolyse ist Folge einer überschießenden Generation von Plasmin mit Degradation von Fibrin, Fibrinogen und der Faktoren II, V und VIII mit Auftreten von fibrinpolymerisationshemmenden, eine hämorrhagische Diathese fördernden Fibrinogen-Fibrinspaltprodukten (Tabelle 1). Das Syndrom tritt bei zahlreichen Erkrankungen auf. Die Pathogenese des Syndroms ist vielgestaltig. Eine einheitliche Ätiologie liegt nicht vor (Tabelle 2). Die Umsatzsteigerung kann akut und chronisch verlaufen mit manifester und latenter hämorrhagischer Diathese. Die Krankheitsgruppen, bei denen eine Umsatzsteigerung beobachtet wurde, sind in Tabelle 3 aufgeführt.

Tabelle 2. Auslösemechanismen einer intravasalen Gerinnung und gehäuft mit einer Verbrauchskoagulopathie einhergehenden Erkrankungen

Mechanismus	Krankheitsbilder
Endotoxin	Sepsis mit gramnegativen Bakterien Leberinsuffizienz (systemische Belastung mit Darmendotoxin)
verminderter Abstrom (Zirkulationsstörung) bzw. gestörter Abbau (RES-Schädigung) von Gerinnungsfaktoren	Schock (Kasabach-Meritt-Syndrom, Riesenhämangiom) Aortenaneurysma Leberschädigung Portale Hypertonie
(Gewebs-) Thromboplastin bzw. thromboplastinähnliche Substanzen; kolloidale Substanzen	Tumoren Leukämie Leberzellnekrose (z. B. Knollenblätterpilz) Polytrauma Virusinfekte (Endothelzerstörung) Septischer Abort, verhaltener Abort Fruchtwasserembolie Hämolyse (hämolytisch-urämisches Syndrom, thrombotisch-thrombozytopenische Purpura) Blutfetterhöhungen
Proteolytische Enzyme	Leukämie Schlangengifte
Fremdoberfläche	Extrakorporale Zirkulation
Antigen-Antikörperkomplexe	Fehltransfusionen Transplantatabstoßungen

Intravaskuläre Aktivierung von Gerinnung und Fibrinolyse

Voraussetzung für die Aktivierung des Gerinnungssystems in vivo ist die Zufuhr bzw. Freisetzung vor prokoagulatorischen Valenzen. Über drei Mechanismen kann die Aktivierung in Gang gesetzt werden (Tabelle 2):

1. direkte Aktivierung von Prothrombin oder Faktor X durch proteolytische Enzyme (z. B. Schlangengift)
2. Aktivierung über das Extrinsic-System durch Einschwemmung thromboplastischen Materials in die Blutbahn (Abruptio placentae, traumatischer Schock, Karzinom)

Tabelle 3. Prädisponierende Krankheitsbilder für das Auftreten akuter und chronischer Verlaufsformen eines erhöhten Umsatzes an Gerinnungsfaktoren

---

A. Akute Umsatzstörungen

1. Geburtshilfliche Komplikationen:
   Abruptio placentae, Fruchtwasserembolie, verhaltener Abort

2. Septikämien, gramnegativ
   Purpura fulminans exanthemat. Viruserkrankungen
   Rickettsiosen, Malaria

3. Verschiedene Formen des Schocks, kardiogen, traumatisch, hämorrhagisch, endotoxisch, septisch, anaphylaktisch, Verbrennungsschock

4. Hämolytische Syndrome:
   Transfusionszwischenfälle
   hämolytische Anämien
   hämolytisch-urämisches Syndrom

5. Akute Organnekrosen:
   akute Pankreatitis, akute Lebernekrose

6. Postoperativ bei Eingriffen an Lunge, Pankreas, Leber, Herz, Prostata, nach extrakorporaler Zirkulation, nach Transplantationen (Niere, Leber)

7. Nach traumatischem Geschehen:
   Fettembolie, ausgedehnte Weichteilverletzungen

B. Chronische Verlaufsformen

1. Bei Zirkulationsstörungen infolge abnormer Gefäßbildungen oder Gefäßanomalien:
   kongenitale zyanotische Herzvitien
   Riesenhämangiom
   Morbus Osler
   portaldekompensierte Leberzirrhose
   portokavaler Shunt

2. Metastasierende Karzinome:
   Porstatakarzinom, Magenkarzinom, Pankreaskarzinom, maligne Erkrankungen des blutbildenden Systems

---

3. Aktivierung des Hageman-Faktors über das Intrinsic-System (z. B. extrakorporaler Kreislauf, Subendothel).

Aus geschädigten, hämolysierenden Erythrozyten austretendes Stroma aktiviert die Gerinnung über das Extrinsic-System. Umsatzsteigerungen dieser Art werden beobachtet nach mechanischer Erythrozytenschädigung im Verlauf einer extrakorporalen Zirkulation, eines mikroangiopathisch-hämolytischen Syndroms und nach immunologisch induzierten Hämolysen in der Folge von Fehltransfusion. Alle Triggermechanismen einer intravaskulären Gerinnung induzieren eine Plättchenaggregation mit Freisetzung prokoagulatorischen Materials. Als Auslöser kommen Thrombin, Antigen-Antikörper-Komplexe, Kollagen, Katecholamine und Endotoxin in Frage. Thrombozyten sind nicht essentiell für die Entwicklung einer Gerinnungsaktivierung, sondern spielen eine unterstützende Rolle. Leukozyten enthalten prokoagulatorische Aktivitäten, aber auch proteolytische Enzyme. Nach Gabe von Endotoxin kommt es zu einem Abfall, insbesondere der Neutrophilen mit Freisetzung thromboplastinischen Materials. Verbrauchskoagulopathien werden bei akuter Leukämie und Promyelozytenleukämie häufiger beobachtet. Schädigungen des Gefäßendothels mit Freilegen subendothelialer Strukturen können eine disseminierte intravaskuläre Gerinnung induzieren und unterhalten. Bei Beeinträchtigung der Gefäßintegrität wird thromboplastisches Material freigesetzt, subendotheliale Strukturen aktivieren das Intrinsic-System und die Thrombozyten. Die endothelständige Prostacyclinproduktion ist reduziert. Gefäßschädigungen kommen nach Endotoxineinschwemmung, im Kreislaufschock als Katecholamin-, Histamin- und Serotoninwirkung vor. Im Intrinsic-System kann der Faktor XII die Aktivierung der Komplementkaskade induzieren. Aktivierte Komplement-Komponenten führen zur Plättchenaggregation mit Freisetzungsreaktion, welche eine disseminierte intravaskuläre Gerinnung unterhält; sie beeinflussen über die Gefäßpermeabilität, Gefäßreaktivität und Chemotaxis den Verlauf einer aktivierten Gerinnung. Immunkomplexe setzen den Gerinnungsprozeß über mehrere Mechanismen in Gang. Sie aktivieren den Faktor XII, führen zu Gefäßschädigungen, aktivieren das Komplementsystem und induzieren eine Plättchenaggregation. Sie akzellerieren auf diese Weise den erhöhten Umsatz.

Die Aktivierung des Fibrinolysesystems erfolgt

1. direkt über spezifische Aktivatoren,
2. indirekt im Gefolge einer Aktivierung des Gerinnungssystems.
   Die direkte Aktivierung erfolgt durch Infusion von Streptokinase, Urokinase und nach Traumatisierung aktivatorreicher Organe wie Prostata und Lunge.

Die sekundäre Fibrinolysesteigerung kann als Kompensationsmechanismus zur Verhinderung der Folgen der intravasalen Gerinnung aufgefaßt werden. Fibrin hat eine höhere Affinität zu Plasminogen und Plasminogenaktivatoren als Fibrinogen und adsorbiert diese im Verlauf des disseminierten Gerinnungsprozesses. Durch die räumliche Anordnung der Enzyme in dem Molekülkomplex wird eine Plasminbildung erleichtert. Es erfolgt eine Degradation zirkulierenden Fibrins. Präzipitiertes Fibrin provoziert direkt oder über die lokale Gewebshypoxie die Freisetzung endothelständigen Plasminogenaktivators, der kopräzipitiertes Plasminogen in Plasmin überführt. Erinnert sei noch einmal an die direkte Aktivierung der Fibrinolyse durch den Hageman-Faktor (Abb. 9/I). Es erfolgt eine lokale Auflösung der Fibrindepositionen mit Erscheinen von Fibrinspaltprodukten in der Zirkulation. Eine Plasminaemie entsteht nur dann, wenn fibrinolytische Aktivatoren und Plasmin nach Wiedereröffnung der kapillären Strombahn in den Blutkreislauf eingeschwemmt werden. Es wird eine Fibrinolyse mit begleitender Fibrinogenolyse beobachtet. Bei systemischer Lyse nach generalisierter Plasminwirkung überwiegt die Fibrinogenolyse mit gleichzeitiger Degradation der Faktoren V und VIII.

Der Verlauf einer disseminierten intravaskulären Gerinnung kann durch verschiedene Faktoren modifiziert werden. Eine zunehmende Verminderung der Inhibitoren der Gerinnungsfaktoren führt zu einer Progredienz. Der potenteste Inhibitor Antithrombin III, der im Gerinnungssystem an zahlreichen Stellen angreift, jedoch bevorzugt Thrombin und aktivierten Faktor X hemmt, wird im Verlauf eines gesteigerten Umsatzes zunehmend verbraucht und perpetuiert den Prozeß. Eine ungenügende Aktivierbarkeit des fibrinolytischen Systems durch Verminderung der Aktivatoren und Erhöhung des Inhibitorpotentials der Fibrinolyse, insbesondere bei Sepsis, führt zur Akkumulation löslichen Fibrins im Plasma und zur Beeinträchtigung der Lyse der Mikrothromben in der Gefäßperipherie. Letzteres hat eine zunehmende Mikrozirkulationsstörung mit weiterer Organschädigung zur Folge. Die Clearancekapazität des Reticulo-endothelialen Systems für aktivierte Gerinnungsfaktoren, Fibrin und Fibrinspaltprodukt-Komplexe sowie für Triggersubstanzen einer disseminierten Gerinnung wie Endotoxin und Immunkomplexe wird im Verlauf einer Gerinnungsaktivierung zunehmend beeinträchtigt.

Die Umsatzstörung wird dadurch auch in Abhängigkeit von den Mikrozirkulationsstörungen innerhalb der Organe des Retikulo-endothelialen Systems intensiviert. Bei einer Schocksituation begünstigt die Stase innerhalb der Mikrozirkulation in Abhängigkeit von der gestörten Hämodynamik und der Änderung der Fließeigenschaften des Blutes die prokoagulatorische Stimulation. Die Mikrozirkulation wird außerdem beeinträchtigt durch eine Erhöhung des gerinnbaren Potentials wie Hyperfibrinogenämie bei Sepsis.

Klinik

Umsatzsteigerung im System der Gerinnung und der Fibrinolyse
Als Folge der prokoagulatorischen Stimulation führt die intravasale Thrombinwirkung zur Abspaltung der Fibrinopeptide A und B aus dem Fibrinogenmolekül, zur Aktivierung der Gerinnungsfaktoren V, VIII und XIII sowie der Thrombozyten. Im Beginn einer Umsatzsteigerung wird eine Phase der Hyperkoagulabilität durchlaufen, die in Abhängigkeit von der Akuität des Geschehens von unterschiedlicher Dauer ist. In der Klinik entzieht sie sich häufig dem gerinnungsanalytischen Nachweis. Es kommt zu einer zunehmenden intravasalen Akkumulation von Fibrinmonomeren, die entsprechend dem Ausmaß der Fibrinopeptidabspaltung als des-A-Fibrin und des-AB-Fibrin bezeichnet werden (Tabelle 4). Fibrinmonomere und Fibrinoligomere bleiben bis zu einer bestimmten Schwellenkonzentration als Fibrin-Fibrinogen-Komplexe und bei gleichzeitig ablaufender Fibrinolyse als Fibrin-Fibrinspaltprodukt- bzw. Fibrin-Fibrinogenspaltprodukt-Komplexe in der Zirkulation gelöst. Kommt es zu einer spontanen oder durch therapeutische Maßnahmen bedingten Unterbrechung der prokoagulatorischen Stimulation, klingt die Hyperkoagulabilität in Abhängigkeit des verfügbaren Inhibitorpotentials und der Intaktheit der Clearancekapazität des RES ab und der Zustand der Eukoagulabilität des Blutes stellt sich ohne Folgen für den Organismus wieder ein. Eine fortdauernde Stimulation führt zu zunehmender Umsatzsteigerung und Verbrauch von Gerinnungsfaktoren und Thrombozyten (Tabelle 1, Abb. 1). Es tritt eine Hypokoagulabilität und in Abhängigkeit von Herz-Kreislauf-Funktion, bestimmten Lokalisationsfaktoren und dem Ausmaß der sekundären Fibrinolyse eine Fibrindeposition in der Mikrozirkulation und/oder in den großen venösen Gefäßen auf. Von dem Verbrauch sind die

Tabelle 4. Mögliche Pathomechanismen der Fibrinogenderivatbildung und ihr gerinnungsanalytischer Nachweis. (Heene, 1975a)

Typ der Umsatzstörung	Thrombin-induzierte Derivate		Plasmin-induzierte Derivate		
	Fibrinmonomer	Fibrinmonomer-Fibrinogen-komplex	Fibrinmonomer-spaltprodukt-komplexe	Fibrinspalt-produkte	Fibrinogen-spaltprodukte
Verbrauchscoagulopathie	+ −	+ −	+ −	+	+
Sekundäre Fibrinolyse				+	
„Primäre" Fibrinolyse					+
Intravasaler Mechanismus	Gerinnung		Fibrinolyse		Fibrinogenolyse
I. Plasma					
Äthanoltest	+	+	(+)		
Protaminsulfattest	+	+	+		
Thrombinzeit (verlängert)	(+)	(+)	+	+	+
Reptilasezeit (verlängert)	+	+	+	+	+
II. Serum					
Staph.-Clump.-Test			+	+	+
Immunologische Methoden			+	+	+

93

Faktoren I (Fibrinogen), V, VIII und die Thrombozyten sowie in geringerem Ausmaß die Faktoren II und X betroffen. Lösliches Fibrin zirkuliert in unterschiedlicher Menge, die von der Konzentration des Komplexpartners Fibrinogen abhängt, in der Zirkulation. Entsprechend der Verlaufsform läßt sich eine akute, eine subakute und eine chronische disseminierte intravaskuläre Gerinnung unterscheiden (Tabelle 3). Die akute Form der DIC kann zu einem totalen Aufbrauch des Hämostasepotentials mit massiver hämorrhagischer Diathese führen. Bei der subakuten Form erreicht der Faktorenabfall ein geringeres Ausmaß und zeigt in Abhängigkeit des Verlaufes der zugrundeliegenden Erkrankung einen phasenhaften Ablauf mit Perioden einer nur latenten Blutungsneigung und ausgesprochener Hypokoagulabilität mit manifester hämorrhagischer Diathese. Die geringgradige Verbrauchsreaktion bei chronischer DIC kann durch die kompensatorische Synthesesteigerung der Gerinnungsproteine zu normalen oder sogar erhöhten Aktivitäten der Faktoren und der Fibrinogenkonzentration führen. Bei lokal begrenzter sekundärer Lyse von Fibrindepositionen treten in der Zirkulation Fibrinspaltprodukte auf. Bei stärkerer Lyseaktivierung kommt es zur systemischen Einschwemmung von Plasmin und Fibrinolyseaktivatoren in die Zirkulation und Auftreten von Fibrin- und Fibrinogenspaltprodukten. Aufgrund ihrer Fähigkeit, mit Fibrin Komplexe zu bilden, wirken sie einer Mikrothrombosierung entgegen. Die systemische Fibrinolyse kann so intensiv werden, daß eine vollständige Degradation von Fibrinogen und den ebenfalls Plasmin-sensiblen Faktoren V und VIII erfolgt, wodurch die Hypokoagulabilität aggraviert wird.

Fibrindeposition

In Abhängigkeit von der Akuität des Geschehens und von lokal wirkenden Faktoren wie Stase, Katecholaminwirkung, endothelständigen Fibrinolyseaktivatoren kommt es zu Fibrindepositionen in zahlreichen Organen mit nachfolgender Mikrozirkulationsstörung und Schädigung der Organfunktion oder totaler Organnekrose (Tabelle 1). Bevorzugte Organe sind Haut, Nieren, Nebennieren, Leber und Lungen. Perifokal treten Nekrosen und Blutungen auf. Makrothrombosen im tiefen Venensystem der Beine und des Beckens werden ebenfalls häufig beobachtet. Die bevorzugte Fibrinablagerung in der Nierenrinde, die durch Lokalisationsfaktoren wie Katecholamine und Kortikoide gefördert wird, ist Ursache einer beidseitigen Nierenrindennekrose mit irreversibler Schädigung des Organs. Insbesondere an den Akren treten Hautnekrosen auf. Die Verlegung der Lungenstrombahn durch Fibringerinnsel ist bedingt durch lokal entstehende Thromben sowie durch Mikroembolien aus den Venolen der systemischen Gefäßperipherie. Die Fibrindeposition in der Lungenstrombahn ist als Teilursache der sogenannten Schocklunge anzusehen. Lebernekrosen führen zur akuten Leberdystrophie. Eine generalisierte abgelaufene Mikrothrombosierung kann eine Schocksituation durch Beeinträchtigung der nutritiven Versorgung der Gefäßperipherie initiieren bzw. perpetuieren. Die Deposition eines losen Fibrinnetzes in der Gefäßperipherie verursacht eine mikroangiopathische hämolytische Anämie mit Nachweis von Schistozyten. Auch der fehlende postmortale pathologisch-anatomische Nachweis von Fibrin in der Mikrostrombahn schließt eine intra vitam abgelaufene Mikrothrombenbildung nicht aus, da eine sekundäre Fibrinolysesteigerung zu einer Wiedereröffnung der Gefäßperipherie geführt haben kann.

Hämorrhagische Diathese. Die Blutungsneigung, die als Verbrauchskoagulopathie definiert ist, ist Folge des progressiven Abfalls der Gerinnungsfaktoren und der sekundären Fibrinolyse (Tabelle 1). In der Mehrzahl der Fälle bleibt die hämorrhagische Diathese klinisch latent. Der Gerinnungsdefekt läßt sich dann nur gerinnungsanalytisch objektivieren. Eine schwere Blutungsneigung weisen etwa ein Drittel der Patienten auf, die restlichen zwei Drittel haben nur eine mäßige oder keine manifeste hämorrhagische Diathese. Die hämorrhagische Diathese tritt als kombinierte Form einer thrombozytären und plasmatischen Blutungsneigung auf. An Haut und Schleimhäuten werden Petechien, Purpura, aber auch Ekchymosen und Suffusionen beobachtet. Es kommt zu Haemoptysen, intestinalen Blutungen aus Erosionen und Ulzerationen des Magen-Darm-Traktes, Nachblutungen aus Punktionen und Operationswunden und zentral-nervösen Erscheinungen durch Mikrohämorrhagien im zentralen Nervensystem. Die initialen Läsionen sind häufig thrombotische Verschlüsse in der Mikrostrombahn mit Gewebsschädigung und Nekrosen, in die Einblutungen erfolgen.

Tabelle 5. Labordiagnostische Kriterien der Verbrauchskoagulopathie und sekundären Fibrinolysesteigerung. (Heene, 1975 a)

Verbrauch der Komponenten des Hämostase-systems bedingt durch:	Analytischer Parameter
a) *Wirkung von Thrombin*	
Thrombozytopenie	Thrombozytenzahl
Verminderung der Faktoren V, (VIII), XIII	Faktor-V-VIII-XIII-Bestimmung
Hypofibrinogenämie	Fibrinogenkonzentration
Bildung löslicher Fibrinmonomer-Komplexe und Fibrinmonomer-Fibrinogen-Komplexe	Äthanoltest
Antithrombin III-Verminderung	Antithrombin III
b) *Wirkung von Thrombin und Plasmin*	
Verminderung der Faktoren V und VIII	Faktor-V-VIII-Bestimmung
Hypofibrinogenämie	Fibrinogenkonzentration
Bildung ungerinnbarer Fibrinogen/Fibrinspaltprodukte (FSP) und von deren Komplexen mit Fibrinmonomer	Thrombin- und Reptilasezeit FSP-Nachweis im Serum
Verminderung des Plasminogens	Plasminogenbestimmung
Steigerung der Aktivatoraktivität	Euglobulinlysezeit

Diagnostik

Die Diagnose eines gesteigerten Umsatzes im Gerinnungs- und/ oder Fibrinolysesystem wird anhand klinischer und gerinnungsanalytischer Parameter gestellt (Tabelle 1, 4 und 5, Abb. 2 und 3). Bei einer einmalig durchgeführten Gerinnungsanalyse geben nur deutliche Abweichungen der Werte von der Norm einen Hinweis auf eine Verbrauchskoagulopathie. Da der Normbereich vieler gerinnungsanalytischer Testsysteme relativ breit ist, erlauben geringe Abweichungen von den individuellen Normwerten im Einzelfall bei beginnender und abklingender Umsatzsteigerung oder bei der chronischen Form der disseminierten intravaskulären Gerinnung keine eindeutige Aussage. Hilfreich sind Verlaufskontrollen, die eine Tendenz erkennen lassen und die Diagnose sichern. Hinweise auf eine Verbrauchskoagulopathie mit bzw. ohne sekundäre Fibrinolysesteigerung geben die zugrundeliegende Erkrankung, die Einschränkung

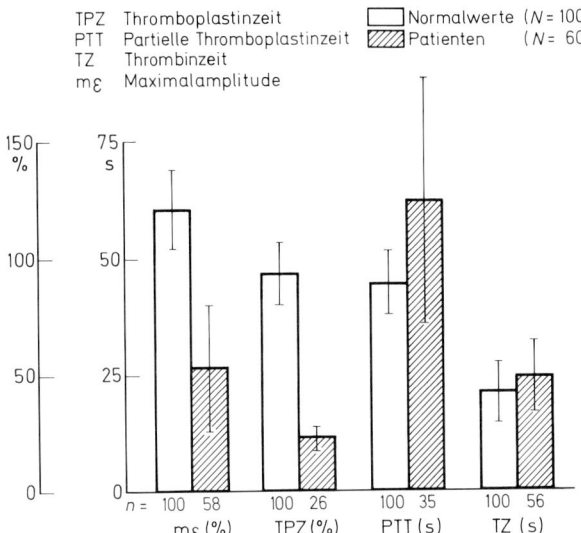

Abb. 2. Gerinnungsanalytische Diagnostik der Verbrauchskoagulopathie: Mittlerer Unterschied der Werte für Global- und Gruppenteste bei 100 Normalpersonen und insgesamt 60 Patienten mit Verbrauchskoagulopathie. (Lasch, 1969)

von Organfunktionen und eine Schocksituation sowie der Typ und das zeitliche Auftreten einer hämorrhagischen Diathese. Ohne aufwendige Testkombination ist es häufig nicht möglich, den Anteil der Synthesestörung (z. B. Leberzirrhose), der disseminierten intravaskulären Gerinnung und der sekundären Fibrinolyse bei einer hämorrhagischen Diathese exakt zuzuordnen, da zahlreiche Laborparameter in allen drei Fällen gleicherweise pathologisch ausfallen können. Eine Differenzierung ist wegen des therapeutisch einzuschlagenden Weges von Wichtigkeit.

Gerinnungsanalytisch gilt es demnach abzuklären 1. eine Hyperkoagulabilität, 2. eine kompensierte oder dekompensierte Verbrauchskoagulopathie, 3. eine sekundäre Fibrinolyse, 4. eine begleitende Synthesestörung und 5. eine Kombination von 2, 3 und 4. Ein einzelner Test ist nicht aussagekräftig. Nur eine Testkombination erlaubt eine Einordnung und Beurteilung des Schweregrades der Hämostasestörung.

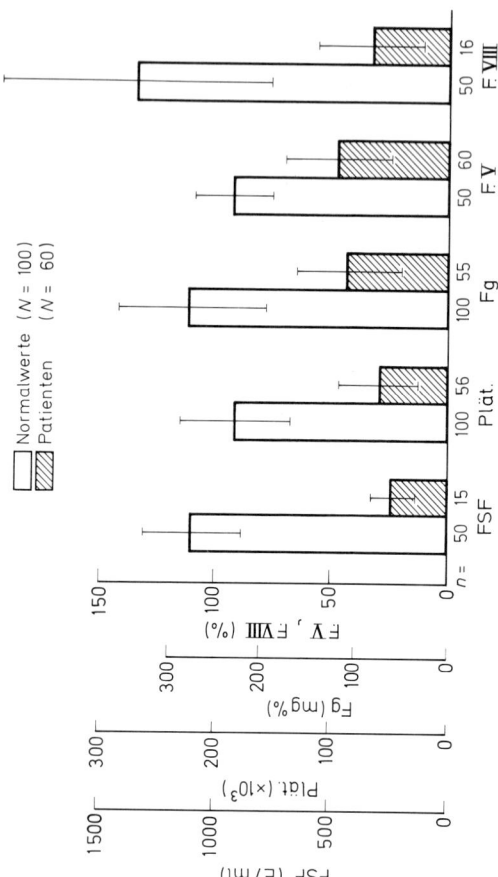

Abb. 3. Diagnostik der Verbrauchskoagulopathie: mittlerer Unterschied gerinnungsanalytischer Einzelfaktoren bei 100 Normalpersonen und insgesamt 60 Patienten mit Verbrauchskoagulopathie. (Lasch, 1969)

Eine *Hyperkoagulabilität* ist kenntlich an der verkürzten Gerinnungszeit, der verkürzten r-Zeit und k-Zeit im Thrombelastogramm, einer Aktivitätserhöhung der Thrombin-sensiblen Faktoren V und VIII sowie in einer Vielzahl der Fälle durch einen positiven Äthanol- und Protaminsulfattest. Ein hoher Fibrinogenspiegel und eine Thrombozytose sind im Sinne eines erhöhten Gerinnungspotentials weitere Indikatoren für eine Hyperkoagulabilität.

Wie erwähnt, findet sich bei der *Verbrauchskoagulopathie* ein Abfall der Thrombozyten und der Gerinnungsfaktoren I (Fibrinogen), II, V, VIII, X und XIII. Entsprechend ist die Blutungszeit und die Gerinnungszeit verlängert. Eine Thrombozytopenie tritt besonders bei septischen Zuständen auf. Fibrinogen-Fibrinspaltprodukte induzieren eine Thrombozytenfunktionsstörung. Bevorzugt tritt ein Aktivitätsabfall der Thrombin-sensiblen Faktoren V und VIII auf. Eine Abgrenzung gegen eine Synthesestörung ist dadurch möglich, daß im letzteren Falle die Faktor VIII-Aktivität im Normbereich bleibt. Entsprechend dem Faktorenabfall zeigen die Thromboplastinzeit (Quick) und die partielle Thromboplastinzeit (PTT) pathologische Werte. Die Thrombinzeit und die Reptilasezeit sind normal; verlängerte Zeiten treten erst bei Fibrinogenkonzentrationen unter 50 mg% auf. Als Indikatoren für zirkulierende Fibrinmonomerkomplexe gilt der Äthanoltest und der Protaminsulfattest. Der Äthanoltest ist nur bedingt verwertbar, da er bei niedrigen Fibrinogenkonzentrationen unter 40 bis 50 mg% trotz Vorliegen von Monomeren falsch negativ ausfällt und bei Fibrinogenkonzentrationen über 400–500 mg% auch ohne Vorhandensein von löslichem Fibrin im Plasma falsch positiv wird. Aufwendigere Verfahren zum Nachweis von löslichem Fibrin im Plasma sind mittels Gelfiltration, Affinitätschromatographie und N-terminaler Glycinbestimmung in isolierten bzw. präzipitierten Fibrinogen-verwandtem Material möglich. Der Abfall von Antithrombin III ist ein wesentlicher Parameter. Radioimmunologisch lassen sich die Fibrinopeptide A und B bestimmen.

Bei einer *Fibrinolyse* findet sich wie bei einer Verbrauchsreaktion eine Erniedrigung der Faktoren I (Fibrinogen), II, V und VIII. Entsprechend ist die Blutungszeit und die Gerinnungszeit verlängert, im Thrombelastogramm findet sich wie bei Verbrauchskoagulopathie eine Verlängerung der r-Zeit und der k-Zeit. Durch die Fibrinogen-Fibrinspaltprodukte bedingt liegt eine Thrombozytenfunktionsstörung vor; bei überwiegender Fibrinolyse ist die Thrombozytopenie geringer ausgeprägt, der Antithrombin III-Spiegel fällt nicht so stark ab. Entsprechend dem Faktorenabfall und dem hemmenden Einfluß der Spaltprodukte auf die Fibrinopolymerisation sind die Thromboplastinzeit (Quickwert), die PTT, die Thrombinzeit und die Reptilasezeit verlängert. Mittels chromogener Substrate oder mit immunologischen Verfahren läßt sich eine Plasminogen- und eine al-

Tabelle 6. Mögliche therapeutische Maßnahmen bei Blutungskomplikationen durch einen gesteigerten Umsatz an Gerinnungsfaktoren sowie bei Hämophilie und Cumarinüberdosierung

Blutungskomplikationen
Therapie

Fraktion	Hämophilie	Thrombo-penie	Massiv-transfus.	Verbrauch & F-Lyse	Lebernekrose & LCI	Defibr. Syndr.	Cumarin	Streptokinase
Thrombozyten-Konzentrat		●	●	⊕	●			
Frischplasma	⊕		●	●	●	●		
Cohn-I	⊕		●			●		
PPSB	●(B)				⊕		●	
Heparin			⊕	●	⊕			
Vitamin K					⊕*	●	●	
EACA, Aprotinin								●
F. VIII Konz.	●(A)							
FEIBA	●INHIB							

⊕ Indikation von Gerinnungsanalyse abhängig
* ev. intermittierende Substitution

pha$_2$-Antiplasmin-Erniedrigung und radioimmunologisch ein Anstieg des Plasmin-alpha$_2$-Antiplasmin-Komplexes nachweisen. Mittels Staphylococcal-Clumping-Test, Haemagglutinations-Hemmtest und Latex-Test sind die Fibrinogen-Fibrinspaltprodukte im Serum semiquantitativ meßbar. Fragment X ist noch gerinnbar und wird deshalb im Serum nicht erfaßt. Aufwendigere radioimmunologische Tests ermöglichen den quantitativen Nachweis früher lytischer Spaltprodukte. Vom C-terminalen Ende der A-alpha-Kette wird ein Peptid freigesetzt, welches als FCB$_3$ quantifiziert werden kann. Die Aminosäuren 1 bis 21 und 1 bis 42 werden vom N-terminalen Ende der B-beta-Kette ebenfalls im Beginn der Fibrinogendegradation freigesetzt und können radioimmunologisch quantifiziert werden. Ist zuerst die Fibrinopeptid B-Abspaltung mit den Aminosäuren 1–14 vom N-terminalen Ende der B-beta-Kette erfolgt, verlieren die zuletzt erwähnten Plasminspaltprodukte ihre Immunreaktivität im Testsystem.

Therapie

Die Behandlung der Umsatzstörung und ihrer Folgen ist mehrschichtig und hat folgende Ansatzpunkte:
1. Beseitigung der Ursache der Hyperkoagulabilität und der Umsatzsteigerung
2. Unterbrechung der Umsatzsteigerung
3. Wiederherstellung eines ausreichenden hämostatischen Potentials
4. Verhinderung der Mikrothrombosierung und der Mikrozirkulationsstörung
5. Beseitigung der Mikrothromben und Behebung der Mikrozirkulationsstörung (Tabelle 6, Abb. 4).

Die disseminierte intravaskuläre Gerinnung ist immer Folge einer Grunderkrankung. Durch Ausschaltung der prokoagulatorischen Stimulation kommt der Prozeß zum Stillstand: Antibiotische Behandlung bei Sepsis, zytostatische Therapie der Leukose, operative bzw. zytostatische Therapie isolierter Tumoren, Schockbekämpfung, Entfernung des Kindes bei dead fetus-Syndrom bzw. unter Umständen des Uterus bei infiziertem Abort. In Abhängigkeit von der Akuität der disseminierten intravaskulären Gerinnung (akut oder chronisch) und dem Ausmaß der sekundären Fibrinolysesteigerung sind

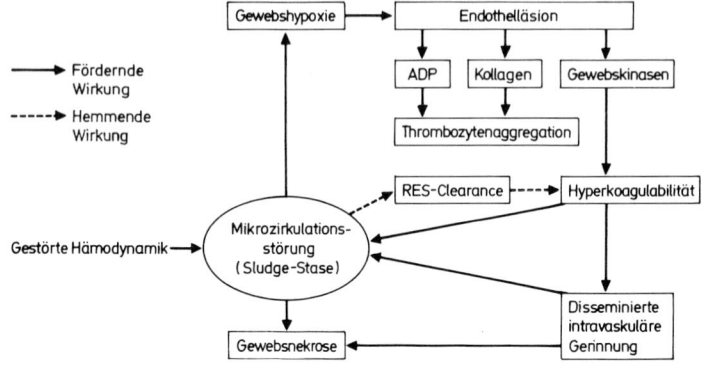

Abb. 4. Perpetuation der Mikrozirkulationsstörung im Schock. (Heene, 1975a, 1977)

zusätzliche direkt in das Hämostasesystem eingreifende Maßnahmen, die unter Punkt 2–5 aufgeführt sind, notwendig. Zur Unterbrechung der Verbrauchsreaktion wird Heparin intravenös in einer Dosierung von 150 bis 500 I. E./kg Körpergewicht in 24 h bzw. 15000–30000 I. E./24 h gegeben. Eine subkutane Heparingabe ist wegen der unsicheren Resorptionsverhältnisse insbesondere bei Kreislaufschock nicht indiziert. Heparin ist insbesondere zur Prophylaxe, im Initialstadium einer Verbrauchsreaktion bei noch weitgehend intaktem Hämostasepotential und bei chronischer disseminierter intravaskulärer Gerinnung von Wert. Bei fortgeschrittener Verbrauchsreaktion erhöht sich die Gefahr einer unbeherrschbaren hämorrhagischen Diathese. Die Heparinwirkung ist abhängig von der im Organismus verfügbaren Antithrombin III-Menge. Die Substitution von Antithrombin III steigert den Heparineffekt. Eine Dosisreduktion von Heparin ist dadurch möglich. Eine sekundäre Fibrinolysesteigerung klingt mit Unterbrechung der aktivierten Gerinnung unter Heparintherapie ohne weitere Maßnahmen ab.

Der Therapieerfolg wird am Anstieg der Fibrinogenkonzentration und der Thrombozytenzahl sowie der Normalisierung der übrigen Gerinnungsparameter kontrolliert. Eine medikamentöse Unterbrechung der sekundären Fibrinolyse soll möglichst vermieden werden, da sie einen erwünschten Kompensationsmechanismus gegen die disseminierte intravasale Mikrothrombosierung darstellt. Nur bei überwiegender Hyperfibrinogenolyse empfiehlt sich die Gabe von 50 000 bis 100 000 KIE-Trasylol/Stunde. Epsiloaminocapronsäure und analoge Substanzen sind in der Regel kontraindiziert und nur bei primären Hyperfibrinogenolysen angezeigt.

Bei akuten Verläufen disseminierter intravaskulärer Gerinnung mit weitgehendem Aufbruch des Hämostasepotentials und genereller Blutungsneigung empfiehlt sich die Gabe von Frischblut, Frischplasma und frisch gefrorenem Plasma. Die Präparate enthalten die Gerinnungsfaktoren in inaktiver Form. Eine Aktivierung erfolgt vorzugsweise am Ort der Blutung. Außerdem werden Inhibitoren der Gerinnung und der Fibrinolyse zugeführt. Faktorenkonzentrate enthalten – bedingt durch den Präparationsprozeß – häufig geringe Mengen aktivierter Faktoren, die eine disseminierte Umsatzsteigerung provozieren können. Bei totalem Aufbrauch des Hämostasepotentials und eingeschränkter Volumenbelastbarkeit des Organismus kann die Gabe von PPSB, Cohn'scher Fraktion, Fibrinogen und/ oder Kryopräzipitat angezeigt sein, jedoch nur unter gleichzeitiger Heparinapplikation. Thrombozytenkonzentrate können bei Leukosen und bei Sepsis mit ausgesprochener Thrombozytopenie erforderlich werden. Eine Mikrothrombosierung verursacht eine organbezogene und eine systemische Mikrozirkulationsstörung, wie umgekehrt eine Mikrozirkulationsstörung eine Fibrindeposition zur Folge haben kann. Die Aufrechterhaltung einer ausreichenden Herz-Kreislauf-Funktion und adäquater rheologischer Verhältnisse steht im Vordergrund der therapeutischen Maßnahmen. Entsprechend der Grunderkrankung ist bei Hypovolämie auf ausreichende Volumensubstitution durch Plasma und Plasmaexpander zu achten; bei myocardialer Insuffizienz muß von dem ganzen Spektrum der medikamentösen therapeutischen Möglichkeiten Gebrauch gemacht werden. Bei progredienter Schocksituation und fortbestehender Mikrozirkulationsstörungen durch eine angenommene Mikrothrombosierung der Gefäßperipherie lebenswichtiger Organe ist die Fibrinolysetherapie mit Streptokinase oder Urokinase indiziert. Sie wurde von Lasch et al. (1961, 1963) als Therapiekonzept inauguriert. Bei schon weitgehendem Aufbrauch des Hämostasepotentials ist die therapeutische Fibrinolyse mit einem sehr hohen Blutungsrisiko verbunden. An gut dokumentierten Einzelfällen hat sich jedoch zeigen lassen, daß die Beseitigung von Mikrogerinnseln und die dadurch bedingte Wiederherstellung der Perfusion der Gefäßperipherie und durch Verbesserung der rheologischen Verhältnisse über die Degradation zirkulierender die Viskosität steigernder Fibrinogen-Fibrinmonomer-Komplexe eine Rekompensation des Kreislaufs zu erreichen ist. Die Dosierung beträgt 50–100 000 I.E./h. Die Dauer der Fibrinolysebehandlung erstreckt sich auf wenige Stunden.

Bei der chronischen Verbrauchskoagulopathie ohne hämorrhagische Diathese, ohne zunehmenden Aufbrauch des Hämostasepotentials und ohne Mikrothrombosierung kann die Antikoagulation mit Cumarinderivaten erfolgreich sein. Im Vordergrund steht die Therapie der Grunderkrankung.

Primäre Fibrino-/Fibrinogenolyse

Im Rahmen einer Fibrinolysebehandlung mit Streptokinase, weniger jedoch mit Urokinase, kommt es insbesondere in der Anfangsphase zu einer Hyperplasminämie mit einem ausgeprägten Gerinnungsdefekt und Ausbildung einer Koagulopathie. Fibrinogen, Prothrombin, Faktor V und Faktor VIII fallen ab; Fibrinogen-Spaltprodukte steigen exzessiv an. Die Hämostasestörung klingt nach Absetzen der Therapie relativ schnell ab. Bei gravierender Blutungsneigung sind hier Trasylol, Epsilonaminocapronsäure und deren Analoga indiziert. Primäre Fibrinogenolysen oder aber ganz überwiegende Fibrino-/Fibrinogenolysen bei nur geringgradig, kaum ins Gewicht fallender Aktivierung des Gerinnungssystems können bei schweren Lebererkrankungen, Prostatakarzinom, Hitzschlag, Fruchtwasserembolie und auch bei ausgedehnten Endothelschädigungen auftreten. Die Differenzierung gegenüber einer intravasalen Gerinnung kann schwierig sein, da die gleichen Gerinnungsfaktoren degradiert werden. Hinweise geben die zugrundeliegende Erkrankung, die üblicherweise normale Thrombozytenzahl, die exzessive Erhöhung der Spaltprodukte, die deutliche Verkürzung der Euglobulinlysezeit und der negative Ausfall der Parakoagulationstests (Äthanoltest, Protaminsulfattest). Letztere sind unsichere Indikatoren, da sie auch bei weitgehendem Aufbrauch des Hämostasepotentials in der Folge einer disseminierten intravaskulären Gerinnung mit und ohne sekundärer Fibrinolyse negativ ausfallen können.

Ausgewählte Krankheitsbilder mit Umsatzsteigerungen

Kreislaufschock

Entsprechend dem primären Angriffspunkt der Schockursache lassen sich mehrere Formen des Kreislaufschocks unterscheiden. Kardiogener, hypovolämischer und vago-vasal ausgelöster Schock nehmen ihren Ausgang in der Makrozirkulation. Im Beginn steht eine Verminderung des Herzminutenvolumens unter einen kritischen Wert, der zu einer Minderperfusion der Gefäßperipherie mit Auslösung des Schocksyndroms führt. Der septische Schock nimmt mit Eröffnung anatomischer und funktioneller arteriovenöser Shunts mit konsekutiver unzureichender Durchblutung der nutritiven Kapillaren seinen Ausgang in der Mikrozirkulation. Durch initiale Aktivierung intravasaler Gerinnungsvorgänge mit möglicher Verlegung der Endstrombahn durch Mikrogerinnsel wird die Versorgung der Organe einschließlich des Herzens weiter reduziert und der Schock aggraviert. Nach einer initialen hyperdynamen Phase mit gesteigertem Herzzeitvolumen mündet der septische Schock im weiteren Verlauf in die hypodyname Phase mit reduziertem Herzminutenvolumen ein. Beim traumatischen Schock greifen in der Regel mehrere Auslösemechanismen wie Volumenmangel, Traumareaktion und Sepsis ineinander. Der Schock wird hinsichtlich seiner Genese und seines Verlaufs entsprechend den unterschiedlichen Kombinationen modifiziert.

Die schockbedingte Mikrozirkulationsstörung führt zur Gewebshypoxie und Azidose (Abb. 4). Das Gerinnungssystem kann dadurch verschiedene Stimuli erfahren, die sich prokoagulatorisch auswirken. Hierzu gehören:

1. Die lokale Aktivierung in der Gefäßperipherie infolge Hypozirkulation, Stase und Azidose mit verzögertem Abtransport aktivierter Gerinnungsprodukte

2. die hypoxische Endothelschädigung mit Freilegung kontaktaktivierender Oberflächen und subendothelialem Gewebe
3. die Einschwemmung thromboplastischer Aktivitäten aus hypoxisch und traumatisch geschädigtem Gewebe
4. eine Hämolyse.

Eine Aktivierung des Gerinnungssystems perpetuiert durch eine Viskositätserhöhung als Folge zirkulierender, löslicher, hochmolekularer Fibrinogen-Fibrinmonomer-Komplexe und durch Mikrothrombenbildung die schockspezifische Mikrozirkulationsstörung. Bei Fortbestehen der Schocksituation und der prokoagulatorischen Stimulation sowie Überforderung des Inhibitorsystems kann die Hyperkoagulabilität des Blutes einmünden in einen Verbrauch des Hämostasepotentials mit konsekutiver hämorrhagischer Diathese und fakultativer Fibrinierung der Gefäßperipherie (Abb. 5). Gleichzeitig können Makrothrombosen in den großen Venen mit komplizierender Lungenembolie auftreten. Unterschreitet das Hämostasepotential infolge der disseminierten intravaskulären Gerinnung und Fibrinolyse eine kritische Grenze, so stellt sich eine hämorrhagische Diathese ein, die über eine Hypovolämie die Schocksituation intensivieren kann. Eine Verbrauchskoagulopathie kann somit Folge wie auch Ursache eines Kreislaufschocks sein.
Störungen der Hämostase sind in Abhängigkeit von der Schockart in unterschiedlichem Ausmaß in den Schockverlauf einbezogen. Beim septischen Schock lassen sich in annähernd allen Fällen Fibrinmo-

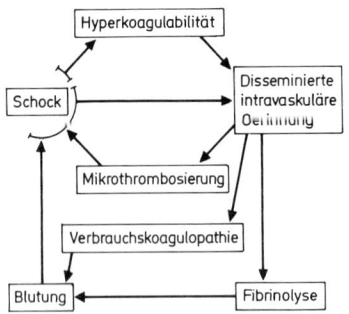

Abb. 5. Wechselbeziehungen zwischen Kreislaufschock und Hämostasestörung. (Matthias, Lasch, 1981)

nomerkomplexe im Plasma nachweisen, bei cardiogenem und traumatischem Schock in etwa ¾ der Patienten; beim hämorrhagischen Schock und den übrigen Schockformen ist der Anteil gerinnungsanalytisch nachweisbarer Fibrinmonomerkomplexe geringer. Eine sekundäre Fibrinolyse findet sich beim cardiogenen und septischen Schock eher selten, häufiger dagegen beim traumatischen und hämorrhagischen Schock sowie bei den restlichen Schockformen. Massivtransfusionen von Vollblut bei hämorrhagischem und traumatischem Schock können die Gerinnungsstörung aggravieren. Längere Zeit gelagerte Vollblutkonserven verfügen über kein hämostatisch wirksames Material mehr. Dagegen akkumulieren prokoagulatorische Substanzen und fibrinolytische Degradationsprodukte. Zusätzlich wird eine Verdünnungskoagulopathie induziert.

Die Schockformen mit der höchsten Mortalität weisen prozentual am häufigsten eine Gerinnungsaktivierung auf, dokumentiert am Nachweis löslichen Fibrins im Plasma; der Anteil der Fibrinolyse ist in diesen Fällen eher gering.

Die Therapie der schockbedingten Hämostasestörung steht primär in einer Beseitigung bzw. Behandlung der Schockursache. Die konsekutive Verbesserung der Mikrozirkulationsstörung führt häufig zu einem spontanen Abklingen der Hämostasestörung. Volumenverluste und ein weitgehender Aufbrauch des Hämostasepotentials sollten vorzugsweise mit Frischblut, Frischplasma und frisch gefrorenem Plasma therapiert werden. Eine Heparintherapie ist indiziert beim septischen und cardiogenen Schock. Beim hämorrhagischen und traumatischen Schock ist der Einsatz von Antikoagulantien durch die Organ- und Gewebsverletzungen eingeschränkt. Beim hämorrhagischen Schock mit der häufig nicht nachweisbaren bzw. geringen Umsatzsteigerung kann auf eine Heparintherapie verzichtet werden.

Schocklunge

Das Syndrom soll hier nur insoweit besprochen werden, als Gerinnungsvorgänge an seiner Entstehung beteiligt sind (Abb. 6 und 7). Die Schocklunge bzw. das akute Atemnotsyndrom des Erwachsenen (acut respiratory distress syndrome, ARDS) tritt in etwa 5% der Schockpatienten auf. Das Syndrom ist nicht zwingend an das Vorlie-

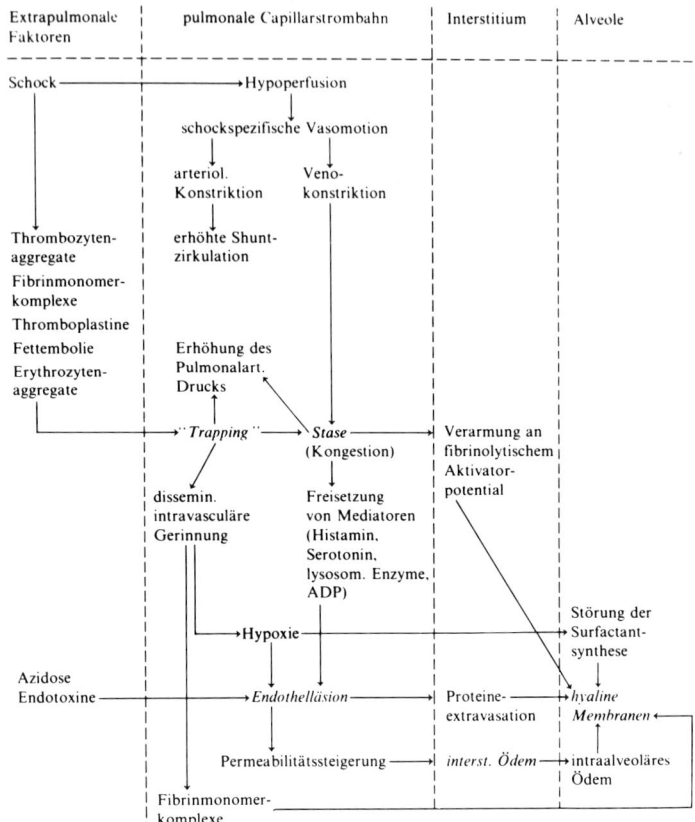

Extrapulmonale Faktoren	pulmonale Capillarstrombahn	Interstitium	Alveole

Schock ──────────────→ Hypoperfusion

schockspezifische Vasomotion

arteriol. Konstriktion   Venokonstriktion

Thrombozyten-aggregate   erhöhte Shunt-zirkulation

Fibrinmonomer-komplexe

Thromboplastine

Fettembolie   Erhöhung des Pulmonalart. Drucks

Erythrozyten-aggregate

"Trapping" ───→ Stase (Kongestion) ──→ Verarmung an fibrinolytischem Aktivator-potential

dissemin. intrasvaculäre Gerinnung   Freisetzung von Mediatoren (Histamin, Serotonin, lysosom. Enzyme, ADP)

Störung der Surfactant-synthese

Azidose

Endotoxine ──────→ Endothelläsion ──────→ Proteine-extravasation ──→ hyaline Membranen ←

──→ Hypoxie ─────────────────────→

Permeabilitätssteigerung ──────→ interst. Ödem ──→ intraalveoläres Ödem

Fibrinmonomer-komplexe

Abb. 6. Pathogenetische Faktoren bei der Entstehung der Schocklunge. (Heene, Lasch, 1977)

gen einer manifesten Schocksituation gebunden. Disponierende Faktoren sind ausgedehnte Gewebstraumatisierung, Infektionen, Sepsis, große Blutverluste, Intoxikationen und Lungenschädigungen durch Reizgase. Es geht in jedem Fall mit einer generalisierten oder lokalen Aktivierung des plasmatischen Gerinnungssystems und der Thrombozyten einher, welche gerinnungsanalytisch nicht immer nachweisbar sein muß, aber auch in eine Verbrauchskoagulopathie einmünden kann. Pathophysiologisch ist es initial gekennzeichnet

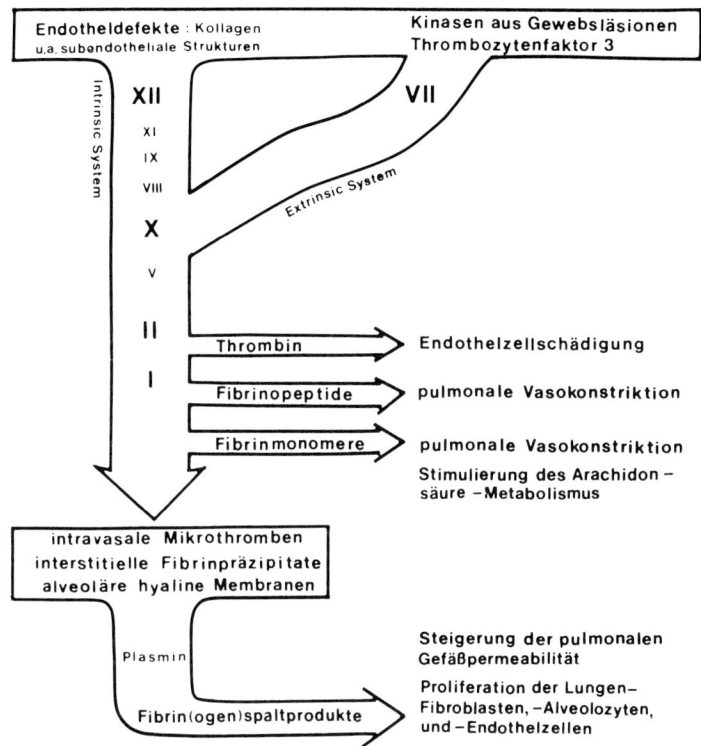

Abb. 7. Bedeutung der Beteiligung von Gerinnungs- und Fibrinolyseprodukten an der Pathogenese der sogenannten Schocklunge. (Neuhof et al., 1982)

durch eine Vaso- und Bronchokonstriktion mit Änderung des Ventilations-Perfusionsverhältnisses. Im weiteren Verlauf tritt eine hypoxisch und humoral ausgelöste Schrankenstörung der alveolokapillären Membranstrukturen auf mit zunächst intertitiellem, später alveolärem protein- und fibrinreichem Exsudat und zunehmender Diffusionsstörung (exsudative Alveolitis). Die Spätphase ist charakterisiert durch eine Bindegewebsproliferation (sklerosierende Alveolitis) mit progredienter Hypoxämie und Hyperkapnie.

Schon in der Frühphase des Schocks, lange vor Ausbildung einer respiratorischen Insuffizienz, lassen sich pathomorphologische Veränderungen in der Lunge nachweisen. Es finden sich in Abhängigkeit von der Schockart in unterschiedlichem Ausmaß Thrombozyten- und Granulozytenaggregate sowie Fibrinthromben in den Arteriolen und Kapillaren, aber auch in den Venolen. Das Fibrin imponiert histologisch als Mikrogerinnsel und als hyaline Kugeln (shock-bodies). Die Gerinnsel und Aggregate sind nur teilweise in der Lungenstrombahn selbst entstanden, sondern werden größtenteils bei generalisierter Gerinnungsaktivierung als Embolie aus den Venolen der systemischen Zirkulation in die Lunge verschleppt. Die Lunge fungiert schon normalerweise als Filterorgan für aktivierte Gerinnungsprodukte. In der Initialphase tritt ein sogenanntes frühes Mikroemboliesyndrom auf, bei dem Thrombozyten, Fibrinopeptid B und frühe Degradationsprodukte des Fibrins – identifiziert wurde ein Pentapeptid – an funktionellen Veränderungen der Lunge im Sinne einer Vasokonstriktion und Bronchokonstriktion beteiligt sein sollen. Die Thrombozyten setzen mit Serotonin und Histamin vasoaktive Substanzen frei. Das vom thrombozytären Prostaglandinsystem gebildete Thromboxan A_2 ist ein potenter Vasokonstriktor. Die Komplementaktivierung führt chemotaktisch zum intrapulmonalen Granulozytensticking mit Freisetzung lysosomaler Enzyme und Aktivierung des granulozytären Prostaglandinsystems mit Bildung von vasoaktiven Cyklooxygenase-Produkten und membranschädigenden Leukotrienen über den Lipooxygenaseweg. Bei anfänglich noch intaktem Lungengefäßendothel werden aus den Kapillaren Plasminogenaktivator, das vasodilatatorisch wirkende Prostacyclin, aber auch Prostaglandin $F_2\alpha$ mit vasokonstriktorischer Potenz freigesetzt. Die noch verfügbare Kininase 2 wandelt Angiotensin I in das vasokonstriktorische Angiotensin II um. Während die Fibrinthromben und Zellaggregate anfangs noch reversibel sind, nimmt die Fibrinierung im weiteren Verlauf zu. In diesem sogenannten späten Mikroemboliesyndrom ist die Fibrinelimination verzögert. Im Systemblut wird ein Fibrinolyseinhibitor nachweisbar. Die Gefäßpermeabilität wird erhöht durch lokal freigesetzte Fibrinolyseprodukte, Komplement, Histamin, Endotoxin und Leukotriene. Das zunehmend geschädigte Gefäßendothel der Lungenstrombahn führt zu einer Beeinträchtigung der Bildung und Freisetzung von Prostacyclin, Plasminogenaktivator und Kinase 2. Die Oedembildung tritt in den Vordergrund. Im weiteren Verlauf kommt es, wie erwähnt, zu einer

Fibroblasten-Proliferation, welche auch durch Fibrindegradations-produkte provoziert wird.

Eine speziell auf das Gerinnungssystem ausgerichtete Therapie hat auf die Verhinderung und Behandlung des Schocklungen-Syndroms nur wenig Einfluß. Heparin mag zur Prophylaxe einen gewissen Wert haben, eine Progression der Veränderungen wird vermutlich nicht verhindert. Eine Fibrinolysebehandlung erscheint nicht indiziert. Ob in der Initialphase Prostacyclin-Infusionen von Wert sind, ist nicht sicher.

Gynäkologische Erkrankungen

In etwa 30% bis 40% der Patientinnen mit *vorzeitiger Lösung der Placenta* tritt eine Gerinnungsstörung auf mit Abfall des Fibrinogens, der Thrombozyten und einem Ansteigen der Spaltprodukte. Ursächlich wird die Einschwemmung thromboplastischen Materials der Placenta aus dem Uterus in die mütterliche Zirkulation und ein lokaler Verbrauch von Gerinnungsfaktoren im retroplacentaren Hämatom verantwortlich gemacht. Bei hohem Blutverlust der Mutter wird die Verbrauchskoagulopathie zusätzlich durch den Kreislaufschock induziert und unterhalten. Diskutiert wird auch, daß eine disseminierte intravaskuläre Gerinnung mit sekundärer Fibrinolyse den primären pathologischen Prozeß darstellt, der durch Einblutungen, Thromben und Nekrosen im Bereich der Placentahaftstelle zur Ablösung der Placenta führt, was dann eine Perpetuierung der Gerinnungsstörung nach sich zieht. Die gerinnungsspezifische Therapie besteht in der Gabe von Frischblut, Frischplasma, frisch gefrorenem Plasma, Fibrinogen und evtl. Cohn-Fraktion I sowie Kryopräzipitat. Heparin ist wegen der uterinen Blutung nicht indiziert. Hyperfibrinolysen können mit Trasylol inhibiert werden. In seltenen Fällen sind Epsilon-Aminocapronsäure und deren Analoga indiziert.

In den mütterlichen Kreislauf eingeschwemmtes, thromboplastisch wirkendes Fruchtwasser scheint die Ursache der Koagulopathie bei *Fruchtwasserembolie* zu sein. Zellen, Zelltrümmer und Gewebsanteile aus der Amnionflüssigkeit sowie Plättchen-Fibrinthromben werden bevorzugt in der Lungenstrombahn gefunden. Durch Verlegung der Gefäße und besonders durch die begleitende Vasokonstriktion kann es zu einem akuten Cor pulmonale mit Kreislaufinsuffizienz und Schock kommen, wodurch die Gerinnungsstörung unterhalten werden kann. Im weiteren Verlauf entwickelt sich ein Schocklungen-Syndrom. Neben der disseminierten intravaskulären Gerinnung tritt die sekundäre Fibrinolyse stark in den Vordergrund. In der Initialphase ist Heparin indiziert. Bei Aufbrauch des Hämostasepotentials sind Frischblut, Frischplasma, frisch gefrorenes Plasma, Fibrinogen, Cohn-Fraktion I, Kryopräzipitat und bei überwiegender Fibrinolyse Trasylol erforderlich.

Bei der Gerinnungsstörung nach *intrauterinem Fruchttod* („dead fetus-'Syndrom) handelt es sich überwiegend um eine Verbrauchskoagulopathie. Eine sekundäre Fibrinolyse tritt mit Ausnahme seltener Fälle eher zurück. Die Gerinnungsstörung entwickelt sich etwa in der 3. Woche nach dem Tod des Kindes. Die Ursache der Hämostasestörung ist nicht klar; es wird eine Resorption proteolytischer Enzyme aus der abgestorbenen Frucht in den mütterlichen Kreislauf angenommen. Die Umsatzsteigerung verläuft häufig chronisch. Die Therapie der Gerinnungsstörung wird wie im Vorherstehenden beschrieben durchgeführt.

Beim *infizierten Abort* ist die Gerinnungsstörung Folge der Endotoxinämie. Meist handelt es sich um gram-negative Erreger (Escherichia coli). Die Hämostasestörung entspricht der, wie sie bei Sepsis und septischem Schock anderer Genese beobachtet wird. Die Schwangerschaft mit der im letzten Trimenon zunehmenden Hyperkoagulabilität ist als prädisponierender Faktor für die Verbrauchskoagulopathie anzusehen. Eine sekundäre Fibrinolyse tritt in den Hintergrund. Die Thrombopenie ist meistens ausgeprägt. Therapeutisch kommt mit eher unsicherem Erfolg Heparin in Frage. Eine Substitutionstherapie erfolgt nach den angegebenen Richtlinien. Eine Chorioamnionitis entspricht in ihrem Verlauf im wesentlichen einer Sepsis und einem septischen Schock.

Bei *Präeklampsie und Eklampsie* werden ebenfalls Hyperkoagulabilität und disseminierte intravaskuläre Gerinnungsvorgänge beobachtet. Die fibrinolytische Aktivität ist eher reduziert, sekundäre Fibrinolysen treten selten bei dieser Koagulopathie auf. Die disseminierte intravaskuläre Gerinnung läuft überwiegend latent ab. Akute Verbrauchsreaktionen sind selten. Fibrindepositionen finden sich in der Mikrozirkulation, insbesondere in den Nieren. Fragmentierte Erythrozyten werden als Folge einer mikroangiopathisch induzierten

Hämolyse gedeutet. Die Heparintherapie ist bei Patientinnen mit dem Vollbild der Eklampsie nicht indiziert.

Übergänge finden sich zum *hämolytisch-urämischen-Syndrom* während der Schwangerschaft und der postpartalen Phase. Hier stehen Thrombozytopenie, die hämolytische Anämie mit Fragmentozyten und das Nierenversagen im Vordergrund. Das Syndrom kann erst mehrere Wochen nach der Geburt auftreten.

Lebererkrankungen

Manifeste Verbrauchskoagulopathien treten bei Lebererkrankungen erst in den fortgeschrittenen Stadien einer Leberzirrhose und bei akuter Leberdystrophie auf. Der Pathomechanismus ist an anderer Stelle beschrieben. Die Gerinnungsstörung ist komplex. Es handelt sich in der Regel um eine Kombination einer Synthesestörung der in der Leber gebildeten Gerinnungsfaktoren, einer latent chronisch, aber auch phasenweise akut ablaufenden Umsatzsteigerung der Gerinnungsfaktoren und der Thrombozyten ohne und mit Fibrinolyse sowie eine Thrombozytopenie aufgrund einer Sequestration in der Milz.

Hämostasestörungen bei Lebererkrankungen

Bedeutung der Leber für die Hämostase

Die Leber hat innerhalb des Gerinnungssystems mehrere Funktionen zu erfüllen (Abb. 1):

1. Sie ist verantwortlich für die Synthese der Mehrzahl der plasmatischen Gerinnungs- und Fibrinolysefaktoren (vgl. Kap. I);
2. sie ist Bildungsort für zahlreiche Inhibitoren des Gerinnungs- und Fibrinolysesystems;
3. das Reticuloendotheliale System der Leber ist hauptverantwortlich beteiligt an der Elimination aktivierter und inaktivierter Gerinnungs- und Fibrinolysefaktoren sowie deren Abbauprodukte.

In der Leber werden die Gerinnungsfaktoren des Prothrombinkomplexes (Faktor II, VII, IX, X) und Fibrinogen synthetisiert. Über den Syntheseort der Gerinnungsfaktoren V, VIII und XIII bestehen zum

Teil noch gewisse Unklarheiten. Der Bildungsort des Faktor V scheint ebenfalls die Leber zu sein. Der Faktor VIII besteht aus zwei Untereinheiten. Die Bildung des Faktor VIII-assoziierten Antigens wird in die Leber verlegt, wohingegen derjenige Teil des Faktor VIII-Molekülkomplexes, der für die prokoagulatorische Aktivität verantwortlich ist, vermutlich ubiquitär im Endothel gebildet wird. Faktor XIII besteht ebenfalls aus zwei Komponenten. Die für die Faktor XIII-Aktivität verantwortliche a-Kette wird wahrscheinlich außerhalb der Leber gebildet, während der Syntheseort für die b-Kette die Leber ist. Bildungsstätte für Plasminogen als auch der Inhibitoren $alpha_2$-Antiplasmin, $alpha_2$-Makroglobulin und $alpha_1$-Antitrypsin ist ebenfalls die Leber. Plasminogenproaktivator wird ubiquitär aus Endothelzellen freigesetzt. Die Elimination veränderter Plasmabestandteile ist allgemeines Prinzip des Reticulo-endothelialen Systems. Die Clearancefähigkeit der Leber ist hoch, da etwa 50 bis 80% des gesamten Reticulo-endothelialen Systems in Form der Kupffer'schen Sternzellen auf die Leber konzentriert sind und die Leber etwa 20 bis 25% des Herzminutenvolumens beansprucht. Die Leber entnimmt dem Blut aktivierte prokoagulatorisch wirksame Gerinnungsfaktoren, aktivierte Faktoren der Fibrinolyse, aggregierte und degradierte Faktoren des Hämostasesystems.

Pathophysiologie der Hämostasestörung bei Lebererkrankungen

Bei Lebererkrankungen sind drei pathogenetische Mechanismen an der Genese der Hämostasestörung beteiligt:
1. Eine verminderte Bildung von Faktoren der Gerinnung und der Fibrinolyse sowie deren Inhibitoren aufgrund einer Einschränkung der Syntheseleistung der Leberzelle.
2. Die Einschränkung der Clearancefunktion des Reticulo-endothelialen Systems der Leber im Rahmen der Lebererkrankung mit konsekutiver Anhäufung aktivierter Gerinnungs- und Fibrinolyseprodukte innerhalb der systemischen Zirkulation.
3. Die Zirkulationsstörungen bei portaler Hypertension mit Minderperfusion der Leber und Shuntzirkulation.

Im Verlauf der verschiedenen Lebererkrankungen können die drei genannten Komponenten bei einer Hämostasestörung unterschiedliches Gewicht erlangen und das klinische Bild sowie die therapeutischen Überlegungen beeinflussen.

Die hepatogene Hämostasestörung tritt in Form einer Bildungsstörung und einer Umsatzstörung auf. In Abhängigkeit von der Einschränkung der Syntheseleistung der Leberzelle und der verminderten Verfügbarkeit sowie Verwertbarkeit von Vitamin K kommt es zu einem Abfall der Aktivität des Prothrombinkomplexes. Da mit immunologischen Methoden nachgewiesen werden konnte, daß das Prothrombin-Antigen zwar im Verlauf von Lebererkrankungen abfiel, jedoch in höherer Menge vorhanden war, als es die mit funktionellen Methoden gemessene Aktivität erwarten ließ, kann man unterstellen, daß ein defektes, unvollständiges Prothrombinmolekül gebildet wird, welches dem sogenannten PIVKA (protein induced by vitamin K absence or antagonists) entspricht. Hieraus leitet sich auch der Sinn therapeutischer parenteraler Gabe von Vitamin K bei schweren Leberparenchymschäden ab, bei denen eine obstruktive Gallenwegserkrankung keine Rolle spielt. Der Fibrinogenspiegel sinkt erst bei fortschreitender Destruktion des Lebergewebes und kann bei entzündlichen Lebererkrankungen als Akutphasenprotein, aber auch sogar aufgrund einer Steigerung der Syntheserate bei portaler Hypertension erhöht sein. Ein Fibrinogenabfall ist immer Ausdruck einer schweren Lebererkrankung. Zudem können bei Lebererkrankungen Defekte in der Molekülstruktur gebildeter Gerinnungsfaktoren auftreten, so z. B. im Sinne einer Dysfibrinogenämie.

Die Umsatzstörung wirkt sich durch eine kontinuierliche Aktivierung des Gerinnungssystems mit oder ohne Fibrinolysesteigerung aus. Der Stellenwert dieser als Verbrauchskoagulopathie mit oder ohne sekundäre Fibrinolyse anzusprechende Hämostasestörung im Verlauf von Lebererkrankungen ist häufig schwer abschätzbar. Die intravasal ablaufende prokoagulatorische Stimulation führt zunächst zu einer Hyperkoagulabilität. Durch fehlendes Inhibitorpotential der Gerinnung – Antithrombin III – kann ein disseminierter intravasaler Gerinnungsprozeß in Gang gesetzt werden, der unter Einbeziehung der Thrombozyten zur lokalen Mikrothrombosierung, – bevorzugt auch in der Leber –, zur disseminierten Fibrindeposition in der gesamten Gefäßperipherie und zu Makrothrombosen führt. Entsprechend findet man initial eine Aktivitätssteigerung Thrombinsensibler Faktoren (Faktor V, Faktor VIII, Faktor XIII), die im weiteren Verlauf unter Einbeziehung weiterer Faktoren in einen Abfall der Aktivitäten einmündet. Mit den Fibrinthromben kopräzipitiertes Plasminogen wird durch endothelständigen Aktivator in Plasmin umgewandelt und führt im Sinne der sekundären Fibrinolysesteigerung zur Auflösung der Thromben. Es werden damit sowohl Aktivatoren der Fibrinolyse sowie Fibrinspaltprodukte in die systemische Zirkulation eingeschwemmt. Bei gleichzeitiger Verminderung des Inhibitorpotentials setzt eine systemische Aktivierung des Fibrinolysesystems ein. Dies hat eine Degradation von Fibrinogen mit Bildung von Fibrinogenspaltprodukten und einer weiteren Beeinträchtigung des Hämostasesystems zur Folge. Im Extremfall kann eine totale Defibrinierung mit ausgesprochener Blutungsneigung auftreten. Die Umsatzstörung kann entsprechend dem Krankheitsverlauf akut und chronisch ablaufen. Die Beeinträchtigung der Clearancefunktion des Reticulo-endothelialen Systems und die Störungen der portalen Zirkulation werden für die Perpetuation der Umsatzstörungen insbesondere bei chronischer Verbrauchskoagulopathie im Verlauf einer Leberzirrhose mit portaler Hypertension verantwortlich gemacht.

Klinische und gerinnungsanalytische Aspekte der hepatogenen hämorrhagischen Diathese

Etwa 15% der Patienten mit Lebererkrankungen bluten infolge der hämorrhagischen Diathese. Ausgenommen sind die Patienten mit Oesophagusvarizenblutung und Hämorrhagien aus anderen lokalisierbaren Blutungsquellen. Die hämorrhagische Diathese manifestiert sich als Schleimhautblutung, Epistaxis, Gingiva- und Hautblutung. Letztere tritt bei dominierender Beteiligung des plasmatischen Gerinnungssystems in Form von Sugillationen, Suffusionen und Hämatomen auf; mehr petechiale Blutungen weisen auf eine Thrombozytopenie hin. Bei 85% der Patienten mit Lebererkrankungen findet man eine oder mehrere pathologische Gerinnungstests (Abb. 8). Gerinnungsanalytisch gilt zu differenzieren:

➤

Abb. 8. Gerinnungsanalytische Befunde bei Patienten mit chronischen Lebererkrankungen. A: Chronische Hepatitis (n = 15); B: Leberzirrhose und portale Hypertension (n = 45); C: Leberzirrhose, portale Hypertension und Oesophagusvarizenblutung (n = 16). (Heene, 1975b, 1975c)

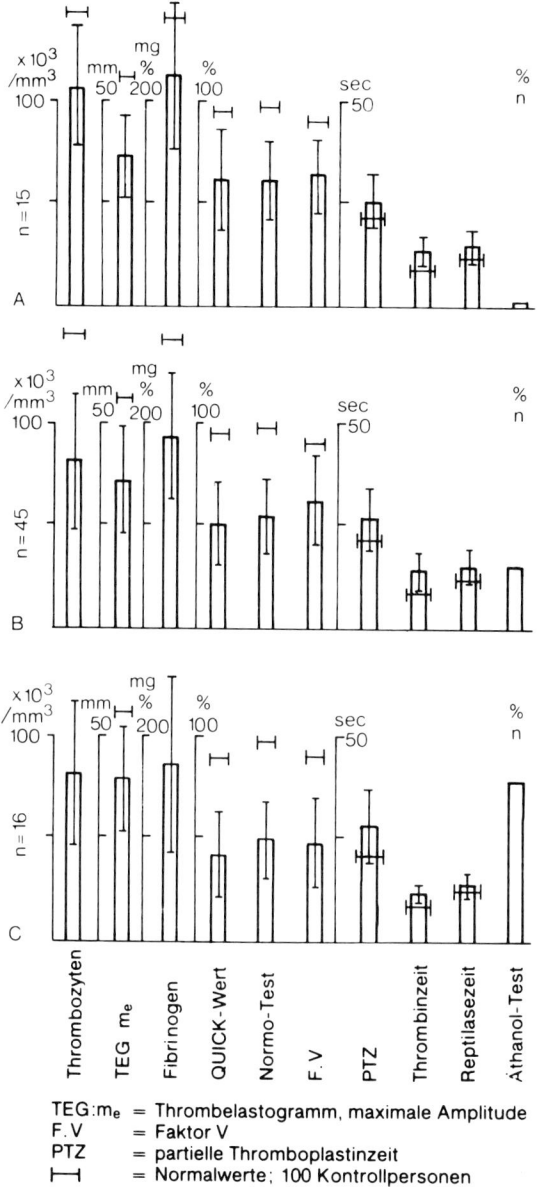

TEG:m$_e$ = Thrombelastogramm, maximale Amplitude
F.V = Faktor V
PTZ = partielle Thromboplastinzeit
⊢────┤ = Normalwerte; 100 Kontrollpersonen

1. eine verminderte Synthese der Gerinnungsfaktoren
2. ein vermehrter Verbrauch von Gerinnungsfaktoren
3. eine Änderung des Inhibitorpotentials
4. das Auftreten funktionell minderwertiger Gerinnungsfaktoren
5. eine Thrombozytopenie und eine Thrombozytopathie.

Aufgrund des vielschichtigen Pathomechanismus der hepatogenen Hämostasestörung kann die Interpretation pathologisch veränderter gerinnungsanalytischer Parameter schwierig sein und die Zuordnung der Hämostasestörung hinsichtlich Bildungs- und Umsatzstörung unmöglich werden.

Störungen der Hämostase bei unterschiedlichen Lebererkrankungen

Bei *Obstruktion der abführenden Gallengänge* (Cholelithiasis, Tumorkompression, biliäre Cirrhose etc.) ist die Resorption von lipidlöslichem Vitamin K reduziert. Eine Vitamin K-Resorptionsverminderung tritt auch auf bei Malassimilationssyndrom (Pankreasinsuffizienz, entzündliche Dünndarmerkrankungen). Nach etwa 10 bis 14 Tagen sind die Vitamin K-Depots erschöpft. Der Quickwert fällt auf Werte um 40 bis 50%. Die intravenöse Injektion von 1 bis 5 mg wasserlöslichem Vitamin K läßt den Quickwert innerhalb von 24 h in den Normbereich ansteigen und kann mit Einschränkung eine Aussage über einen hepatozellulären Schaden liefern (Kollertest). Eine manifeste hämorrhagische Diathese tritt in der Regel nicht auf.

Die Hämostasestörung bei *hepato-zellulären Erkrankungen* ist charakterisiert durch eine Bildungsstörung und eine fakultative Umsatzstörung. Das Ausmaß und die anteilmäßige Verteilung der Gerinnungsstörungen ist abhängig von der Art, dem Ausmaß und dem Verlauf der Leberzellerkrankung.

Wegen der häufig komplexen Hämostasestörung läßt sich aufgrund nur einer Gerinnungsanalyse schwer eine Aussage über das Ausmaß und die Prognose der Lebererkrankung machen. Kurzfristige Verlaufskontrollen geben jedoch eine recht gute Information über die Entwicklung des Krankheitsbildes.

Bei *akuter Hepatitis* (Hepatitis A, Hepatitis B, Hepatitis-Non-A-Non-B) ist ein Aktivitätsabfall der Faktoren des Prothrombinkomplexes Ausdruck einer Vitamin K-Verwertungsstörung in der postribosomalen Phase der Prothrombinbildung bei gleichzeitig mehr oder weniger ausgeprägter Einschränkung der Proteinsyntheseleistung der Leberzellen. Entsprechend der Halbwertszeit fällt zunächst der Faktor VII ab, gefolgt von den Faktoren II, X und IX. Der Normotest weist bei Quickwerten über 50% eine gute Korrelation zur Einschränkung der Syntheseleistung des Prothrombinkomplexes auf und ist im Initialstadium der Leberfunktionseinschränkung aussagekräftig. Bei fortgeschrittener Lebererkrankung und niedrigem Prothrombinspiegel gibt der Thrombotest die verläßlichere Aussage über die Syntheseleistung der Leberzelle. Bei abklingender Hepatitis zeigt der Hepato-Quick und der Normotest früher eine Tendenz zur Normalisierung als die Transaminasen. Dies erlaubt mit Einschränkung eine prognostische Aussage. Die immunologische Bestimmung des Prothrombins ergibt wie auch bei den anderen Lebererkrankungen häufig höhere Werte als die Aktivitätsmessung, so daß die Vitamin K-abhängige postribosomale Komplettierung des Prothrombinmoleküls stärker gestört sein kann als die Proteinsynthese. Bei einem Quickwert unter 30% ist mit einer schweren Verlaufsform zu rechnen. Der Fibrinogenspiegel kann aufgrund einer Synthesesteigerung erhöht sein und fällt erst im fortgeschrittenen Stadium ab. Er wird beeinflußt durch gleichzeitig ablaufende Umsatzsteigerungen der Gerinnung und Fibrinolyse. Die Aktivitäten der Faktoren V und XIII fallen mit zunehmender Leberschädigung ab. Sie können ebenfalls durch Umsatzsteigerungen beeinflußt werden. Die Faktor VIII-Aktivität und die Konzentration des Faktor VIII-assoziierten Proteins zeigen eine deutliche Erhöhung. Sie normalisieren sich mit Ausheilung der Hepatitis. Eine persistierende Erhöhung kann als Indikator für den Übergang in eine chronische Hepatitis gewertet werden. Antithrombin III, Plasminogen und alpha$_2$-Antiplasmin sind erniedrigt und können eine Umsatzsteigerung fördern. Sekundäre Lebererkrankungen (Tuberkulose, Sarkoidose) führen selten zu Gerinnungsveränderungen.

Bei *nekrotisierender Verlaufsform der Hepatitis* und schweren toxischen Leberschäden findet sich eine ausgeprägte Synthesestörung der Faktoren des Prothrombinkomplexes und der übrigen in der Leber gebildeten Gerinnungsproteine. Bei Absinken der Faktoren des Prothrombinkomplexes unter 20% der Norm tritt eine manifeste Blutungsneigung auf. Gleichzeitig besteht häufig eine Umsatzsteigerung, die zur Verbrauchskoagulopathie führen kann. Es treten intrahepatische Mikrothrombosierungen auf, die wegen des in der Leber fehlenden Plasminogenaktivators persistieren. Dies führt zu weiteren Funktionseinschränkungen der Leber. In der Leber nicht geklärtes, in der Gefäßperipherie präzipitiertes Fibrin induziert aus dem Gefäßendothel der Lunge und der übrigen Mikrozirkulation die Freisetzung von Plasminogenaktivator, der die sekundäre Fibrinolyse initiiert. Die Fibrinolyse und der konsekutive Hämostasedefekt werden unterhalten durch die verminderte Clearance des RES in der Leber für Fibrinolyseaktivatoren und die Fibrinogen-Fibrinspaltprodukte. Eine Thrombozytopenie und ein funktioneller Thrombozytendefekt fördern die Hämostasestörung.

Der Zusammenbruch des Hämostasepotentials dokumentiert sich durch folgende gerinnungsanalytische Parameter: Thrombozytenzahl unter $50\,000\,\text{mm}^3$, Fibrinogen unter $100\,\text{mg}/100\,\text{ml}$ Plasma, Quickwert unter 20%, partielle Thromboplastinzeit über 60 s, Faktor V unter 20%, Thrombin- und Reptilasezeit über 30 s, Äthanoltest positiv, Fibrinogen/Fibrinspaltprodukte im Serum positiv.

Die *chronisch persistierende und chronisch aggressive Hepatitis* zeigen nur diskrete Veränderungen im Sinne einer verminderten Syntheseleistung (Abb. 8). Eine manifeste Hämostasestörung liegt in der Regel nicht vor. Im Verlauf eines akuten Schubs einer chronischen Hepatitis können die Gerinnungsparameter eine Verschlechterung erfahren und durch eine begleitende Umsatzsteigerung zusätzlich beeinflußt werden. Es existiert eine Thrombozytopenie unterschiedlichen Ausmaßes. Faktor VIII-Aktivität und Faktor VIII-Antigen sind erhöht.

Bei *Leberzirrhose* findet sich ein deutlich pathologischer Ausfall gerinnungsanalytischer Parameter und ein Hämostasedefekt, der in fortgeschrittenen Stadien zu einer manifesten hämorrhagischen Diathese führt (Abb. 8 und 9). Ursächlich sind verantwortlich zu machen, eine Bildungsstörung als Folge einer Verminderung des funktionellen Lebergewebes und eine Umsatzstörung durch Beeinträchtigung der Clearancefunktion des RES und die zunehmende Ausbildung eines Umgehungskreislaufes. Die Synthese eines funktionell defekten Fibrinogens führt über eine Fibrinpolymerisationsstörung zu einer Steigerung des Hämostasedefektes. Die Fibrinkonzentration kann als Folge einer passageren Synthesesteigerung erhöht sein. Eine Hypofibrinogenämie ist bedingt durch eine Syn-

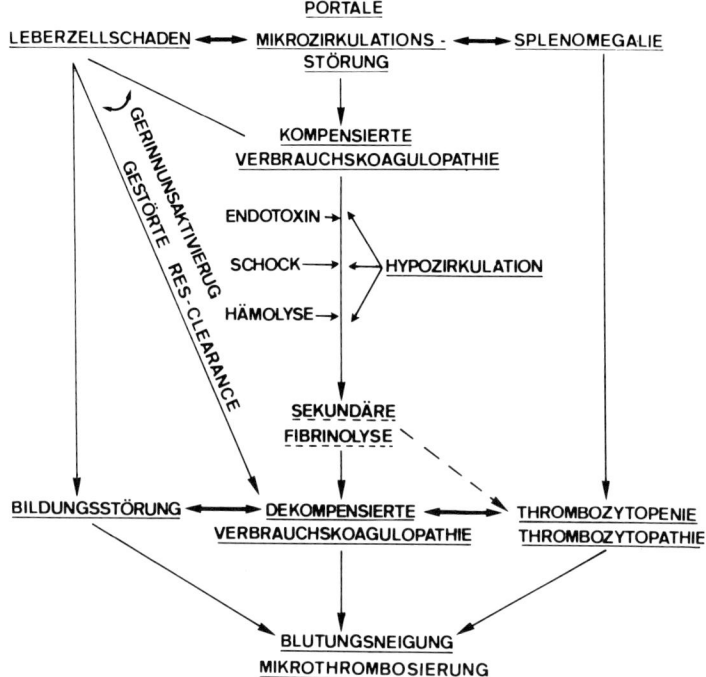

Abb. 9. Pathogenese des Hämostasedefektes bei portaler Hypertension. (Lasch, 1976)

theseverminderung, einen vermehrten Abstrom in den extravasalen Raum und durch eine Umsatzsteigerung im Sinne einer Verbrauchskoagulopathie. Diese geht einher mit einer Thrombozytopenie, die durch Sequestration der Plättchen in der Milz gesteigert wird. Die Verbrauchskoagulopathie mit sekundärer Fibrinolysesteigerung wird gefördert durch die verminderte Clearancekapazität des RES der Leber bei gleichzeitiger Verminderung der Inhibitoren Antithrombin III und alpha$_2$-Antiplasmin. Eine Progredienz der bei Leberzirrhose angetroffenen Hämostasestörung tritt bei Oesophagusvarizenblutung als Folge der Hypovolämie und des hämorrhagischen Schocks auf. Es lassen sich Fibrinmonomer in der Zirkulation nachweisen (Äthanol-Test, FM-Test). Die schockbedingte Mikrozirkulationsstörung ist ein entscheidender Faktor für die Progredienz der Umsatzsteigerung und Verbrauchskoagulopathie. Da Oesophagusvarizenblutungen in der Regel unabhängig vom Grad der Hämostasestörung auftreten, scheint letztere für die Auslösung von untergeordneter Bedeutung zu sein.

Bei Leberzirrhose ist der Hämostasedefekt durch folgende gerinnungsanalytische Parameter repräsentiert: Thrombozyten unter $100000/mm^3$, Fibrinogen unter $200\,mg/100\,ml$ Plasma, Quickwert unter 50%, partielle Thromboplastinzeit über 50 s, Faktor V unter 50%, Thrombin- und Reptilasezeit über 30 s, Äthanoltest negativ (bei Umsatzsteigerung während Oesophagusvarizenblutung Äthanoltest positiv), Fibrinogen/Fibrinspaltprodukte im Serum positiv.

Bei *portocavaler Anastomose* bleibt die verminderte Clearancekapazität des RES der Leber bestehen. Die Veränderung der gerinnungsanalytischen Parameter ist bedingt durch die verminderte Syntheseleistung der Leber, kombiniert mit einer Umsatzsteigerung, einer Thrombozytopenie und einer sekundären Fibrinolyse. Die Hämostasestörung bleibt kompensiert solange die Lebererkrankung stationär ist. Bei *primären Lebertumoren und ausgedehnten Lebermetastasen* findet sich ein erhöhtes Gerinnungspotential mit Hyperfibrinogenämie. Eine Hyperkoagulabilität des Blutes gibt Anlaß zu erhöhter Thromboseneigung. Bei primären Lebertumoren werden gerinnungsanalytische Veränderungen im Sinne einer Verbrauchskoagulopathie beobachtet. Bei *Lebertransplantation* findet sich in der anhepatischen Phase eine Verbrauchskoagulopathie mit nachfolgender sekundärer Fibrinolysesteigerung, die bedingt ist durch den vorübergehenden Ausfall des RES der Leber und das Operationstrauma. Die Gerinnungsveränderungen normalisieren sich nach Transplantation der Spenderleber und Revaskularisation im Laufe der folgenden Tage. Die Umsatzsteigerung perpetuiert sich, wenn eine hypoxisch geschädigte Leber transplantiert wird oder es zu einer Abstoßungsreaktion kommt. Es tritt eine intrahepatische Mikrothrombosierung auf. Die Thrombozytopenie ist bedingt durch eine Verbrauchsreaktion und im weiteren Verlauf durch immunologische Prozesse.

Therapie des hepatogenen Hämostasedefektes

An erster Stelle steht die Therapie der Grundkrankheit, mit deren Besserung sich auch die Hämostase normalisiert. Die gerinnungsspezifische Therapie hat lediglich symptomatischen Charakter, um Episoden einer hämorrhagischen Diathese als Folge der Synthesebeeinträchtigung der Gerinnungsfaktoren, einer Verbrauchskoagulopathie ohne und mit Fibrinolyse sowie mikro- bzw. makrothrombotische Ereignisse zu überbrücken bzw. zu verhindern.

Gaben von Vitamin K sind bestenfalls von mäßigem Erfolg hinsichtlich des Anstiegs der Aktivitäten des Prothrombin-Komplexes. Bis zu einem gewissen Ausmaß kann die Beeinträchtigung der postribosomalen Umwandlung der Prothrombinkomplexvorstufen in die aktiven Gerinnungsfaktoren gesteigert werden. Die Applikation hat unter Berücksichtigung der möglichen Kreislaufreaktionen intravenös zu erfolgen. 10 mg Vitamin K pro Woche sind ausreichend. Bei höherer Dosierung wurde gelegentlich ein weiterer Abfall des Quickwertes gefunden, der bedingt ist durch Umwandlung von Vitamin K in Vitamin K-Oxyd, welches keine funktionelle Aktivität besitzt, jedoch die Vitamin K-Wirkung kompetetiv hemmt.

Sind bei hämorrhagischen Komplikationen Bluttransfusionen notwendig, so ist Frischplasma und Erythrozytenkonzentration der Vorzug zu geben (Tabelle 6). Gelagerte Konserven enthalten aktivierte Gerinnungsprodukte und Thrombozytenaggregate, die prokoagulatorisch wirken und in der Lungenstrombahn sequestriert werden. Gelagertes Blut ist hämostatisch wertlos, da im Laufe der Lagerung ein Aktivitätsabfall der Gerinnungsfaktoren, insbesondere der labilen Faktoren V und VIII auftritt. Der Einsatz von Faktorenkonzentraten zur Beseitigung des Hämostasedefektes ist problematisch. Bedingt durch den Präparationsprozeß enthalten die Faktorenkonzentrate zu einem gewissen Prozentsatz aktivierte Gerinnungsfaktoren, die prokoagulatorisch wirken. Prothrombinkomplexpräparate sollten nur bei totalem Aufbrauch des Hämostasepotentials und unbeherrschbarer Blutung gegeben werden und wenn aufgrund der hämorrhagischen Diathese vertretbar in jedem Fall zusammen mit geringen Mengen Heparin (5000 bis 7500 iE/24 h). Im Rahmen eines Defibrinierungssyndroms kann die Substitution von Fibrinogen notwendig werden. Es stehen Fibrinogenpräparate und Cohn-Fraktion I zur Verfügung. Letzteres enthält zusätzlich die Faktoren V und VIII. Die Dosis beläuft sich auf 2 g bis 3 g Fibrinogen pro 8 bis 12 h. Die begleitende Heparingabe ist zu empfehlen. Vorzuziehen ist die Applikation von Frischplasma bzw. frisch gefrorenem Plasma. Mit ca. 1 Liter Frischplasma läßt sich eine Kompensation der Hämostase in den meisten Fällen erreichen. Operative Eingriffe können vorgenommen werden, wenn die Konzentration der Faktoren 50% der Norm erreicht hat und das Fibrinogen über 100 mg% liegt. Eine Überkompensation kann mit thromboembolischen Komplikationen einhergehen.

Die therapeutische Wirkung einer Heparintherapie ist fraglich. In der Regel wird ein zusätzlicher Hämostasedefekt gesetzt, ohne daß es zu einer Rekompensation der Gerinnungsstörung mit Ansteigen der Faktoren kommt, der durch Unterbrechung des angenommenen gesteigerten Umsatzes erhofft wird. Heparin erscheint nur indiziert, wenn sich der Nachweis von Fibrinmonomer im Plasma führen läßt (Äthanoltest) und bei Oesophagusvarizenblutung mit Schocksituation die Entwicklung einer Verbrauchskoagulopathie anzunehmen ist. Die mittlere Dosierung beträgt 10 000 I. E. bis 15 000 I. E./24 h, entsprechend 150 I. E. bis 200 I. E./kg Körpergewicht und 24 h. Eine Überwachung mittels der Thrombinzeit versagt, da diese durch die komplexe Hämostasestörung mit Hypofibrinogenämie und Fibrin-Fibrinogen-Spaltprodukt-Komplexen verlängert ist.

Es bietet sich die Substitution von Antithrombin III-Konzentraten an. Durch diesen physiologischen Inhibitor der Gerinnung und der Fibrinolyse kann eine Umsatzsteigerung erfolgreich unterbunden werden. Die mittlere Dosierung beträgt 1000 I. E. bis 2000 I. E. pro Tag. Auf eine Heparinbehandlung kann unter Umständen verzichtet werden.

Antifibrinolytika sind, von Ausnahmen abgesehen, kontraindiziert. Epsilonaminocapronsäure und äquivalente Präparate können eine Verbrauchsreaktion mit Fibrindeposition in der Gefäßperipherie steigern. Bei ausgeprägten Fibrinolysen ist Aprotinin gerechtfertigt. Es hemmt im Gegensatz zu Epsilonaminocapronsäure Plasmin direkt. Die mittlere Dosierung beträgt 500 000 KIE bis 2 Mio KIE/24 h. Die gleichzeitige Heparinisierung ist zu bedenken.

Cardiopulmonaler Bypass

Bei cardiochirurgischen Eingriffen mit extrakorporaler Zirkulation ist während der Operation und in der postoperativen Phase eine

Gerinnungsstörung obligat. Sie ist intraoperativ bedingt durch die Notwendigkeit der Antikoagulation mit Heparin. Hinzu kommt eine durch die Art des operativen Eingriffs induzierte Hämostasestörung, die die Operation überdauert und bei unkompliziertem Verlauf innerhalb von 2 bis 4 Tagen abgeklungen ist. Abgesehen von der Heparinisierung haben Veränderungen im Gerinnungssystem während und nach cardiochirurgischen Eingriffen und extrakorporaler Zirkulation folgende Ursachen: Durch das Operationstrauma werden thromboplastische Substanzen in die Zirkulation freigesetzt. Insbesondere Lunge und Pleura sind reich an prokoagulatorischer Substanz und Aktivatoren der Fibrinolyse. Durch Kontakt des Blutes mit den körperfremden Oberflächen des Bypass-Systems wird eine Aktivierung der Gerinnung und der Fibrinolyse induziert. Durch Hämolyse von mechanisch geschädigten Erythrozyten werden prokoagulatorische Substanzen freigesetzt. Die Thrombozyten erfahren einen Funktionsdefekt und einen gesteigerten Umsatz. Bei größeren Blutverlusten gesellt sich eine Transfusions-bedingte Hämostasestörung hinzu. Eine postoperative Kreislaufinsuffizienz bzw. Schocksituation führt zu einer Umsatzsteigerung im Sinne einer Verbrauchskoagulopathie ohne und mit begleitender sekundärer Fibrinolyse. Bei eingeschränkter Clearancefunktion des RES akzentuiert die disseminierte Mikrothrombosierung das Schockgeschehen. Durch Aufbrauch des Hämostasepotentials im systemischen Blut entwickelt sich eine generalisierte Blutungsneigung. Folgende Veränderungen im Gerinnungssystem lassen sich nachweisen: Unter Abzug des Verdünnungseffektes durch das Füllvolumen des extrakorporalen Systems fallen die Thrombozyten auf 50 bis 70% ihres Ausgangswertes ab. Die Thrombozytenfunktionsstörung drückt sich in einer verminderten Adhäsions- und Aggregationsfähigkeit der Plättchen aus, die begleitet ist von einer Freisetzung plättchenspezifischer Inhaltsstoffe. Eine verlängerte Blutungszeit ist die Folge. Auch bei unkompliziertem Verlauf kommt es regelmäßig zu einem Abfall des Quickwertes, des Fibrinogens, der Aktivität der Faktoren II, V, VIII und X. Das Faktor VIII-Antigen ist erhöht. Weiterhin wird ein erniedrigter Plasminogen- und Antithrombin III-Spiegel gemessen. Die Aktivitäten bzw. die Konzentrationen der Gerinnungsfaktoren sinken bis auf 50% der Norm ab. Fibrinogen-Fibrinspaltprodukte sind regelmäßig erhöht. Der Äthanoltest ist bei einer Vielzahl der Patienten positiv.

Für die zu beobachtende Gerinnungsstörung und die hämorrhagische Diathese werden vornehmlich der funktionelle Thrombozytendefekt und die Fibrinolysesteigerung verantwortlich gemacht. Die Thrombozytenfunktionsstörung wird gesteigert durch die bewußte oder unbewußte perioperative Gabe von Aggregationshemmern, Analgetika, Diuretika und Antibiotika. Eine primäre Fibrinogenolyse führt zu einem Abfall des Fibrinogens und der Aktivität der Faktoren V und VIII und könnte eine disseminierte intravasale Gerinnung vermuten lassen. Eine Verbrauchskoagulopathie mit progressivem Abfall der Gerinnungsfaktoren gewinnt zunehmend an Bedeutung, wenn Polytransfusionen notwendig werden, ein Kreislaufschock und eine Sepsis vorliegen. Postoperative Koagulationsdefekte können darüber hinaus bedingt sein durch fortdauernde Heparinwirkung bei Protaminunterdosierung, beim Heparin-Rebound-Phänomen und bei Protaminüberdosierung. Im letzteren Falle kann es zu Rhythmusstörungen, Thrombozytopenien und Fibrinpolymerisationssteigerungen kommen. Diese Phänomene klingen jedoch in der frühen postoperativen Phase ab. Eine Gerinnungsstörung nimmt zu in Abhängigkeit vom intra- und postoperativen Blutverlust und der Dauer der Bypass-Zeit.

Unter der Voraussetzung eines präoperativ normalen Gerinnungsstatus' umfaßt die perioperative Gerinnungsanalytik, die Bestimmung der Blutungszeit, des Quickwertes, der Thrombinzeit, der Reptilasezeit, der Thrombozytenzahl und der Serum-Konzentration an Spaltprodukten.

Während der frühen postoperativen Phase innerhalb der ersten 18 h zeigen 80% der Patienten gerinnungsanalytische Veränderungen, die jedoch eine ausreichende Hämostase gewährleisten. In 20% der Fälle liegt ein ausgeprägter Hämostasedefekt vor, der eine manifeste hämorrhagische Diathese verursachen kann. Stärkere Blutungen treten in 5 bis 25% der Operierten auf (Blutverlust mehr als 5 ml/kg und Stunde). Bei postoperativer Blutung aus dem Operationsgebiet gilt es zu entscheiden, ob die Hämorrhagie durch besondere Gegebenheiten im Operationsgebiet bzw. unzureichende chirurgische Blutstillung bedingt ist oder inwieweit eine Hämostasestörung ursächlich verantwortlich ist. Lokale Fibrinolysen lassen sich gerinnungsanalytisch im Systemblut nicht nachweisen. Häufig kombinieren sich durch den chirurgischen Eingriff bedingte Blutungen mit Gerinnungsstörungen und erschweren die Entscheidung für oder gegen eine Reoperation. Abgesehen von den gerinnungsanalytischen Befunden muß die Entscheidung unter Einbeziehung der klinischen Situation getroffen werden. Eine diffuse Blutungsneigung, eine Schocksituation und eine notwendige Polytransfusion sprechen für einen Hämostasedefekt.

Zur Blockade der Fibrinolyse wurden unmittelbar postoperativ 4 bis 6 g Epsilonaminocapronsäure empfohlen. Bei Hyperfibrinolysen 10 bis 20 g Epsilonamincapronsäure/24 h. Bei bestehender Kreislaufinsuffizienz ist Vorsicht geboten. Alternativ kommt Trasylol in einer Dosierung von 500 000 KIE bis 3 Mio KIE/Tag in Frage. Frischplasma am Ende des operativen Eingriffes ist wegen des Gehalts an nicht-aktivierten Gerinnungsfaktoren und Inhibitoren der Gerinnung und der Fibrinolyse besonders geeignet zur Korrektur des Hämostasedefektes. Während der postoperativen Tage, insbesondere bei vorliegender Verbrauchsreaktion wird die Infusion von Heparin in einer Dosierung von 15 000 I.E. bis 20 000 I.E./Tag (entsprechend ca. 200 bis 300 E/kg Körpergewicht und Tag) empfohlen. Faktorenkonzentrate sind nur in Ausnahmefällen gerechtfertigt.

Massivtransfusion und Hämostasestörung

Unter Massivtransfusion versteht man die schnelle einmalige Transfusion von 2500 ml und/oder die Transfusion von 5000 ml Vollblut innerhalb von 6 bis 24 h, unter Schnelltransfusion die Gabe von etwa 100 ml Blut/min. Die im Verlauf einer Polytransfusion auftretende Gerinnungsstörung ist abhängig 1. von der Art und der Menge des transfundierten Vollblutes, der Blutfraktionen sowie den zusätzlich infundierten Plasmaersatzstoffen (Dextrane, Hydroxyäthylstärke, Gelatine) und kristallinen Lösungen, 2. von den patienteneigenen Kompensationsmechanismen einer transfusionsbedingten Hämostasestörung. Sie wird demnach beeinflußt von der Grunderkrankung, einer bestehenden Schocksituation, der RES-Funktion, einer vorbestehenden Umsatzsteigerung oder einer Hämostasestörung anderer Art. Die gerinnungsanalytische Standortbestimmung ist nicht einfach. Die Zuordnung der Hämostasestörung gelingt in der Regel

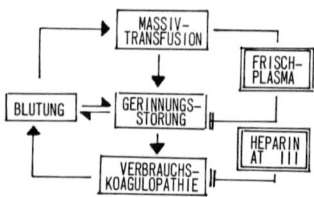

Abb. 10. Beziehungen zwischen Massivtransfusion und Gerinnungsstörung sowie deren therapeutische Beeinflussung durch Frischplasma, Heparin und Antithrombin III (AT III)

nur unter Zuhilfenahme des klinischen Bildes und des Verlaufes (Abb. 10).

Aus der Zusammensetzung und dem Alter der verfügbaren Blutkonserven und Blutfraktionen läßt sich der zu erwartende Einfluß auf die Hämostase ableiten. ACD-Vollblut wird bis zu 21 Tagen gelagert. Eine weitgehend vollständige biologische Wertigkeit von Vollblut ist nur innerhalb der ersten 24 h gewährleistet. Als Frischblut wird Blut mit einer Lagerungszeit bis zu 3 Tagen bezeichnet; es sollte nicht älter als 6 bis 7 Tage sein. Die Hämolyse nimmt ab dem 9. Tag stark zu. Bei Transfusion nach 21 Tagen sind im Empfängerblut 24 h nach Transfusion nur noch 70% der Erythrozyten nachweisbar, bei denen eine normale Lebensdauer angenommen werden kann. ACD-Blut ist 1:4 verdünnt und hat damit eine niedrigere Hämoglobin- und Proteinmenge als normales Blut. Durch proteolytischen Abbau sind nach 24 bis 72 h die Gerinnungsfaktoren V und VIII auf unter 50% der Norm gefallen. Eine progrediente Degradation mit Auftreten von Spaltprodukten erleidet Fibrinogen. Der Prothrombinkomplex bleibt funktionell lange erhalten, jedoch sinkt auch seine Aktivität, insbesondere die von Faktor II. Faktor XIII ist nach 3 Tagen nur noch zu 20 bis 30% nachweisbar. Der Inhibitorgehalt ist vermindert. Die Funktionsfähigkeit der Thrombozyten ist nach 3 h herabgesetzt und nach 48 h zum großen Teil erloschen. Thrombozyten fehlen in über 7 Tage altem Konservenblut; es sind Plättchenaggregate nachweisbar. Aus Thrombozyten und Erythrozyten werden Lipide mit prokoagulatorischer Potenz freigesetzt.

Im Frischblut (450 ml) finden sich bei normaler Thrombozytenzahl $(225\,000 \pm 75\,000/mm^3)$, $1,0 \times 10^{11} \pm 0,3 \times 10^{11}$ Thrombozyten. Im plättchenreichen Frischplasma (220 ml), welches nicht älter als 4 h ist, sind 0,7 bis $0,9 \times 10^{11}$ Thrombozyten nachweisbar. Im Plättchen-konzentrat (20 bis 50 ml) befinden sich 0,5 bis $0,7 \times 10^{11}$ Thrombozy-ten. Die Halblebenszeit der Thrombozyten im Patientenplasma ohne vorhandene Umsatzsteigerung beträgt nach 4 bis 5stündiger Lage-rung 4,6 Tage bei einer Recovery von 34%; nach 24 Stunden-Lage-rung bei Raumtemperatur liegt die Halblebenszeit bei 2,7 Tagen bei einer Recovery von 20%. Innerhalb von 6 h transfundierte Plättchen sollen ihre Funktion in vivo 48 bis 72 h behalten.

Einer Erythrozytenkonserve sind 100 bis 150 ml Plasmacitratmi-schung entnommen. Der Hämatokrit liegt zwischen 60 und 70%. Thrombozyten und Leukozyten sind nicht entfernt. Das Erythrozy-tenkonzentrat hat einen Hämatokrit von 70 bis 80%, enthält sämtli-che Thrombozyten und Leukozyten und einen Plasmaanteil von 15%. Durch Entfernung des sogenannten buffy coat sinkt die Thrombozyten- und Leukozytenzahl unter 10% der Ausgangskon-serve, der Plasmaanteil liegt bei 1%. Gewaschene Erythrozyten ent-halten keine Thrombozyten und Leukozyten mehr, der Plasmaanteil liegt unter 18%. Entsprechend der geschilderten Aufarbeitung neh-men die gerinnungsaktiven plasmatischen und corpuskulären Antei-le zunehmend ab.

Frischplasma ist innerhalb von 4 h nach der Blutabnahme zu trans-fundieren, frisch gefrorenes Plasma innerhalb von 4 h einzufrieren. Die Gerinnungsfaktoren, das Inhibitorpotential und die Thrombo-zyten sind funktionsfähig und in normaler Konzentration vorhan-den.

Massivtransfusion von Vollblut hat metabolische und hämodynami-sche Auswirkungen auf den Organismus durch Überladung mit Ci-trat, initialer Azidose und späterer Alkalose, eine mögliche Hyperka-liämie, den Lactat-Anstieg, durch die Reduktion von 2,3 Diphospho-glycerat der zirkulierenden Erythrozyten mit erhöhter Sauerstoffaffi-nität und durch zu kalt infundiertes Blut mit Vasokonstriktion und Herzrhythmusstörungen. Gelagertes Vollblut enthält, wie erwähnt, kein hämostatisch wirksames Material. Mit zunehmender Transfu-sionsmenge kommt es über einen Verdünnungs- bzw. Auswaschef-fekt zu einem Abfall sämtlicher Gerinnungsfaktoren und der Throm-bozyten und somit zu einem progressiven Hämostasedefekt, der letztendlich zur manifesten hämorrhagischen Diathese wird. Nach 15 Konserven tritt regelmäßig eine hämorrhagische Diathese auf;

die Thromboplastinzeit und die partielle Thromboplastinzeit verlängern sich zunehmend. Sind mehr als 15 Vollblut-Konserven notwendig, sollte möglichst nur bis 24 h altes Blut verwendet werden. Der durch Verdünnung provozierte Hämostasedefekt wird im Verlauf überlagert durch eine Umsatzsteigerung. Thrombozytenaggregate verlegen die Lungenstrombahn und die systemische Gefäßperipherie und führen zum Bild der sogenannten Transfusionslunge. Die Verwendung von Mikrofiltern (Porengröße 25–40 µ) anstelle der früher verwendeten Filter (Porengröße 170 µ) ist notwendig. Insbesondere bei Kreislaufschock ist eine Heparinisierung erforderlich (ca. 7500 bis 15000 IE Heparin/24 h). Bei Übertragung von Frischblut bzw. Frischplasma sind keine Mikrofilter indiziert. Die Heparinisierung sollte nach 6 bis 8 Vollblutkonserven erfolgen.

Bei Massivtransfusionen ist die Gabe von Vollblut abgelöst worden durch die der Situation angepaßte Transfusion von Erythrozytenkonzentraten und Frischplasma. Nach 3 bis 4 E Erythrozytenkonzentraten erfolgt zweckmäßigerweise die Gabe von 1 E Frischplasma. Eine Einheit eines Gerinnungsfaktors pro Kilogramm Körpergewicht (1 E entspricht der 100%igen Aktivität des Gerinnungsfaktors in 1 ml Plasma) erhöht die Faktorenkonzentration im Empfängerplasma um etwa 1–2%. Eine mäßige Verbrauchsreaktion kann unter Umständen schon mit 500 ml bis 750 ml Frischplasma kompensiert werden. Handelt es sich um eine Blutung nach Antikoagulation mit Cumarinderivaten, ist 6 bis 8 Tage altes Vollblut ausreichend, da die Faktoren des Prothrombinkomplexes relativ stabil sind. Die Substitution von Thrombozyten ist abgesehen von thrombozytopenischen Blutungen (Leukosen, Panmyelopthisen) nicht erforderlich. Durch Frischblut steigt die Thrombozytenzahl in der Regel nicht deutlich an. Trotzdem ist der hämostatische Effekt durch die transfundierten funktionstüchtigen Thrombozyten zu beobachten. Thrombozytenzahlen zwischen 60000 und 90000/mm^3 sind ausreichend. Sind Thrombozyten erforderlich, ist ein Effekt mit 4 bis 8 E plättchenreichem Plasma bzw. 8 bis 16 E Plättchenkonzentrat zu erzielen. Eine erneute Transfusion ist nach 1 bis 3 Tagen notwendig.

Durch die Grunderkrankung kann die transfusionsbedingte Hämostasestörung kompliziert werden. Nach Polytrauma, Fettembolie und Kreislaufschock wird eine Gerinnungsaktivierung induziert, die über eine Hyperkoagulabilität in eine Verbrauchskoagulopathie einmünden kann. Die Clearancekapazität des RES ist in diesen Fällen reduziert. Bei Blutungen sind Erythrozytenkonzentrate und Frischplasma bzw. frisch gefrorenes Plasma indiziert. Eine begleitende Heparintherapie ist in der Regel notwendig (Tabelle 6). An erster Stelle steht die Schockbekämpfung, mit deren Erfolg auch die schockbedingte Hämostasestörung abklingt. Der Therapeut sieht sich häufig dem Circulus vitiosus konfrontiert, daß eine Blutung zu einem Kreislaufschock führt, dieser wiederum über eine Gerinnungsstörung mit Verbrauchskoagulopathie die Blutungsneigung provoziert (Abb. 5). Eine Hyperkoagulabilität liegt vor bei Patienten mit Tumoren, Sepsis und in der postoperativen Phase. Bei Operationen an Prostata und Lunge kann die Fibrinolyse dominieren. Kommt es zur Blutung bei Hämophilie, wird das Transfusionskonzept modifiziert durch die zusätzliche Gabe von entsprechenden Faktorenkonzentraten. Tritt eine Blutung unter Antikoagulation mit Cumarinderivaten auf, kann die adjuvante Therapie mit Prothrombinkomplex-Präparaten erforderlich werden. Gleiches gilt bei Oesophagusvarizenblutung oder Blutung aus dem Intestinaltrakt bei Patienten mit Leberzirrhose.

Steht Frischblut bzw. Frischplasma nicht in ausreichendem Maße zur Verfügung, ist man gezwungen, bei Aufbrauch des Hämostasepotentials Cohn'sche Fraktion I, Kryopräzipitate, Prothrombinkomplex und Fibrinogen zu geben. Die Verwendung sollte zurückhaltend und unter Heparinschutz erfolgen, da prokoagulatorisches Material transfundiert wird. Es ist ausreichend, bis zur hämostatischen Mindestkonzentration der Faktoren zu transfundieren. Ein vollständiger Ersatz des Gerinnungspotentials ist nicht notwendig und mit zusätzlichen Gefahren bezüglich der Induktion einer Verbrauchskoagulopathie und disseminierten intravaskulären Gerinnung verbunden. Antifibrinolytika sind nur bei nachgewiesener deutlicher Fibrinolysesteigerung indiziert und wenn eine lokale Fibrinolyseaktivierung im Bereich ausgedehnter Wundflächen von aktivatorreichen Organen wie Lunge, Pleura, Pankreas, Uterus und Prostata anzunehmen ist. Aprotinin ist Epsilonaminocapronsäure und analogen Präparaten vorzuziehen.

VI. Thrombozytäre hämorrhagische Diathesen

Einleitung

Die Mehrzahl hämorrhagischer Diathesen ist thrombozytär bedingt (Tabelle 1). Sie sind verursacht durch eine quantitativ und/oder qualitativ veränderte Plättchenproduktion (Bildungsstörung). Es können eine verminderte Bildung (Thrombozytopenie), eine vermehrte Bildung (Thrombozytose, Thrombozythämie) oder ein Funktionsdefekt (Thrombozytopathie) der Thrombozyten vorliegen. Sie sind angeboren oder erworben. Darüber hinaus kann ein gesteigerter Umsatz der Thrombozyten (Umsatzstörung) Ursache einer hämorrhagischen Diathese sein. Bis auf wenige Ausnahmen sind die Umsatzsteigerungen im Laufe des Lebens erworben. Eine hämorrhagische Diathese tritt bei Thrombozytenzahlen unter 10 000 bis 30 000 Thrombozyten/mm^3 auf. Liegt zusätzlich ein Funktionsdefekt der Thrombozyten vor, ist eine hämorrhagische Diathese schon bei höheren Thrombozytenzahlen möglich. Thrombozytopathien führen auch bei normalen und sogar bei erhöhten Thrombozytenzahlen zu einer Blutungsneigung. Bei den angeborenen thrombozytären hämorrhagischen Diathesen ist eine kausale Therapie nicht möglich. In der Mehrzahl der Fälle ist die Beseitigung der Blutungsneigung durch die Behandlung des Grundleidens zu erreichen. Speziell auf die Thrombozyten gerichtete therapeutische Maßnahmen sind die Gabe von Kortikosteroiden, die Splenektomie und zur Überbrückung von Notsituationen die Thrombozytentransfusion. Kortikosteroide werden bei thrombozytären hämorrhagischen Diathesen gegeben, bei denen Immunprozesse beteiligt sind und die Folge einer nicht angeborenen Bildungsstörung sind. Nach einer täglichen Do-

Tabelle 1. Aufstellung quantitativer und qualitativer, angeborener und erworbener Störungen der Thrombozyten mit hämorrhagischer Diathese und Thrombose. (Williams et al. 1977)

Thrombozytopenien

A *Bildungsstörungen*

  1. Angeboren
    a) Fanconi-Syndrom (konstitutionelle Pancytopenie)
    b) Amegakaryozytäre Thrombozytopenie mit Radiusaplasie
    c) Wiskott-Aldrich-Syndrom
    d) May-Hegglin-Anomalie
    e) Thrombopoetin-Mangel
    f) Knochenmarksinfiltration (angeborene Leukämie)
    g) Röteln bei Neugeborenen
    h) Folge mütterlicher Einnahme von Thiazid-Diuretika
  2. Erworben
    a) Aplastische Anämie
    b) Aplasie der Megakaryozyten
    c) Knochenmarksinfiltration (Karzinom, Leukämie etc.)
    d) Ionisierende Strahlen
    e) Medikamentös-toxische Knochenmarksdepression
    f) Zyklische Thrombozytopenie
    g) Vitamin B 12-Mangel, Folsäure-Mangel etc.
    h) Virusinfektionen
    i) Paroxysmale nächtliche Hämoglobinurie
    j) Chronische Niereninsuffizienz

B *Umsatzstörungen*

  1. Angeboren
    a) Nicht immunologisch
      I. Fetale Erythroblastose
      II. Frühgeburt
      III. Infektion
      IV. Hämangiom
    b) Immunologisch
      I. Medikamentenüberempfindlichkeit
      II. Mütterliche idiopathische thrombozytopenische Purpura
  2. Erworben
    a) Nicht immunologisch
      I. Infektion
      II. Disseminierte intravaskuläre Gerinnung
      III. Thrombotisch-thrombozytopenische Purpura
      IV. Hämolytisch-urämisches Syndrom
      V. Medikamenteninduziert
      VI. Hypersplenismus
      VII. Blutung
      VIII. Extrakorporale Zirkulation

Tabelle 1. (Fortsetzung)

b) Immunologisch
   I. Antilymphozytenserum
   II. Medikamenten-induziert
   III. Posttransfusionelle Purpura
   IV. Idiopathische thrombozytopenische Purpura (akut, chronisch)

Thrombozytopathien
1. Angeboren
   a) Bernard-Soulier-Syndrom
   b) Thrombasthenie Glanzmann-Naegeli
   c) Hereditäre Makrothrombozytopathie mit Nephritis und Taubheit
   d) Plättchenfaktor 3-Mangel
   e) „Storage-Pool"-Defekt
   f) „Aspirin-like Disease"
2. Erworben
   a) Medikamenten-induziert
   b) Urämie
   c) Lebererkrankungen
   d) Myeloproliferative Erkrankungen
   e) Verschiedenes

Thrombozytosen
1. Primär
   a) Thrombozythämie
   b) In Begleitung anderer myeloproliferativer Erkrankungen
2. Sekundär
   a) Akute und chronische entzündliche Erkrankungen
   b) Nach akuter Blutung
   c) Eisenmangel
   d) Hämolytische Anämie
   e) Neoplasien (Paraneoplastisch)
   f) Postoperativ

sis von 50 bis 150 mg Prednisolon bzw. äquivalente Dosen analoger Präparate in der Initialphase der Behandlung wird im weiteren Verlauf auf die gerade noch wirksame Erhaltungsdosis reduziert. Die Splenektomie kann erforderlich werden, wenn eine Kortikoidbehandlung ohne Erfolg ist und der überwiegende Abbauort der Thrombozyten durch Isotopenuntersuchungen in die Milz lokalisiert werden kann. Thrombozytentransfusionen helfen massive Thrombozytopenien und Phasen einer bedrohlichen hämorrhagischen Diathese zu überbrücken. Bei nicht Übereinstimmen der Antigensysteme (AB0-Blutgruppe; HLA-System) kommt es nach einiger Zeit zur Bildung antithrombozytärer Antikörper im Empfänger-Organismus, wodurch der Nutzen einer Thrombozytentransfusion zunichte gemacht wird. Bei immunologisch ausgelösten Thrombozytopenien ist der Wert der Thrombozytentransfusion durch die kurze intravasale Überlebenszeit eingeschränkt. Die Blutungsneigung ist gekennzeichnet durch den thrombozytären Blutungstyp mit Auftreten von stecknadelkopfgroßen bis linsengroßen Petechien an Haut, Schleimhäuten, Serosa, Meningen und in parenchymatösen Organen. An der Haut sind die unteren Extremitäten bevorzugt. Es treten Epistaxis, Gingivablutungen, intestinale Blutungen, Hämaturien und bei Frauen Menorrhagien und Metrorrhagien auf. Gelenkblutungen sind selten. Wegen der Beteiligung der Thrombozyten am regelrechten Ablauf des Intrinsic-Gerinnungssystems kann bei Thrombozytopenien und -pathien auch eine Beteiligung der plasmatischen Komponente der Hämostase an der hämorrhagischen Diathese vorliegen mit Auftreten von Ekchymosen und Suffusionen.

Thrombozytopenien

Angeborene Bildungsstörungen

Fanconi Syndrom

Beim Fanconi-Syndrom liegt eine Aplasie des Knochenmarks vor. Die Thrombozytopenien treten in der Neugeborenen-Periode und im frühen Kindesalter auf. Die Panzytopenie manifestiert sich einige Jahre später. Die Thrombozytopenie ist durch Kortikoide, Androgene und Splenektomie kaum beeinflußbar. Die hämorrhagische Diathese ist neben Infektionen die häufigste Todesursache. Das Syndrom ist mit Mißbildungen kombiniert und autosomal rezessiv vererbt.

Amegakaryozytäre Thrombozytopenie mit Radiusaplasie

Das Syndrom wird autosomal rezessiv vererbt. Neben der Thrombozytopenie liegt eine bilaterale Aplasie der Radii vor. Herzvitien und andere Mißbildungen können vorkommen. Die Plättchenzahl ist zum Teil stark erniedrigt; die Überlebenszeit ist in der Regel normal. Im Knochenmark sind keine oder nur wenige Megakaryozyten nachweisbar. Die hämorrhagische Diathese wird häufig schon in der ersten Woche, in der Regel vor dem 4. Lebensmonat manifest. Viele Kinder sterben im ersten Lebensjahr, häufig an cerebralen Blutungen. Wird das erste Jahr überlebt, ist die Prognose besser. Schwere Blutungen können mit Plättchentransfusionen behandelt werden. Splenektomie und Kortikosteroide sind nicht von Nutzen. Eine leukämoide Reaktion kann vorkommen.

Wiskott-Aldrich-Syndrom

Das Syndrom wird X-chromosomal rezessiv vererbt. Es tritt bei männlichen Neugeborenen auf. Es ist charakterisiert durch eine Thrombozytopenie, Ekzem und eine erhöhte Infektanfälligkeit. Blutungen treten gewöhnlich innerhalb der ersten 6 Lebensmonate auf. Die Mehrzahl der Kinder stirbt vor dem 10. Lebensjahr an der hämorrhagischen Diathese oder nicht beherrschbaren Infektionen. Es soll ein T-Zell- und B-Zell-Defekt der Lymphozyten vorliegen. Die Thrombozyten sind kleiner als normal. Die Megakaryozytenzahl im Knochenmark ist normal oder erhöht. Die Plättchenhalblebenszeit ist verkürzt. Homologe, normale Thrombozyten haben eine normale Überlebenszeit. Daraus wird geschlossen, daß ein angeborener Thrombozytendefekt vorliegt. Die Thrombozytenaggregation und weitere Funktionstests sind abnorm verändert. Kortikosteroide und Splenektomie sind ohne Erfolg. Die Behandlung mit Transfer-Faktor scheint die Thrombozytenzahl vorübergehend anheben zu können. Die Ultrastruktur der Plättchen weist Abnormitäten auf.

May-Hegglin-Anomalie

Die Anomalie wird autosomal dominant vererbt und ist charakterisiert durch eine Thrombozytopenie unterschiedlichen Ausmaßes mit Riesenthrombozyten sowie durch basophile Einschlüsse in den Granulozyten (Döhlekörperchen). Die Megakaryozytenzahl im Knochenmark ist normal. Die hämorrhagische Diathese ist unterschiedlich ausgeprägt. Normale und verkürzte Thrombozytenüberlebenszeiten wurden mit autologen Plättchen gemessen. Therapeutisch kommen Kortikosteroide, bei schwerer hämorrhagischer Diathese Plättchentransfusionen in Frage.

Verschiedenes

Ein familiärer Thrombopoetinmangel ist in einem Einzelfall beschrieben worden, hereditäre Thrombozytopenien mit Makrothrombozyten vergesellschaftet mit einem Alport-Syndrom (hereditäre Nephritis, Taubheit) und nicht klassifizierbare Thrombozytopenien sind Raritäten.

Erworbene Bildungsstörungen

Erworbene Thrombozytopenien als Folge verminderter Produktion im Knochenmark treten überwiegend im Erwachsenenalter auf. Sie sind in der Regel vergesellschaftet mit einer gleichzeitigen Depression der Erythropoese und der Granulopoese. Klinische Erscheinungen werden erst in weiter fortgeschrittenen Stadien manifest. Erste Zeichen sind Leistungsinsuffizienz infolge Anämie, Infektanfälligkeit als Folge der Leukopenie oder eine hämorrhagische Diathese vom thrombozytären Typ bei Thrombozytopenie. Ursächlich kommen in Frage die *idiopathische Panmyelopathie* oder *sekundäre Knochenmarksschädigungen* verschiedener Ursachen. Im Knochenmark fehlen die Megakaryozyten vollständig oder sind stark reduziert. Bei den sekundären Knochenmarksschädigungen ist zu denken an die Knochenmarksinfiltration bei Karzinosen und Leukosen und an myelosuppressive Substanzen verschiedenster Art. Medikamentös toxische Knochenmarkdepressionen mit Thrombozytopenie treten auf als Folge einer Therapie mit Zytostatika, Antibiotika (Chloramphenicol, Sulfonamiden, Streptomycin, Penicillin, Amphitericin B), Phenylbutazon, Thiaziden, oralen Antidiabetika (Carbutamid, Tolbutamid), Antihistaminika. Weiterhin werden Thrombozytopenien beobachtet nach Exposition mit Benzol, ionisierenden Strahlen, nach akutem und chronischen Alkoholabusus, nach Virusinfekten (Hepatitis, Masern, Röteln, Influenza, infektiöse Mononucleose, Denguefieber) und bakteriellen Infekten (Miliartuberkulose), nach Therapie mit Östrogen (Diäthylstilboestrol) und bei bestimmten Stoffwechselstörungen (Eisenmangel, Vitamin B_{12}-Mangel, Vitamin C-Mangel). Eine *zyklische Thrombozytopenie,* deren Ursache unklar ist, wird bei Frauen vor der Menopause in zeitliche Beziehung zum Menstruationszyklus beobachtet. Sie tritt aber auch bei Frauen nach der Menopause und gelegentlich bei Männern auf. Eine chronische Thrombozytopenie wird bei *paroxysmaler nächtlicher Hämoglobinurie* beobachtet.

Die Therapie richtet sich gegen das Grundleiden und die Ausschaltung der auslösenden Noxe. Als überbrückende Maßnahme kommen Kortikosteroide und bei schwerer hämorrhagischer Diathese die Thrombozytentransfusion in Frage.

Umsatzstörungen

Idiopathische thrombozytopenische Purpura (ITP) – Morbus Werlhof

Definition und Pathogenese. Die akute und die chronische Form der thrombozytopenischen Purpura unterscheiden sich in ihrem klinischen Verlauf und vermutlich auch in ihrer Pathogenese. Beide Formen sind charakterisiert durch eine verminderte Plättchenzahl als Folge eines erhöhten Thrombozytenabbaus und damit einer verkürzten Thrombozytenüberlebenszeit. Die Megakaryozytenzahl im Knochenmark ist normal bis erhöht. Die Morphologie der Megakaryozyten unterscheidet sich von der der normaler Megakaryozyten. Die Blutungsneigung ist unterschiedlich stark. Idiopathisch bedeutet, daß es sich um eine Ausschlußdiagnose gehandelt hat. Die Ätiologie ist unklar. Der akuten ITP, die überwiegend im Kindesalter auftritt, geht häufig ein Virusinfekt voraus. Die Thrombozytopenie dauert einige Wochen bis Monate. Die chronische ITP bevorzugt das Erwachsenenalter, läuft mit wechselnder Intensität über Jahre und heilt in der Regel nicht spontan aus. Es wird ein Autoimmunprozeß für die Thrombozytopenie verantwortlich gemacht. Die ITP tritt gehäuft mit autoimmunhämolytischen Anämien auf. Die Transfusion von ITP-Plasma auf Gesunde induziert eine vorübergehende Thrombozytopenie. Die Transfusion radioaktiv markierter blutgruppengleicher isologer Thrombozyten ist auf wenige Tage bis Stunden verkürzt. Die Destruktion findet überwiegend im reticuloendothelialen System von Milz und Leber statt. Der postulierte Autoantikörper konnte an Thrombozyten adsorbiert wie auch von Thrombozyten, Milz und Leber eluiert werden, ohne jedoch bisher genau charakterisiert zu sein. Er scheint ein 7 S-Gammaglobulin zu sein.

Klinik und Diagnostik. Die Häufigkeit wird mit 0,012 bis 0,18% in der Bevölkerung angegeben. Der Anteil der ITP an der Gesamtzahl der Thrombozytopenien dürfte bei 5 bis 10% liegen. Die akute ITP befällt gehäuft Kinder zwischen dem 2. und 9. Lebensjahr, kann aber auch in jedem Lebensalter auftreten. In 80% geht ein akuter Infekt, überwiegend eine Viruserkrankung voraus. Sie folgt der Infektion nach 2 Tagen bis 3 Wochen. Sie kann auch nach aktiver Impfung gegen Masern, Mumps, Windpocken auftreten. Die Thrombozytopenie tritt abrupt auf und klingt spontan nach einigen Wochen bis einigen Monaten ab.

Die chronische ITP kann auch im Jugendalter beginnen, etwa 80% der Erkrankungen treten jedoch zwischen dem 20. und 50. Lebensjahr auf. In 75% der Fälle sind Frauen befallen. Eine vorhergehende Infektion wird selten beobachtet.

Bei akuter und chronischer ITP liegt ein thrombozytopenischer Blutungstyp vor. Es finden sich Petechien an Schleimhäuten und an der Haut, bevorzugt an den abhängigen Körperpartien. Gastrointestinale Blutungen und intracerebrale Blutungen sind eher selten. Während bei der akuten ITP die Hämorrhagien plötzlich auftreten und in einigen Tagen wieder abklingen, zieht sich bei chronischer ITP die hämorrhagische Diathese häufig in milderer Form über Monate und Jahre hin. Gelenkblutungen treten selten auf. Nach Operationen und Traumen kommt es zu verstärkten Blutungen.

Die Diagnose wird aus dem klinischen Verlauf und durch Ausschluß anderer Thrombozytopenien gestellt. Die Thrombozytenzahl ist während der akuten Phase auf 5000 bis 20000/mm^3 erniedrigt und liegt bei chronischer ITP mit Werten um 75000/mm^3 etwas höher als bei akuter ITP. Die Blutungszeit ist verlängert. Die Provokationsteste wie Rumpel-Leede und Kneif-Test fallen pathologisch aus. Die Megakaryozyten im Knochenmark sind normal bis vermehrt und zeigen gegenüber der Norm Formabweichungen. Die Thrombozytenüberlebenszeit ist auf wenige Tage bzw. Stunden verkürzt. Der Hauptabbauort ist die Milz, in zweiter Linie die Leber.

Therapie und Verlauf. Bei akuter ITP erholt sich die Mehrzahl der Patienten, wie oben erwähnt, spontan. Eine Steroid-Therapie scheint nur in wenigen Fällen mit ausgesprochener Thrombozytopenie notwendig. Bei chronischer ITP erholen sich 10 bis 20% der Erwachsenen spontan. Bei lebensbedrohlichen Blutungen sind Thrombozyten-Transfusionen angezeigt, deren Effekt wegen der Antikörperinduzierten verkürzten Überlebenszeit jedoch sehr begrenzt ist. Bei ausgesprochenen Thrombozytopenien mit hämorrhagischer Diathese werden Steroide in einer Menge von 0,5 bis 3 mg Prednisolon/kg Körpergewicht in abnehmender Dosierung gegeben. Der Thrombozytenanstieg unter Steroiden tritt innerhalb von 2 bis 3 Wochen auf. Bei Patienten, die unzureichend auf Steroide ansprechen und bei überwiegendem Thrombozytenabbau in der Milz kommt die Splenektomie in Frage. Bei 70 bis 90% der Patienten steigen die Thrombozytenzahlen innerhalb von 24 h und 1 bis 2 Wochen an. Auch bei unzureichendem Erfolg kann die Ausgangslage für eine Steroid-Therapie nach Splenektomie günstiger sein. Bei Patienten, die auf eine Steroid-Therapie und/oder Splenektomie refraktär sind, ist ein Versuch mit Immunsuppressiva gerechtfertigt. Überwiegend wurden Azathioprin (Imurek) in einer Dosierung von 100 bis 300 mg/Tag sowie Cyclophosphamid (Endoxan) in einer Dosierung von 100 bis 200 mg/Tag mit bzw. ohne gleichzeitige Gabe von Kortikoiden gegeben. In Einzelfällen kam Vincristin zur Anwendung. Ein Erfolg ist bei chronischer ITP in 15 bis 35% der Fälle zu erwarten. Die Dauer bis zum Thrombozytenanstieg kann 6 Monate betragen. Die Therapie mit Transfusionen von Plättchen, die mit Vinca Alkaloiden beladen sind, scheint nicht erfolgreich. Sowohl bei Kindern als auch bei Erwachsenen sind vorübergehende Thrombozytenanstiege von 1 bis 3 Wochen durch eine intravenöse Gabe von polyvalentem 7S IgG in einer Dosierung von 0,2 g–0,4 g/kg Körpergewicht und Tag über 5 Tage beobachtet worden. Die Thrombozyten stiegen nach 1–2 Tagen an und erreichten nach 4–5 Tagen Normalwerte. Die Blutungszeit normalisierte sich. Als mögliche Mechanismen des Effekts werden diskutiert: eine mögliche Elimination von zirkulierenden Immunkomplexen bzw. Viren, eine kompetetive Behinderung der Adsorption von Plasmaimmunglobulinen oder Immunkomplexen an die Plättchenoberfläche und eine kompetetive Hemmung der Elimination der Thrombozyten durch vorübergehende Blockade des RES.

Das *Evans-Syndrom* ist gekennzeichnet durch das gemeinsame Vorkommen einer Thrombozytopenie und einer autoimmunhämolytischen Anämie. Auch für die Thrombopenie werden Autoantikörper verantwortlich gemacht. Die Thrombozytopenie kann der Anämie zeitlich vorausgehen. Der akute oder chronisch-rezidivierende Verlauf gleicht dem der ITP.

Eine *Thrombozytopenie bei Lupus erythematodes* kommt bei einem Drittel dieser Patienten vor. Ein Autoimmunmechanismus ist für die Thrombozytopenie anzunehmen. Immunhämolytische Anämien finden sich relativ häufig. Das klinische Bild der Thrombozytopenie gleicht ebenfalls dem der ITP.

Die Therapie des Evans-Syndroms und der Thrombozytopenie bei Lupus erythematodes entsprechen der bei ITP.

Thrombozytopenien durch Antigen-Antikörper-Reaktionen

Die Interaktion von Immunkomplexen mit Thrombozyten führt zu einer Aktivierung der Blutplättchen mit Freisetzungsreaktion und gesteigerter Destruktion. Diese immunologisch bedingte Thrombozytopenie wird in der überwiegenden Mehrzahl nach Sensibilisierung durch Medikamente ausgelöst. Bei vorausgegangener Immunisierung durch eine passive Schutzimpfung kann es nach wiederholter Injektion von Fremdeiweiß (Serum-Krankheit) sowie bei Allergisierung durch Nahrungsmittel nach erneuter Zufuhr zu einer akut auftretenden Thrombozytopenie kommen. Nahezu alle Medikamente können ursächlich in Frage kommen. Zu erwähnen sind Analgetika (Salicylate, Acetylsalicylsäure, Phenylbutazon etc.), Antibiotika (Penicilline, Tetracycline, Sulfonamide, Rifampicin etc.), chinchone Alkaloide (Chinin, Chinidin), Sedativa, Hypnotika und Antikonvulsiva (Allylisoporphylacethylurea = Sedormid, Barbiturate, Diphenylhydantoin, Meprobamat), Sulfonamid-Derivate (Acetazolamid, Chlorpropamid), Furosemid, Digitoxin.

Die Thrombozytenaktivierung mit Freisetzung prokoagulatorischer Substanzen kann ein Ausmaß erreichen, welches zu einer generalisierten intravasalen Aktivierung des Gerinnungssystems mit nachfolgender Verbrauchsreaktion führt. Auch die nach Nierentransplantationen zu beobachtenden Thrombozytopenien dürften ähnlicher Genese sein. Die Thrombozytopenie tritt in den meisten Fällen innerhalb von 24 h nach der Medikamenteneinnahme auf. Die

Thrombozyten fallen auf 20000/mm³ und darunter. Die thrombozytopenische hämorrhagische Diathese ist von der bei ITP nicht zu unterscheiden. Bei Medikamenten, die schnell eliminiert werden, verschwindet die hämorrhagische Diathese nach 3 bis 4 Tagen. Im Serum der Patienten lassen sich Antikörper nachweisen, die zusammen mit dem auslösenden Medikament Thrombozyten zur Aggregation, zur Lyse, zur Komplementfixation und Freisetzung thrombozytärer Inhaltsstoffe bringen. Die Megakaryozyten im Knochenmark sind normal.

Die Behandlung besteht in der Elimination des Allergens. Kortikosteroide kürzen die Phase der Thrombozytopenie nicht ab, haben jedoch wegen ihres möglichen gefäßabdichtenden Effekts eine positive Wirkung. Thrombozytentransfusionen sind ohne Erfolg, da eine schnelle intravasale Destruktion der Plättchen stattfindet. Akute Blutungskomplikationen können durch Austauschtransfusionen bzw. Plasmapherese beherrscht werden.

Posttransfusionelle Purpura

Das Syndrom tritt bei Personen, die durch vorangegangene Bluttransfusionen und bei Frauen, die durch Schwangerschaften gegen Thrombozyten-Isoantigene immunisiert wurden, auf. Es handelt sich meist um das Thrombozytenantigen PL_{A1}, das bei 98% der Bevölkerung vorhanden ist. Es fehlt den Personen, die eine Posttransfusions-Purpura entwickeln. Die nach Transfusion gegen die Spenderplättchen gebildeten Antikörper richten sich gegen die eigenen Thrombozyten. Etwa eine Woche nach einer erneuten Transfusion kommt es zu einer Destruktion der patienteneigenen autologen Plättchen mit einer Thrombozytopenie von 10000/mm³ und darunter sowie zu einer entsprechenden hämorrhagischen Diathese. Die Thrombozytopenie klingt nach 10 bis 48 Tagen spontan ab. Thrombozytentransfusionen und Kortikosteroide sind ohne Effekt. Akute Blutungskomplikationen können durch die Plasmapherese bzw. Austauschtransfusion beherrscht werden.

Thrombozytopenien unterschiedlicher Genese

Para- und postinfektiös können Thrombozytopenien auftreten. Sie sind nicht nur bedingt durch eine Bildungsstörung oder durch Antigen-Antikörperreaktionen, sondern auch durch direkt schädigenden Effekt des infektiösen Agens auf die Thrombozyten. Sie werden gehäuft im Kindesalter, seltener bei Erwachsenen beobachtet. Thrombozytopenien werden beobachtet u. a. nach infektiöser Mononucleose, Röteln, Varizellen, Mumps, Cytomegalie, Hepatitis und Malaria. Sie treten etwa 1 Woche nach Beginn der Erkrankung auf und können mehrere Wochen andauern. Im Rahmen von Septikämien, überwiegend durch gram-negative, aber auch gram-positive Bakterien kommt es zu Thrombozytopenien. Es bestehen fließende Übergänge zum Syndrom der disseminierten intravasalen Gerinnung und der Verbrauchskoagulopathie, die an anderer Stelle besprochen sind. Bezüglich der Therapie gilt das im vorstehenden Gesagte.

Thrombopenien entstehen nach extrakorporaler Zirkulation und Dialyse aufgrund mechanischer Schädigung der Plättchen, während einer Heparintherapie, bei bestimmten Endokrinopathien (Morbus Cushing, Hyperthyreose), bei sogenanntem Hypersplenismus und als Verbrauchsthrombozytopenie bei Hämangiomen der Leber, der Milz und des Gehirns (Kasabach-Merritt-Syndrom). Im letzten Fall ist Heparin von therapeutischem Nutzen.

Thrombotische thrombozytopenische Purpura (TTP)

Definition und Pathogenese. Das Syndrom wurde 1925 von Moschcowitz erstmalig beschrieben. Die Ätiologie ist unklar. Es finden sich disseminierte Endothelschädigungen und -defekte in den Arteriolen und Kapillaren zahlreicher Organe. Entzündliche Gefäßwandveränderungen sind nicht oder nur selten nachweisbar. Das Endothel der großen Gefäße ist unverändert. Da TTP-ähnliche Syndrome im Verlauf immunologischer Krankheiten wie disseminierter Lupus erythematodes und rheumatoide Arthritis beobachtet worden sind, wurden Beziehungen zu immunologischen Prozessen angenommen, die aber nicht bestätigt werden konnten. Die Erkrankung tritt gelegentlich nach bakteriellen und viralen Infektionen auf. Im Bereich der Gefäßschädigungen kommt es zu hyalinen Mikrothromben. Diese bestehen überwiegend aus Thrombozyten und zu einem geringen Maße aus Fibrin, welches vornehmlich aus den Thrombozyten stammen soll. Im Bereich der Gefäßläsionen ist der endothelständige Plasminogenaktivator nicht bzw. vermindert nachweisbar. Eine lokal aktivierte Fibrinolyse ist demnach nicht möglich und wäre auch weitgehend ineffektiv, da die Thromben überwiegend aus Plättchen bestehen. Es ist eine reduzierte Prostacyclinproduktion der Gefäßwand beschrieben worden, welche durch Minderung des antiaggregatorischen Prinzips das postulierte Gleichgewicht zwischen proaggregatorischer thrombozytärer Thromboxanbildung und antiaggregatorischer endothelständiger Prostacyclinbildung in Richtung auf erhöhte Tendenz zu Plättchenthrombenbildung verschiebt. Aufgrund des therapeutischen Erfolges von Plasmatransfusionen ist das Fehlen eines aggregationshemmenden Faktors im Patientenplasma postuliert worden. Eine erhöhte Aggregationstendenz der Thrombozyten von TTP-Patienten wurde beschrieben.

Klinik und Diagnostik. Die klinischen Erscheinungen sind als Folgen der Gefäßschädigung mit diffuser Plättchenthrombenbildung anzusehen. Sie sind durch eine Pentade charakterisiert, die aus Thrombozytopenie, neurologischen Abweichungen, mikroangiopathisch hämolytischer Anämie, Niereninsuffizienz und Fieber besteht. Die beiden letztgenannten Symptome sind in einer Vielzahl von Patienten jedoch nicht dominierend bzw. nicht nachweisbar. Die Thrombopenie erreicht Werte unter $50\,000/mm^3$. Es wird eine petechiale hämorrhagische Diathese an Haut und Schleimhäuten mit gastrointestinaler, urogenitaler und nasopharyngealer Blutungsneigung beobachtet. Als Folge der Hämolyse mit Nachweis von Fragmentozyten besteht eine Anämie, die Werte bis zu 5 g% erreicht und von Ikterus begleitet ist. Die Niereninsuffizienz kann dialysepflichtig werden. Das neurologische Syndrom besteht aus Paresen, Parästhesien und cerebralen Erscheinungen bis zur Bewußtlosigkeit. Myalgien, abdominelle und thorakale Schmerzen werden beobachtet.

Das Krankheitsbild tritt relativ akut auf. Bevorzugt befallen werden Personen zwischen 10 und 40 Jahren mit einer Bevorzugung der dritten Dekade und einem Überwiegen des weiblichen Geschlechts. Die TTP kann unmittelbar bis mehrere Monate postpartal auftreten.

Die Laborparameter zeigen eine Thrombopenie, hämolytische Anämie mit Fragmentozyten, eine Reticulozytose, Leukozytose und Hyperbilirubinämie. Der Coombs-Test und das L.E.-Zellphänomen sind negativ. Die Thrombozyten- und Erythrozytenüberlebenszeit ist verkürzt. Zeichen einer disseminierten intravaskulären Gerinnung mit Abfall von Fibrinogen und weiteren Gerinnungsfaktoren finden sich nicht.

Differentialdiagnostische Schwierigkeiten könnten auftreten bei isolierten Thrombozytopenien im Verlauf von Autoimmunerkrankungen und mikroangiopathisch hämolytischen Anämien anderer Genese. Bei Sepsis wird eine isolierte Thrombozytopenie bei normaler Fibrinogenkonzentration und Aktivität der übrigen Gerinnungsfaktoren beobachtet, welche differentialdiagnostische Schwierigkeiten bereiten kann. In diesen Fällen sind aber enge Beziehungen zur Verbrauchskoagulopathie mit im weiteren Verlauf in der Regel typischer gerinnungsanalytischer Befundkonstellationen gegeben. Über die Beziehung zum hämolytisch-urämischen Syndrom siehe weiter unten.

Therapie. Am effektivsten scheinen Transfusionen von Frischplasma bzw. frisch gefrorenem Plasma zu sein. Soweit keine Volumenprobleme vorliegen, werden innerhalb der ersten 24 h 6 bis 10 Einheiten empfohlen; an den darauffolgenden Tagen entsprechend dem therapeutischen Effekt bis zu 3 Einheiten/Tag. Tritt nach Unterbrechung der Therapie ein Rückfall auf, wird das therapeutische Regime wiederholt. Alternativ wurden Austauschtransfusionen und Plasmapherese empfohlen. Hochdosierte Gaben von Kortikoiden und Splenektomie sind in jedem Fall fragwürdig. Eine Heparintherapie ist wegen der fehlenden Einbeziehung des plasmatischen Gerinnungssystems mit überwiegend thrombozytärer Komponente der Thromben ineffektiv und ebenso wie eine Fibrinolysetherapie wegen erhöhter Blutungsgefahr nicht indiziert. Über den therapeutischen Effekt einer Infusion von Prostacyclin oder analogen Medikamenten liegen noch keine ausreichenden Erfahrungen vor (Prostacyclindosis: 8–15 ng/kg und min). Plättchenaggregationshemmer sind mehrfach eingesetzt worden, ohne daß eine exakte Aussage über den Nutzen gemacht werden kann. Die Mortalität ist hoch, insbesondere wenn cerebrale Symptome und eine dialysepflichtige Niereninsuffizienz bestehen.

Hämolytisch-urämisches Syndrom (HUS)

Das von Gasser 1955 beschriebene Syndrom weist klinisch und pathologisch-anatomisch eine große Ähnlichkeit mit der thrombotisch thrombozytopenischen Purpura auf. Die Pathogenese unterscheidet sich vermutlich nicht entscheidend. Das Syndrom tritt überwiegend bei Kindern vor dem 8. Lebensjahr auf mit einer Häufung unterhalb des 1. Lebensjahres, selten im Erwachsenenalter. Es wurde auch bei Frauen einige Tage bis mehrere Monate postpartal und in Zusammenhang mit maligner Hypertonie und nach Nierentransplantation beobachtet.

Pathologisch-anatomisch findet sich eine Endothelschädigung der glomerulären Kapillaren und der renalen Arteriolen mit lokaler Deposition von Plättchen-Fibrinthromben. Gelegentlich geht ein viraler oder bakterieller Infekt dem Krankheitsbeginn voraus.

Das Krankheitsbild ist charakterisiert durch die Thrombozytopenie, eine mikroangiopathische Anämie, Fieber, Nierenversagen und relativ häufig durch eine begleitende Hypertonie. Neurologische Manifestationen und eine Leberbeteiligung sind relativ selten. Die Mortalität beträgt bei Kindern ohne Nierenbeteiligung 5%. Die Therapie ist symptomatisch mit Hämodialyse, Bluttransfusionen und antihypertensiver Behandlung. Die Heparingabe wird kontrovers beurteilt. Einzelne positive Ergebnisse mit Hemmsubstanzen der Plättchenfunktion sind berichtet worden.

Thrombozytopathien

Einleitung

Störungen der Thrombozytenfunktion sind angeboren oder erworben. Kongenitale Thrombozytopathien kommen relativ selten vor, erworbene Funktionsstörungen sind häufig und werden im Verlauf unterschiedlicher Grunderkrankungen sowie nach Gabe zahlreicher Medikamente beobachtet. Der Blutungstyp unterscheidet sich mit Auftreten überwiegend von Haut- und Schleimhautblutungen in Form einer Purpura und von Petechien nicht von einer hämorrhagischen Diathese bei Thrombozytopenien und von vaskulären Blutungsneigungen. Der Verdacht auf eine Thrombozytopathie wird immer dann entstehen, wenn bei entsprechender klinischer Blutungssymptomatik die Thrombozytenzahl normal oder annähernd normal

Tabelle 2. Diagnostische Kriterien bei angeborenen Störungen der Plättchenfunktion. (Hardisty, Caen, 1981)

Erkrankung	Thrombozyten-Aggregation						Freisetzung von Serotonin/ADP durch Thrombin	Heredität	Begleitsymptome
	Plättchenzahl	Plättchengröße	ADP	Kollagen	Arachidonsäure	Ristocetin			
Thrombasthenie Glanzmann-Naegeli	N	N	0	0	0	(1)	N	Autosomal rezessiv	
Bernard-Soulier Syndrom	↓(N)	↑	N	N	N	0	N↓	Autosomal rezessiv	
Hermansky-Pudlak Syndrom	N	N	(1)	↓	N	(1)	↓	Autosomal rezessiv	Albinismus
„Storage pool" Defekt	N	N↓	(1)	↓	N	(1)	↓	Autosomal dominant	
Wiskott-Aldrich Syndrom	↓	↓		↓			↓	X-chromosomal rezessiv	Ekzem Infektanfälligkeit
Chédiak-Higashi Syndrom	N↓	N	(1)	↓			↓	Autosomal rezessiv	Partieller Albinismus Infektanfälligkeit
„Aspirin like disease"	N	N	(1)	↓	↓		↓	?	
α-Granula Defekt	↓	↑	↓	↓	N	N	↓	Autosomal dominant	

(1) = nur erste Phase der Aggregation

147

ist und sich keine Störungen im plasmatischen Gerinnungssystem ergeben. Es treten bei Thrombozytopathien jedoch auch Aktivitätsminderungen verschiedener Gerinnungsfaktoren auf, die entweder obligat sind und den thrombozytären Deffekt verursachen (von Willebrand-Jürgens-Syndrom, Afibrinogenämie) oder aber kein konstantes Symptom sind und verschiedene Faktoren in unterschiedlichem Ausmaß betreffen können. Vaskulär bedingte hämorrhagische Diathesen werden in der Regel im Gefolge einer Grundkrankheit beobachtet, die diagnostische Hinweise geben kann. Entsprechend der funktionellen Einheit von Gefäßwand und Thrombozytenfunktion ist eine Beeinträchtigung beider Systeme möglich. Die Thrombozytenfunktionsstörungen, bei denen die Thrombozyten selbst intakt sind, die hämorrhagische Diathese jedoch durch einen Plasmadefekt verursacht ist (v. Willebrand-Jürgens-Syndrom und Afibrinogenämie) sind an anderer Stelle beschrieben. Die übrigen angeborenen Thrombozytopathien lassen sich unterteilen in solche, bei denen der Defekt in der Membran lokalisiert ist und solche, die intrazelluläre Abnormitäten aufweisen. Die Differenzierung und Diagnostik der zahlreichen Funktionsstörungen ist nicht immer leicht. Sie schließt die genaue Eigenanamnese, Familienanamnese, Definition des Blutungstyps und die Allgemeinuntersuchung ein. Eine weitere Aufschlüsselung ist mit Plättchenfunktionstests (Blutungszeit, Adhäsion, Aggregation mit zahlreichen Stimulantien) möglich (Tabelle 2, Abb. 1). In Einzelfällen sind aufwendigere Maßnahmen erforderlich wie Analyse der Freisetzungsreaktion, des Nukleotid- und Serotoningehaltes und der Funktionsfähigkeit des Prostaglandin-Thromboxan-Systems.

Angeborene Thrombozytopathien

Bernard-Soulier-Syndrom

Definition, Ätiologie, Pathogenese. Das Syndrom wurde 1948 von Bernard und Soulier als angeborene hämorrhagische Diathese mit verlängerter Blutungszeit und charakterisiert durch Riesenplättchen beschrieben. Es wird autosomal rezessiv vererbt. Der Defekt ist biochemisch definiert durch einen Mangel, ein Fehlen bzw. eine funktionelle Beeinträchtigung des membranständigen Glycoprotein I-Komplexes (Glycoproteine Ia und Ib). Der Komplex ist für die

148

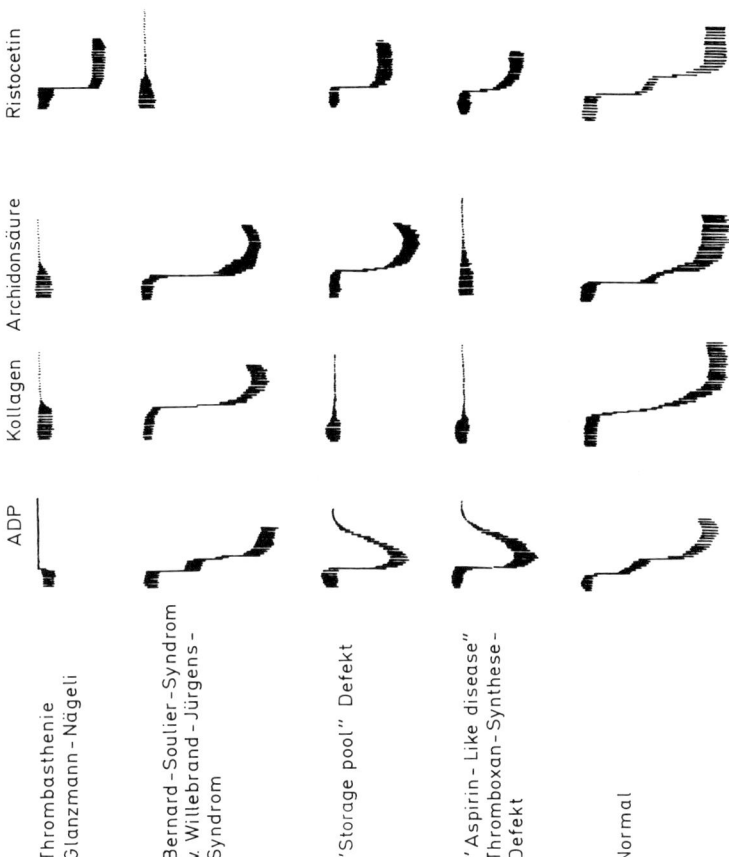

Abb. 1. Verlauf der Aggregationskurven bei angeborenen Störungen der Thrombozytenfunktion im Vergleich zum normalen Aggregationsverlauf nach Stimulation mit ADP, Kollagen, Arachidonsäure, Ristocetin. (Hardisty, Caen, 1981)

Rezeptorfunktion der Plättchen verantwortlich. Er ist einmal notwendig für die Interaktion der Plättchen mit dem von Willebrand-Faktor, der bei der primären Hämostase die Verbindung zum subendothelialen Kollagen herstellt und zum anderen für die Aggregationsauslösung mittels Ristocetin. Folglich bleibt die Adhäsion an subendothelialem Gewebe und die Aggregationsauslösung durch

Ristocetin aus. Während beim von Willebrand-Syndrom nach Suspension der Thrombozyten in Normalplasma die Ristocetin-induzierte Aggregation durch Supplementierung des von Willebrand-Faktors wiederhergestellt werden kann, ist dies bei Thrombozyten des Bernard-Soulier-Syndroms nicht der Fall.

Klinik und Diagnostik. Das Syndrom kann aufgrund klinischer Symptome nicht von anderen angeborenen Thrombozytenfunktionsstörungen unterschieden werden. Es ist charakterisiert durch häufige oberflächliche Haut- und Schleimhautblutungen in Form von Ekchymosen, Purpura und Petechien. Posttraumatische und postoperative Blutungen sind verstärkt und verlängert. Epistaxis, gastrointestinale Blutungen und Menorrhagien können ein unterschiedliches Ausmaß erreichen. Die hämorrhagische Diathese wird schon in den ersten Wochen und Monaten des Lebens beobachtet. Die Plättchenzahl ist normal oder nur gering erniedrigt; die Blutungszeit ist verlängert. Die Gerinnselretraktion und die Plättchenfaktor 3-Verfügbarkeit sind normal. Der Prothrombinverbrauch ist verzögert. Die Thrombozyten aggregieren normal mit ADP, Adrenalin und Kollagen. Die Plättchenagglutinationen mit Ristocetin, bovinem Fibrinogen und Faktor VIII ist reduziert bzw. aufgehoben. Im Gegensatz zum von Willebrand-Jürgens-Syndrom kann die Ristocetin-induzierte Aggregation mit Normalplasma oder Faktor VIII nicht korrigiert werden. Die Plättchenretention ist normal oder herabgesetzt. Mikroskopisch sind Riesenplättchen nachweisbar. Heterozygote sind klinisch unauffällig und haben keinen nachweisbaren Plättchendefekt.

Therapie. In der Regel sind lokale Blutstillungsmaßnahmen ausreichend. Nach Verletzungen und Operationen sind Thrombozytentransfusionen notwendig. Eine Suppression der Menstruationsblutung kann erforderlich werden. Kortikosteroide und Splenektomie sind nicht erfolgversprechend.

Thrombasthenie Glanzmann-Naegeli
Definition, Ätiologie, Pathogenese. Der Plättchendefekt wurde 1918 von Glanzmann erstmals beschrieben. Er wird autosomal rezessiv vererbt. Biochemisch ist der Defekt durch einen Mangel oder ein

Fehlen der Membranglykoproteine II b und III a charakterisiert. Fibrinogen, welches in Plättchen von Thrombasthenie-Patienten ebenfalls reduziert gefunden wird, ist notwendig für eine normale Thrombozytenaggregation durch ADP. Es wird postuliert, daß als Folge des Mangels an Glykoprotein II b und III a ADP nicht in der Lage ist, den Fibrinogenrezeptor der Thrombozyten zugänglich zu machen. Ein Mangel an alpha-Aktinin in den Plättchen wurde ebenfalls beschrieben. ADP, Adrenalin, Thrombin oder Kollagen werden normal an Thrombozyten gebunden. Der nachfolgende Formwandel ist regelrecht, die Aggregation bleibt jedoch aus, was den Defekt in eine spätere Phase der Plättchenfunktion verlegt. Die Adhäsion an subendotheliales kollagenes Gewebe ist ebenfalls normal. Die Adhäsion an und Ausbreitung auf Glas sowie die Retention in Glasperlensäulen ist jedoch gestört.

Klinik und Diagnostik. Die hämorrhagische Diathese unterscheidet sich mit der petechialen Blutungsneigung an Haut und Schleimhäuten, Epistaxis, Menorrhagien, Gastrointestinal-Blutungen und verstärkt posttraumatisch und postoperativen Hämorrhagien nicht von der anderer Thrombozytenfunktionsstörungen. Die Blutungsneigung wird schon im Kleinkindesalter manifest, zeigt unterschiedliche Intensität und hat die Tendenz in höherem Lebensalter etwas abzunehmen. Die Blutungszeit ist verlängert. Obwohl die initialen, morphologischen Veränderungen stattfinden, erfolgt keine Aggregation auf ADP, Adrenalin, Thrombin oder Kollagen, Substanzen bei denen der normale Aggregationsablauf vom thrombozytären ADP abhängig ist. Die Aggregation kann durch bovinen Faktor VIII und Ristocetin (1. Phase) induziert werden. Die Prostaglandin-Endoperoxyd- und Thromboxanbildung, die Sekretion des Inhalts der beta-Granula (Nukleotide, Serotonin) ist normal nach Zugabe von Arachidonsäure, Thrombin und Jonophor A 23 187, erfolgt jedoch nicht nach ADP. Die Plättchenfaktor 3-Verfügbarkeit und der Prothrombinverbrauch sind gestört. Das Plättchenfibrinogen ist in 80% der Fälle erniedrigt. Die Gerinnselretraktion ist ebenfalls gestört. Die Plättchenlebenszeit ist normal. Heterozygote sind symptomlos.

Therapie. Die überwiegende Zahl der Blutungen kann durch lokale Maßnahmen beherrscht werden. Schwere Hämorrhagien werden mit Plättchentransfusionen behandelt. Menorrhagien sind unter Umständen hormonell therapiebedürftig. Splenektomie und Kortikoide sind nicht erfolgversprechend.

Hereditäre Makrothrombozytopathie mit Nephritis und Taubheit. Das von Epstein 1972 beschriebene Syndrom unterscheidet sich bezüglich der hämorrhagischen Diathese, der Plättchenmorphologie und der Plättchenfunktion nicht vom Bernard-Soulier-Syndrom. Das charakteristische ist die Kombination mit hereditärer interstitieller Nephritis und neurogen bedingter Taubheit (Alport-Syndrom). Die Trias wird autosomal dominant vererbt.

Plättchenfaktor 3-Mangel. Der Plättchenfaktor 3 ist kein Faktor im üblichen Sinne, sondern eine Aktivität der Plättchenmembran, die bei der Freisetzungsreaktion verfügbar gemacht wird und bei der Aktivierung plasmatischer Gerinnungsfaktoren im Verlauf der Hämostase von Bedeutung ist. Vermutlich ist die Interaktion zwischen Thrombozyten, Faktor V und Faktor X a gestört. Die Plättchenfaktor 3-Verfügbarkeit in vitro nach Zugabe von Kaolin und ADP ist verringert. Der Prothrombinverbrauch ist reduziert. Aggregation, Sekretion und Blutungszeit sind normal. Die hämorrhagische Diathese ist mittelgradig ausgeprägt. Neben dem isolierten Plättchenfaktor 3-Mangel findet sich der Defekt auch als Teilkomponente von Thrombozytenfunktionsstörungen anderer Genese.

„Storage pool"-Defekt und „Aspirin-like-Disease"

Einleitung. Während das Bernard-Soulier-Syndrom und die Thrombastenie Glanzmann durch eine Störung der ersten Phase der Ristocetin- bzw. der ADP- ausgelösten Aggregation charakterisiert sind, läßt sich bei den Thrombozytopathien mit intrazellulärem Defekt eine Hemmung der zweiten Phase der Aggregation und eine fehlende bzw. eingeschränkte Freisetzungsreaktion nachweisen. Es handelt sich um eine heterogene Gruppe, die sowohl isoliert als auch kombiniert mit anderen Störungen vorkommen kann. Von Hardisty und Hutton wurden 1967 zum ersten Mal eine Gruppe von Patienten mit relativ milder Blutungsneigung beschrieben, von denen zahlreiche eine verlängerte Blutungszeit hatten und deren Plättchen auf Kollagen nicht aggregierten, nach ADP bzw. Adrenalin nur die erste

Phase der Aggregation ohne nachfolgende zweite Phase zeigten. Die Freisetzungsreaktion blieb aus. Die Funktionsstörungen wurden in den letzten Jahren weiter aufgeschlüsselt und charakterisiert. Sie weisen eine weitgehende Gleichartigkeit der Klinik und der Laborparameter auf und lassen sich nur durch die Bestimmung des intrazellulären Nukleotidgehaltes zuordnen.

„Storage pool"-Defekt

Definition und Pathogenese. Das Leiden wird autosomal dominant vererbt. Der Defekt ist ausgezeichnet durch eine Reduktion bzw. ein Fehlen der „dense bodies", (beta-Granula). Die Speicherfähigkeit für ADP, ATP, Calcium und Serotonin ist aufgehoben. Der Gehalt genannter Substanzen im Vergleich zu normalen Thrombozyten ist erniedrigt. Der metabolische Pool ist nicht beeinträchtigt. Da die Speicherorganellen bei Gesunden im Vergleich zu ATP relativ viel ADP enthalten, ist bei Patienten mit „storage pool"-Defekt das Verhältnis ATP zu ADP höher als normal. Nach Inkubation der Thrombozyten mit radioaktiv markiertem Serotonin erfolgt eine normale initiale Akkumulation, wobei der Sättigungsgrad auf einer erniedrigten Stufe bald erreicht ist. Die Degradation des Serotonins im Cytosol der Plättchen erfolgt relativ schnell, da die schützende Funktion der beta-Granula nicht vorhanden ist. Der Prostaglandinmetabolismus ist in der Regel ungestört. Aus diesem Grund läßt sich der nachfolgend beschriebene Aspirin-like-Defekt durch Thrombozyten mit Storage pool-Disease korrigieren und umgekehrt. Bei Patienten mit Storage pool-Defekt wurden jedoch auch Varianten beschrieben, bei denen eine reduzierte Aktivierung der Phospholipase A_2 durch ADP, Kollagen und Adrenalin vorliegt mit reduzierter Freisetzung von Arachidonsäure und reduzierter Prostaglandinbildung. Als Erklärung wurde die fehlende Cofaktorfunktion des ADP für die Prostaglandinsynthetase angenommen. Über begleitende Störungen der Freisetzungsreaktion aus alpha-Granula und Lysosomen wurden ebenfalls berichtet.

Klinik und Diagnostik. Die Blutungsneigung ist relativ milde, weicht aber nicht von den vorstehend beschriebenen Thrombozytenfunktionsstörungen ab. Die Blutungszeit ist verlängert. Die in vitro-Aggregation auf Kollagen ist aufgehoben bzw. stark reduziert; nach

ADP und Adrenalin wird nur die erste Phase der Aggregation mit fehlender Freisetzung beobachtet. Die Thrombozytenaggregate lösen sich leicht wieder auf. Nach Zugabe von Arachidonsäure erfolgt eine Aggregation.

Therapie. Außer lokalen Maßnahmen ist eine Therapie in der Regel nicht notwendig. Nach Verletzungen und operativen Eingriffen stellen Plättchentransfusionen die normale Hämostase wieder her. Obwohl die Plättchenfunktionsstörung bestehenbleibt, läßt sich durch Gabe von Kryopräzipitat die Blutungszeit verkürzen.

Hermansky-Pudlak-Syndrom
Das Syndrom wurde erstmals von Hermansky und Pudlak 1959 beschrieben. Es wird autosomal rezessiv vererbt. Es sind weniger als 50 Fälle in der Weltliteratur dokumentiert. Das Syndrom ist charakterisiert durch die Trias lebenslange Blutungsneigung, Thyrosinase-positiver okkulokutaner Albinismus und das Vorhandensein pigmentierter Makrophagen im Knochenmark. Die Plättchenfunktionsstörung entspricht dem beschriebenen Storage pool-Defekt. Das Syndrom kann kombiniert sein mit einer Lungenfibrose und entzündlichen Veränderungen im Gastrointestinaltrakt.
Weitere Erkrankungen sind mit einem Storage pool-Defekt kombiniert. Zu erwähnen ist das autosomal rezessiv vererbte *Chediak-Higashi-Syndrom,* bei dem abnormale Granula in den meisten Granula-enthaltenen Zellen nachweisbar sind und welches neben der hämorrhagischen Diathese charakterisiert ist durch einen partiellen okkulokutanen Albinismus und rezidivierende eitrige Infekte. Beim *Wiscott-Aldrich-Syndrom* und der *Thrombozytopenie mit Radiusaplasie* sind ebenfalls Speicherdefekte nachgewiesen worden.

alpha-Granula-Defekt („Gray-platelet"-Syndrom)
Es wurden einzelne Fälle beschrieben, bei denen mikroskopisch alpha-Granula nur sehr vermindert nachweisbar waren mit korrespondierendem Mangel an Plättchenfaktor 4, beta-Thromboglobulin, Plättchenfibrinogen und plättcheneigenem Wachstumsfaktor. Die beta-Granula und Lysosomen waren in normaler Anzahl und mit normalem Inhalt erhalten. Wegen des grauen Aussehens der Thrombozyten wurde die Funktionsstörung als „Gray-platelet"-Syndrom

bezeichnet. Es besteht eine Einschränkung der Aggregation auf Kollagen, Thrombin, Adrenalin und ADP. Der Prostaglandinstoffwechsel scheint erhalten zu sein. Der genaue pathogenetische Mechanismus der Störung ist nicht klar.

„Aspirin like-Disease"

Definition und Pathogenese. Der Defekt hat seinen Namen erhalten wegen der Ähnlichkeit der Thrombozytenfunktionsstörung mit der nach Einnahme Acetylsalicylsäure-haltiger Medikamente. Acetylsalicylsäure hemmt durch Acetylierung der Zykloogygenase den Prostaglandinstoffwechsel. Bei dem angeborenen Syndrom ist entweder eine verminderte Aktivität der Zyklooxygenase oder der Thromboxansynthetase nachweisbar. Ein Speicherdefekt liegt nicht vor. Die Granula sind nach Art, Zahl und Inhaltsstoffen komplett vorhanden. Die Aggregation nach Kollagen erfolgt nicht bzw. unvollständig. Nach Zugabe von ADP bzw. Adrenalin zu plättchenreichem Plasma ist nur die erste Phase der Aggregation nachweisbar. Eine Freisetzungsreaktion findet trotz intakter Speicherorganellen nicht statt. In Einzelfällen mit reduzierter Thromboxansynthetase-Aktivität war eine komplette Aggregation auslösbar. Die Ursache der Freisetzungsstörung bei Beeinträchtigung des Prostaglandinstoffwechsels der Thrombozyten ist bisher unklar.

Klinik, Diagnostik und Therapie. Ein Vererbungsmodus ließ sich bisher nicht sicher nachweisen. Die Blutungsneigung besteht lebenslang, ist jedoch eher milde. Die Beeinträchtigung der Thrombozytenaggregation entspricht der bei Storage-pool-Disease, schließt jedoch zusätzlich eine fehlende Reaktion auf Arachidonsäure mit ein. Eine Unterscheidung aufgrund der Aggregationshemmung ist nicht immer möglich. Eine Quantifizierung des Speicherpools ist in der Regel notwendig. Auf Ristocetin erfolgt in beiden Fällen ebenfalls nur die erste Phase der Aggregation. Die Therapie aller zuletzt genannter Defekte entspricht der bei „storage pool"-Disease.

Erworbene Thrombozytopathien

Einleitung

Erworbene Thrombozytenfunktionsstörungen machen die größte Gruppe aus. Sie sind Folge von Medikamenten und bei manifester

hämorrhagischer Diathese häufig Folge von Medikamentenkombinationen, deren Einzelkomponenten jeweils einen unterschiedlichen
Angriffspunkt am Thrombozyten haben. Funktionelle Plättchen-
defekte, die im Verlauf der unterschiedlichsten Erkrankungen auftreten können, sind komplex und in ihrem pathogenetischen Mechanismus nicht in allen Fällen aufgeklärt. Häufig sind die Funktionsdefekte kombiniert mit Thrombozytopenien und Störungen der plasmatischen Gerinnung. Die Diagnose einer Thrombozytenfunktionsstörung wird gestellt aufgrund des klinischen Bildes mit der typischen hämorrhagischen Diathese, der Medikamentenanamnese und
einer zugrundeliegenden Erkrankung, die erfahrungsgemäß mit einer Funktionsstörung der Thrombozyten einhergeht sowie aufgrund
von Funktionstesten – vornehmlich einer eingeschränkten Thrombozytenaggregation. In vielen Fällen wird es nicht möglich und auch
nicht notwendig sein, den speziellen komplexen Mechanismus der
Thrombozytenfunktionsstörung bei der häufig plurikausalen
Genese zu eruieren. Die Behandlung richtet sich nach der Grundkrankheit bzw. dem auslösenden Mechanismus, soweit er bekannt
ist.

Medikamente

Die Applikation eines einzelnen Medikaments mit Wirkung auf die
Thrombozytenfunktion induziert in der Regel keine manifeste hämorrhagische Diathese. Eine Blutungsneigung kann auftreten bei
gleichzeitiger Gabe mehrerer Arzneimittel mit identischem oder unterschiedlichen Angriffspunkt am Thrombozyten oder aber bei
gleichzeitigem Vorliegen einer Hämostasestörung (Hämophilie, Lebererkrankung usw.). Eine Vielzahl von Antiphlogistika und Antirheumatika haben eine Hemmwirkung auf die Thrombozytenfunktion. Die bekannteste und am meisten untersuchte Substanz ist
Acetylsalicylsäure.
Durch Acetylierung der Zyklooxygenase der Thrombozyten und der
Megakaryozyten im Knochenmark wird dieses Enzym inaktiviert
und die Bildung der Prostaglandinendoperoxyde sowie deren Folge-
produkte unterdrückt, wobei dem potenten proaggregatorischen
Thromboxan A_2 klinisch die größte Bedeutung zukommt. Die Blutungszeit ist verlängert, die zweite Phase der Plättchenaggregation

nach ADP und Adrenalin erfolgt nicht, die Aggregation nach Kollagen ist abhängig von der eingenommenen Dosis Acetylsalicylsäure und der Kollagenmenge im Testansatz. Die Freisetzungsreaktion ist beeinträchtigt. Die Acetylierung der Zyklooxygenase ist irreversibel. Die Hemmung des Enzyms besteht während der gesamten Lebenszeit der Thrombozyten von 7 bis 11 Tagen. Nach einmaliger Applikation von Acetylsalicylsäure normalisiert sich die Aggregation ex vivo jedoch schon nach 3–4 Tagen, da das Prostaglandinsystem der neugebildeten Thrombozyten nicht beeinträchtigt ist und den Defekt der inhibierten Plättchen kompensiert. Eine verkürzte Thrombozytenüberlebenszeit bei verschiedenen Zuständen – z. B. nach Implantation künstlicher Herzklappen – wird durch Acetylsalicylsäure jedoch nicht verlängert. Acetylsalicylsäure hat einen schleimhautschädigenden Effekt, so daß über Erosionen bzw. Ulcera der Magenschleimhaut klinisch relevante Blutungen auftreten können. Der tägliche okkulte gastrointestinale Blutverlust nach Acetylsalicylsäureremedikation soll 2–10 ml betragen. Acetylsalicylsäure hemmt außerdem die Zyklooxygenase der Gefäßwand mit konsekutiver Minderung der Prostazyklinproduktion. Eine dadurch bedingte ungünstige Beeinflussung der Balance zwischen thrombozytärem und Gefäßwandprostaglandinsystem mit Verkürzung der Blutungszeit und thrombogenem Effekt nach Gabe hoher Dosen (3 g) wurde gelegentlich experimentell nachgewiesen, ist jedoch nicht gesichert. Die Hemmbarkeit der endothelständigen Zyklooxygenase soll geringer und der Enzymumsatz höher sein als in den Thrombozyten, so daß postuliert wurde, mit einer geringen Dosis (50 bis 300 mg/Tag) ließe sich überwiegend bzw. ausschließlich der klinisch erwünschte, hemmende Effekt auf die Thrombozytenfunktion induzieren. Die übliche täglich applizierte Acetylsalicylsäuremenge beträgt zwischen 1,0 bis 1,5 g/Tag.

Sulfinpyrazon leitet sich chemisch vom Phenylbutazon ab. Die Hemmwirkung auf das Prostaglandinsystem ist im Gegensatz zur Acetylsalicylsäure kompetetiv. Die Thrombozytenfunktionsänderung ist im Prinzip gleichartig. Der ex vivo-Effekt auf die Thrombozytenaggregation ist kürzer. Die übliche Dosierung liegt bei 600 bis 800 mg/Tag. Die Blutungszeit wird nicht verlängert, jedoch ist eine Normalisierung einer verkürzten Thrombozytenüberlebenszeit zu beobachten. Ein meßbarer intestinaler Blutverlust wurde nach Sulfinpyrazon nicht festgestellt. Nach Phenylbutazon und dessen Derivaten, die in zahlreichen Medikamenten und Medikamentenkombinationen enthalten sind, tritt eine Thrombozytenfunktionsstörung geschilderter Art und unter Umständen eine hämorrhagische Diathese auf.

Die Wirkung von *Dipyridamol* auf die in vitro-Funktionstests der Thrombozyten ist nicht sehr ausgeprägt. Die Substanz wirkt wahrscheinlich über eine Hemmung der thrombozytären Phosphodiesterase mit konsekutiv vermindertem Abbau des zyklischen AMP. Eine verkürzte Thrombozytenüberlebenszeit, z. B. bei arterieller Thrombose, Herzklappenersatz wird normalisiert, insbesondere in Kombination mit Acetylsalicylsäure. Eine hämorrhagische Diathese tritt bei ausschließlicher Gabe von Dipyridamol nicht auf.

Dextran führt für sich allein ebenfalls zu keiner hämorrhagischen Diathese. Die Blutungszeit wird verlängert, die Thrombozytenaggregation und Freisetzungsreaktion vermindert. Das Maximum der Wirkung nach einer Dextraninfusion tritt etwa 4–8 h nach Infusionsende auf. Dies soll auf einer vorübergehenden Refraktärität nach vorangehender intravasaler Stimulation der Plättchen beruhen. Dextran 70 und Dextran 40 wirken gleichartig. Wegen der schnelleren Elimination klingt die Wirkung nach Dextran 40 früher ab.

Heparin kann die Plättchenaggregation und Adhäsion hemmen. Nach hohen Dosen wurde eine Aggregationsneigung und eine Verstärkung der Aggregation, welche durch andere Stimulatoren ausgelöst wurde, beobachtet. Für die hemmende Wirkung des Heparins wurde, wie beim Dextran, ein vorübergehender refraktärer Zustand der Thrombozyten nach vorübergehender Aktivierung der Plättchen durch Heparin postuliert.

Penicilline, Carbenicilline und Cephalosporine hemmen die Aggregation und Freisetzungsreaktion und interferieren mit der Plättchenadhärenz an das Subendothel. Nach hoher Dosierung läßt sich eine hämorrhagische Diathese beobachten.

Andere Präparate mit nachgewiesenem Einfluß auf die Thrombozytenfunktion wie Theophyllin, Coffein usw. haben keine klinische Relevanz.

Bei *Urämie* wurden Gerinnungsdefekte und Thrombozytopenien beobachtet. Eine Beeinträchtigung der Thrombozytenfunktion scheint jedoch die Hauptursache für die hämorrhagische Diathese zu sein. Die Blutungszeit ist verlängert, die Plättchenretention und Aggregation kann reduziert sein. Eine Beeinflussung des Prostaglandinstoffwechsels wurde beschrieben. Die Blutungsneigung bessert sich in der Regel unter Dialysetherapie.

Bei *Lebererkrankungen* wurde eine Hemmung der Thrombozytenaggregation beobachtet. Sie ist bedingt durch einen nicht näher definierten Plättchendefekt sowie durch den Einfluß von im Plasma zirkulierenden Fibrinogen-Fibrinspaltprodukten. Eine hämorrhagische Diathese wird hervorgerufen durch eine begleitende Thrombozytopenie und durch die Beeinträchtigung des plasmatischen Gerinnungssystems bei fortgeschrittener Erkrankung.

Bei *myeloproliferativen Erkrankungen* (chronisch myeloische Leukämie, Polycythaemia vera, Thrombozythämie, Osteomyelofibrose) treten hämorrhagische Symptome, aber auch Thrombosen auf. Sie sind nicht obligat nachweisbar. Es wurde ein Aggregationsdefekt und ein Storage pool-Defekt nachgewiesen. Über eine Beeinträchtigung des Prostaglandinstoffwechsels mit reduzierter Bildung von Thromboxan A_2 wurde berichtet. Hyperaggregatorische Zustände kommen vor. Die Blutungsneigung bessert sich in der Regel nach myelosuppressiver Therapie, die Thrombosetendenz läßt sich erfolgreich mit Thrombozytenaggregationshemmern behandeln. Bei akuten Leukämien wurden gleichartige Defekte beschrieben. Die Hemmung der Adhäsion und Aggregation sowie eine verminderte Plättchenfaktor 3-Verfügbarkeit bei Paraproteinämien wird einem sogenannten Coating-Effekt der pathologischen Eiweißkörper auf die Thrombozyten zugeschrieben. Die Blutungszeit ist verlängert und läßt sich durch Plasmapherese normalisieren.

Die bezüglich der Laborteste gleichartige Plättchenfunktionsstörung bei *Glykogen-Speicherkrankheit* Typ I (Glucose-6-Phosphatasemangel) wird durch die chronische Hypoglykämie erklärt und läßt sich durch Glukoseinfusionen vorübergehend ausgleichen. Die Thrombozytenfunktionsdefekte bei *Vitamin B$_{12}$-Mangel, Vitamin C-Mangel, Diabetes* und *Autoimmunerkrankungen* sind ätiologisch noch weitgehend unklar. Es sind zahlreiche Befunde erhoben worden.

Thrombozytose, Thrombozythämie

Es werden autonome Thrombozytosen und reaktive Thrombozytosen unterschieden. Eine Übersicht gibt Tabelle 1. Eine Thrombozytenzahl von über 400 bis 500000/mm^3 gilt als pathologisch. Bei primären und sekundären Formen der Thrombozytenvermehrung im Blut werden Werte von 1 bis 2 Mio/mm^3 erreicht. Bei primärer Thrombozytose treten häufig Blutungskomplikationen und Thrombosen auf (siehe vorhergehenden Abschnitt). Eine enge Korrelation zu der Thrombozytenzahl im peripheren Blut existiert nicht. Gastrointestinale Blutungen, Schleimhautblutungen und Epistaxis sind häufig. 20% der Patienten sollen ein peptisches Ulcus haben. Thrombosen treten im Venensystem und in den Arterien auf. Bevorzugt sind Mesenterial- und Milzvenen. Lungenembolien sind häufig. Arterielle thrombotische Ereignisse treten in Form von akralen Ischämien mit Gangrän, cerebralen transitorischen Attacken und Amaurosis fugax auf. Es zeigt sich häufig eine Thrombozytenaggregationsstörung auf Adrenalin, hingegen sind ADP- und Kollagen-induzierte Aggregation meist normal. Sekundäre Thrombozytosen zeigen in der Regel keinen Funktionsdefekt der Plättchen. Eine Blutungsneigung besteht nicht. Thrombosen sind jedoch häufig. Abgesehen von der Behandlung der Grundkrankheit ist insbesondere bei sekundären Thrombozytosen eine Antikoagulation mit Heparin und Cumarinderivaten sowie Plättchenaggregationshemmern indiziert. Antikoagulantien sind wirksam, da der prokoagulatorische Effekt der Thrombozyten auf das plasmatische Gerinnungssystem gesteigert ist.

Vaskuläre hämorrhagische Diathesen

Einleitung. Vaskulär bedingte Blutungsneigungen können unterteilt werden in angeborene, primäre und im Verlauf einer Grundkrankheit erworbene sekundäre hämorrhagische Diathesen (Tabelle 3). Der Blutungstyp entspricht dem bei Thrombozytopenien und Thrombozytopathien; er ist überwiegend petechial. Blutungen nach Bagatelltraumen, Nasenbluten, Blutungen nach Zahnextraktionen und operativen Eingriffen sowie Menorrhagien sind typische Cha-

Tabelle 3. Klassifizierung vaskulärer, nicht thrombozytopenischer hämorrhagischer Diathesen

Primäre Störungen

1. Heriditäre hämorrhagische Teleangiektasie (Osler, Weber, Rendu)
2. Kavernöses Riesenhämangiom (Kasabach-Merritt-Syndrom)
3. Hereditäre Bindegewebserkrankungen
     (I) Ehlers-Danlos Syndrom
    (II) Pseudoxantoma Elasticum
   (III) Marfan Syndrom
   (IV) Osteogenesis Imperfecta
4. Albinismus
5. Homozystinurie
6. Purpura Simplex
7. Senile Purpura

Sekundäre Störungen

8. Purpura Schoenlein-Henoch
9. Metabolische Purpura
     (I) Scorbut
    (II) Diabetes Mellitus
   (III) Cushing Syndrom; Steroidtherapie
   (IV) Perniciöse Anämie
    (V) Urämie
   (VI) Lebererkrankungen
10. Dysproteinämien
11. Amyloidose
12. Purpura fulminans
13. Purpura bei Infektionskrankheiten
14. Embolische Purpura
15. Medikamenten-induzierte Vasculitis
16. Purpura nach Cardiopulmonarem Bypass
17. Mechanisch induzierte Purpura

rakteristika. Die lokalisierten Gefäßmißbildungen führen zu umschriebenen Blutungen in einem oder mehreren Organen, je nach Lokalisation des Gefäßdefektes. Sie sind leicht zu diagnostizieren, wenn die Gefäßmißbildung an einer einsehbaren Stelle liegt.

Angeborene Vasopathien

Hereditäre hämorrhagische Teleangiektasie (Osler, Weber, Rendu).
Die Erkrankung wurde von Rendu (1896) und Osler (1901) erstmalig

beschrieben. Sie wird autosomal dominant vererbt. Es besteht häufig eine Familienanamnese. Die Blutungsneigung nimmt im Laufe des Lebens zu. Beide Geschlechter sind etwa gleich betroffen. Die Gefäßmißbildungen sind umschrieben und treten multipel auf. Die Blutungen sind auf die Orte der Gefäßmißbildungen beschränkt. Die Gefäßläsionen bestehen in erweiterten Arteriolen und Kapillaren mit einem Mangel bzw. Defekt des subendothelialen elastischen Gewebes. Die Teleangiektasien treten an der Haut, subungual, an den Lippen, der oralen Mucosa der Zunge, am Gesicht, an den Händen, im Ösophagus und Magen, seltener in der Lunge und im Urogenitalsystem auf. Die Läsionen bestehen aus 2–3 mm im Durchmesser messenden flachen runden rot bis violetten Effloreszenzen, die auf Druck verschwinden. Pulmonale arterio-venöse Fisteln, die auch multipel sein können, treten etwa bei 20% der Patienten auf. Relativ häufig ist die Erkrankung assoziiert mit einer Leberzirrhose und Splenomegalie.

Einsehbare Blutungen an Haut und Schleimhäuten sind leicht zu erkennen. Diagnostische Schwierigkeiten bereiten unter Umständen Organblutungen sowie intestinale oder pulmonale Blutungen. Chronische Blutungen verursachen eine hypochrome Anämie. Bei unkompliziertem Verlauf der Erkrankung finden sich keine Abweichungen im Gerinnungssystem. In bis zu 50% der Patienten findet sich ein unterschwellig ablaufender erhöhter Umsatz an Gerinnungsfaktoren, der gelegentlich umschlagen kann in eine akute Verbrauchskoagulopathie. Die Aktivierung des Hämostasesystems ist Folge der veränderten rheologischen Bedingungen in den erkrankten Arealen und der veränderten Gefäßoberflächen (vgl.: Kasabach-Merrit-Syndrom).

Die Blutstillung erfolgte durch lokale Maßnahmen, Kauterisation der nasalen Schleimhaut ist möglich. Intestinale Blutungen erfordern unter Umständen eine Operation. Pulmonale Hämorrhagien stellen schwierige therapeutische Probleme dar. Während der Schwangerschaft kommt es zu einer Remission der Blutungsneigung. Aus diesem Grunde wurde auch eine Östrogentherapie vorgeschlagen. Der Eisenmangel ist zu substituieren.

Kavernöses Riesenhämangiom (Kasabach-Merritt-Syndrom). Das Syndrom wurde von Kasabach und Merritt 1940 beschrieben. Das ausgedehnte kavernöse Hämangiom ist ein gutartiger Tumor der Blutgefäße und besteht histologisch aus dünnwandigen erweiterten Venolen. Es ist überwiegend in der Haut lokalisiert, kann aber auch innere Organe wie Leber und Milz befallen. Die Veränderungen im Hämostasesystem sind bedingt durch einen erhöhten Umsatz an Gerinnungsfaktoren und Thrombozyten entweder im Sinne einer latenten, kompensierten Verbrauchsreaktion oder aber einer akuten Verbrauchskoagulopathie mit deutlichem Abfall von Thrombozyten, Fibrinogen und weiteren Gerinnungsfaktoren. In diesen Fällen ist die hämorrhagische Diathese generalisiert. Der Auslösemechanismus der Umsatzsteigerung ist in den veränderten rheologischen Bedingungen im Hämangiom und in der Kontaktaktivierung durch die abnormalen Endothelien zu sehen. Die Therapie besteht in der operativen Entfernung oder Strahlenbehandlung. Verbrauchsreaktionen können mit Heparin unterbrochen werden.

Das *Ehlers-Danlos-Syndrom* (Ehlers 1901, Danlos 1908) ist autosomal dominant, rezessiv oder X-chromosomal gebunden vererbt. Es ist charakterisiert durch eine Hyperelastizität, leichte Verletzlichkeit der Haut, Überbeweglichkeit der Gelenke und Blutungsneigung. Letztere manifestiert sich als Folge von Mikrotraumen in subkutanen Hämatomen, Purpura, Blutungen nach Zahnextraktionen, gastrointestinalen Blutungen und Hämoptysen. Die Erkrankung basiert auf einem Mangel und einem Defekt der kollagenen und der elastischen Fasern. Die Gerinnungsparameter sind in der Regel normal, vereinzelt sind Thrombozytenfunktionsstörungen beschrieben worden.

Beim *Pseudoxanthoma elasticum* liegt ein Defekt der elastischen Fasern vor. Die hämorrhagische Diathese manifestiert sich in der zweiten und dritten Dekade des Lebens. Das Leiden wird autosomal rezessiv vererbt. Es besteht eine charakteristische Hautfaltung am Hals, im Gesicht, in der Achsel und Inguinalregion. Hier finden sich Teleangiektasien. Spontanblutungen treten überall am bzw. im Körper auf, bevorzugt in der Haut, in den Augen, der Niere, den Gelenken, Uterus und Gastrointestinaltrakt. Gerinnungsparameter sind nicht verändert. Gelegentlich besteht eine Thromboseneigung.

Das *Marfan-Syndrom* ist charakterisiert durch Skelettabnormitäten (Arachnodaktylie), Herzfehler, vaskuläre Defekte, Linsendislokation und hämorrhagische Diathese. Der Vererbungsmodus ist autosomal dominant. Es liegt ein Bindegewebsdefekt unter Einbeziehung der kollagenen und elastischen Fasern vor. Blutungen treten schon nach Bagatelltraumen auf. Die Blutungsneigung nach Verletzungen und Operationen kann massiv sein. Der übrige Gerinnungsstatus ist ohne Besonderheiten.

Die *Osteogenesis imperfecta* ist ein autosomal dominantes Leiden. Es zeichnet sich aus durch Deformation und Fragilität der Knochen. Eine Blutungsneigung tritt gelegentlich auf. Die Ursache scheint in einer Fehlsynthese der kollagenen Fasern zu liegen.

Beim *Albinismus* wird eine vaskuläre hämorrhagische Diathese beobachtet. Gelegentlich bestehen Thrombozytenfunktionsstörungen, die dem Hermansky-Pudlak-Syndrom entsprechen.

Die *Homozystinurie* ist eine autosomal rezessiv vererbte Erkrankung. Sie ist charakterisiert durch Linsenektopie, Skelettabnormalitäten und Muskelschwäche. Der Defekt liegt in einer verminderten Aktivität der Cystathioninsynthetase in der Leber, dem Gehirn und in den Fibroblasten. Homozystin interferiert mit der intermolekularen Quervernetzung des Kollagens. Es besteht eine Tendenz zu gastrointestinalen Blutungen, aber auch zu Thrombosen.

Die *Purpura simplex* tritt bei jungen Frauen auf. Es finden sich Petechien und kleine Blutungen ohne Alteration der Haut überwiegend an Armen und Oberschenkeln. Gelegentlich tritt die Purpura familiär gehäuft auf. Pathologische Befunde finden sich nicht.

Die *Purpura senilis* entwickelt sich bei älteren Menschen spontan überwiegend an den Außenseiten der Unterarme, der Hände und gelegentlich im Gesicht. Die Ursache ist in einer im höheren Alter auftretenden Gefäßwandschwäche zu sehen. Beide letztgenannten Purpuraformen sind nicht behandlungsbedürftig.

Die *Retinocerebellare Angiomatose* (von Hippel-Lindau) wurde 1927 erstmals beschrieben. Sie ist gekennzeichnet durch eine retinale und cerebellare Angiomatose. Ebenso wie der Morbus Osler, das Kasabach-Merrit- und das Sturge-Weber-Syndrom können Hämangiome infolge Ruptur zu lokalen Blutungen mit entsprechender klinischer Symptomatik führen.

Erworbene, Vasopathien

Allergische anaphylakatoide Purpura (Schönlein-Henoch)

Definition, Ätiologie, Pathogenese. Das Krankheitsbild wurde von
Schönlein 1837 als Peliosis rheumatica mit Gelenkbeteiligung und
Purpura dargestellt. Henoch beschrieb 1874 die Purpura mit den begleitenden gastrointestinalen Symptomen. Es handelt sich um eine
allergische Vasculitis unterschiedlicher Ursache. Etwa ein Drittel der
Patienten hat als Folge einer vorhergehenden Infektion mit Strepto-
kokken einen erhöhten Antistreptolysin-O-Titer. Im übrigen werden
bakterielle Infekte und auch Nahrungsmittel ursächlich verantwortlich gemacht. Es finden sich perivaskuläre Infiltrate mit neutrophilen Leukozyten und Makrophagen.

Klinik und Diagnostik. Die Erkrankung bevorzugt das jüngere Lebensalter. 2–3 Wochen nach einem Infekt tritt ein maculo-papulöses
Exanthem mit urtikariellen, teilweise nekrotischem Einschlag und
Purpura auf. Bevorzugte Lokalisation sind die Streckseiten der Extremitäten in Gelenknähe, der Stamm und die Glutealgegend. Eine
Gelenkbeteiligung findet sich in etwa 60%, abdominale Symptome
in 50–80% und eine Nierenbeteiligung in 20–60% der Patienten. Eine begleitende Pleuritis, Perikarditis und Pneumonie sowie eine cerebrale Purpura können vorkommen. Die Dauer der Erkrankung beträgt 4–6 Wochen. Eine persistierende Glomerulonephritis kann das
Krankheitsbild chronisch werden lassen.

Purpura fulminans

Das Krankheitsbild unterscheidet sich von der Purpura Schönlein-
Henoch. Histologisch finden sich diffuse ausgedehnte Hämorrhagien in der Haut mit konsekutiver Nekrose. Eine Beteiligung des
Darmes, der Blase, des Gehirns und der serösen Häute kann hinzukommen. Es werden auch Zeichen der Vasculitis mit Leukozytenin-
filtrationen und Fibrinnekrosen der kleinen Arterien beobachtet.
Kapillaren und Venolen enthalten Thromben. Die Erkrankung betrifft überwiegend junge Menschen. Sie tritt gehäuft nach Virus-
infektionen des Respirationstraktes, nach Varizellen, Röteln, Schar-
lach auf. Die Purpura erscheint 4 Wochen nach Krankheitsbeginn.

Die Erkrankung hat Parallelen zur Shwartzman-Reaktion. Es finden sich Zeichen einer disseminierten intravasalen Gerinnung. Die Therapie besteht in der Behandlung der Grundkrankheit und Heparin zur Unterbrechung der intravasalen Gerinnungsaktivierung.

Purpura nach Infektionskrankheiten und Verschiedenes

Eine Purpura kann nach Ingestion zahlreicher Arzneimittel auftreten. Sie ist verursacht durch eine Antigen-Antikörperreaktion mit der Gefäßwand, durch Ablagerung von Immunkomplexen oder direkte Schädigung. Gleiche Mechanismen spielen eine Rolle bei der Purpura in der Folge zahlreicher bakterieller und viraler Infekte. Gelegentlich wird eine begleitende Thrombozytopenie gesehen. Die Symptome verschwinden nach Elimination des Medikaments bzw. Abklingen der Erkrankung.

Eine Schädigung des terminalen Gefäßsystems mit hämorrhagischer Diathese werden bei verschiedenen Stoffwechselkrankheiten beobachtet: *Vitamin C-Mangel, Diabetes mellitus, Cushing-Syndrom, Urämie* und fortgeschrittene *Lebererkrankung.*

Thrombohämorrhagische Erscheinungen sind häufige Begleitphänomene von Erkrankungen, die mit einer *Paraproteinämie* einhergehen. Bei Makroglobulinämie, multiplem Myelom, Kryoglobulinämie und auch bei Amyloidose finden sich neben einer Blutungsneigung thrombotische Prozesse. Sie sind bedingt durch eine Gefäßschädigung und eine Beeinträchtigung der Thrombozytenfunktion durch sogenanntes „Coating" der Zelloberfläche. Das Hyperviskositäts-Syndrom ist hauptsächlich verantwortlich für die Throomboseneigung. Die Therapie besteht in der Behandlung des Grundleidens.

VII. Operation und Blutung

Präoperative Diagnostik

Vor jedem operativen Eingriff muß eine Gerinnungsstörung ausgeschlossen sein bzw. die hämorrhagische Diathese bezüglich Art und Ausmaß diagnostiziert sein. Dies geschieht durch Erhebung der Eigen- und Familienanamnese, die körperliche Untersuchung und durch ein präoperatives gerinnungsanalytisches Programm.

Die Anamnese und die körperliche Inspektion muß sorgfältig durchgeführt werden (Tabelle 1/III). Milde hämorrhagische Diathesen brauchen nicht notwendigerweise in den gerinnungsanalytischen Global- und Gruppentests von der Norm abweichende Resultate zu geben. Eine differenziertere gerinnungsanalytische Diagnostik wird notwendig, wenn über das Auftreten von Hämatomen nach Bagatellverletzungen, verstärktes Nachbluten nach Zahnextraktionen, Tonsillektomien und anderen Operationen berichtet wird. Aufmerksamkeit ist häufigen Gelenkschwellungen, Hämaturien, Melaena, Menorrhagien und einem verlängerten Nachbluten nach Geburten zu schenken. Wichtig ist eine Medikamentenanamnese, wobei insbesondere nach Antikoagulantien Antirheumatika und Hormonpräparaten zu fragen ist. Zahlreiche Medikamente induzieren als Nebenwirkung latente hämorrhagische Diathesen, vornehmlich durch Beeinflussung der Thrombozytenfunktion oder über die Verstärkung und Abschwächung einer Antikoagulantienwirkung. Durchgemachte Venenthrombosen und Lungenembolien sind Indikatoren für eine erhöhte Gerinnungsbereitschaft, wobei diese gerinnungsanalytisch abgesehen von einem Protein C- und Antithrombin III-Mangel nicht oder nur unsicher zu erfassen ist. Die

Prophylaxe und Therapie perioperativer thromboembolischer Komplikationen ist an anderer Stelle besprochen.

Mit dem in Tabelle 2/III dargestellten gerinnungsanalytischen Programm lassen sich relevante hämorrhagische Diathesen erkennen und zuordnen. Bei unauffälliger Anamnese genügt das Minimalprogramm aus Quickwert, partieller Thromboplastinzeit, Thrombinzeit, Thrombozytenzahl und Blutungszeit. Bei Minimaleingriffen kann unter Umständen ganz auf eine Gerinnungsanalyse verzichtet werden. Bei pathologischem Ausfall einzelner oder mehrerer der angeführten Tests ist unter Umständen eine Einzelfaktorenanalyse zur exakten Lokalisation der Hämostasestörung im Gerinnungssystem und zur Festlegung der Intensität des Defektes notwendig.

Präoperative Therapie von Hämostasedefekten

Bei *Hämophilie A* ist nach kleinen Hämatomen und Bagatellverletzungen ein initialer Faktor VIII-Spiegel von 5–10% anzustreben, der über 2 bis 3 Tage aufrechterhalten werden sollte. Bei kleineren übersichtlichen Operationen, ist ein Faktor VIII-Spiegel von mindestens 10–20% über eine Woche anzustreben, der dann bis zum Abschluß der Wundheilung 5–10% nicht unterschreiten sollte. Bei großen Operationen, Frakturen und interkraniellen Blutungen muß der Faktor VIII-Spiegel für mindestens 1 Woche über 50% der Norm liegen und darf bis zur vollständigen Wundheilung nicht unter 20 bis 30% absinken. Liegt bei Zahnextraktionen die Faktor VIII- bzw. Faktor IX-Aktivität über 10% und beträgt die Zahl der zu extrahierenden Zähne nicht mehr als 1 bis 2, so ist in der Regel kein Krankenhausaufenthalt notwendig und auf eine Substitutionstherapie kann unter Umständen verzichtet werden. Bei mittelschwerer Hämophilie mit Faktorenaktivitäten zwischen 3 bis 10% und schwerer Hämophilie ist eine krankenhausärztliche Überwachung und eine Substitution zur Behandlung erforderlich. Die Mindestkonzentration der Faktoren soll bei 20% liegen. Wird mehr als ein Zahn gezogen, ist eine höhere Konzentration von 30–40% anzustreben. Die Dauer der Substitution erstreckt sich auf 2 bis 5 Tage, bei schweren Hämophilien bis zu 10 Tagen nach der Zahnextraktion. Ein Antifibrinolytikum, Epsilonaminocapronsäure 1 g/10 kg bzw. AMCA

0,1 g/10 kg Körpergewicht und Tag, kann die Gefahr der Nachblutung reduzieren. Für das Verhalten bei *Hämophilie B* gilt das im vorstehenden Gesagte entsprechend.

Die Substitution der Hämophilie A erfolgt mit gereinigten Faktor VIII-Präparaten, die der Hämophilie B mit Faktor IX-Konzentraten bzw. Prothrombinkomplexpräparaten. Eine Übersicht über die Faktorenspiegel und Dauer der Substitution geben die Tabellen 3/IV und 4/IV. Wegen der kürzeren Halbwertszeit ist bei Hämophilie A die Hälfte der Initialdosis alle 6 bis 8 h zu geben, bei Hämophilie B genügt eine 12-stündliche Substitution. Bei Hemmkörpern gegen Faktor VIII kommen die Präparate FEIBA (Immuno) bzw. Autoplex (Travenol) zum Einsatz. Bei einem Hemmstofftiter von unter 5 Bethesda-Einheiten/ml kann der Inhibitor mit Faktor VIII-Konzentration überspielt werden. Auf ein im weiteren Verlauf erfolgendes Ansteigen des Inhibitors ist bei fortgesetzter Substitution zu achten. Bei hohen Inhibitortitern kommt in Einzelfällen die Plasmapherese in Frage.

Bei *Dysfibrinogenämie, Hypofibrinogenämie* und *Afibrinogenämie* sind präoperativ 2 bis 5 g Fibrinogen ausreichend. Die Erhaltungstherapie bis zur Wundheilung besteht in 1 bis 2 g Fibrinogen alle 2 bis 3 Tage. Eine Minimalkonzentration von 100 mg% Fibrinogen ist anzustreben. Bei Dysfibrinogenämie ist zur Fibrinogenbestimmung ein funktioneller Test zu verwenden.

Bei einem angeborenen *Faktor XIII-Mangel* reicht eine Konzentration von 3 bis 10% der Norm zur Blutstillung aus. Zur komplikationslosen Wundheilung sollten höhere Faktor XIII-Spiegel angestrebt werden. Präoperativ wird die Substitution von 2500 E Faktor XIII-Konzentrat (Fibrogammin, Behringwerke) empfohlen, in den 5 postoperativen Tagen bzw. bis zur Wundheilung 500 bis 1000 E jeden Tag bzw. jeden 2. Tag.

Bei angeborenen Mängeln der Faktoren V, XI, XII sowie bei *von Willebrand-Jürgens-Syndrom* erfolgt die Substitution mit Frischplasma bzw. frischgefrorenem Plasma, antihämophilem Globulin bzw. Kryopräzipitat. Die Initialdosis wird wie bei Faktor VIII-Mangel berechnet. Die zeitlichen Abstände der Erhaltungsdosis ergibt sich aus der Halbwertszeit der einzelnen Faktoren.

Bei *Mangel der Faktoren II, VII und X* kommen Prothrombinkomplexpräparate wie bei Hämophilie B zur Anwendung. Die Erhaltungsdosis richtet sich ebenfalls nach der Halblebenszeit der Faktoren. Der Faktor VII hat mit 5 bis 6 h die kürzeste Halbwertszeit.

Bei *Leberparenchymschäden* kann die Gabe von Vitamin K versucht werden. Der Erfolg ist in der Regel nur mäßig. Bei Quickwerten unter 50% wird in Abhängigkeit vom geplanten Eingriff die Substitution von Prothrombinkomplexpräparaten notwendig. Die Berechnung der Dosis erfolgt wie bei Hämophilie B. Substitution von Antithrombin III, Fibrinogen und Thrombozyten ist in Einzelfällen erforderlich.

Die Frequenz der Substitution bei allen im vorstehenden besprochenen Hämostasestörungen wird beeinflußt durch die Größe des Operationstraumas und den perioperativen Verlauf mit möglicher Kreislaufinsuffizienz usw., insgesamt Zustände, die den Umsatz der applizierten Gerinnungsfaktoren erhöhen.

Bei Patienten, die mit *Cumarinderivaten* antikoaguliert sind, können kleinere Eingriffe und Zahnextraktionen bei Thromboplastinzeiten durchgeführt werden, die nur etwas unterhalb des therapeutischen Bereiches liegen bzw. beim Thrombotest um 20%, beim Quicktest und Hepato-Quick um 30%. Bei mittleren Operationen und Arteriographien sollte der Quickwert über 40% liegen. Dies wird erreicht durch eine Therapiepause von 3 bis 6 Tagen. Die Wartezeit kann abgekürzt werden durch die orale Gabe von 3 bis 5 mg Konakion. Der Quickwert ist nach 24 Stunden etwa im gewünschten Bereich. Große Operationen erfordern einen Quickwert von über 50 bis über 60%. Die Antikoagulation muß etwa 6 Tage vor dem Eingriff unterbrochen werden. 5 bis 10 mg Konakion verkürzen die Wartezeit auf etwa 2 Tage. Bei dringenden Operationen lassen sich die durch Cumarine erniedrigten Faktoren des Prothrombinkomplexes zu II, VII, IX und X durch Prothrombinkomplexpräparate sofort normalisieren. Perioperativ ist entsprechend der Berechnung bei Hämophilie B eine Erhaltungssubstitution notwendig, bis die Leber in ausreichender Menge die Faktoren des Prothrombinkomplexes gebildet hat. Die kurze Lebensdauer von Faktor VII ist zu berücksichtigen. Einen Anhalt über das einzuschlagende Vorgehen gibt Tabelle 2/XIV.

Schwierigkeiten bereiten Situationen, in denen eine Operation bei einem Patienten notwendig wird, bei dem eine *Verbrauchskoagulopathie ohne und mit Fibrinolyse* besteht. Ist die Ursache bzw. die Teilursache der Verbrauchsreaktion beseitigt, z. B. ein hypovolämischer

Schock bei Trauma, sollte mit einem operativen Eingriff, soweit das vom chirurgischen Standpunkt aus vertretbar, ist, solange gewartet werden, bis sich die Hämostase rekompensiert hat. Die Hämostasestörung klingt entweder spontan ab, oder läßt sich durch Substitution von Frischplasma bzw. frisch gefrorenem Plasma bei evtl. gleichzeitiger Heparinisierung beseitigen. Ist die Ursache der Verbrauchskoagulopathie nicht beseitigt und wird zum Beispiel durch einen infizierten Abort, ein retroplacentares Hämatom, eine retinierte Frucht, traumatisiertes Gewebe und einen Sepsisherd jeglicher Lokalisation unbeeinflußbar weiter unterhalten, wird eine Operation bei Verbrauchskoagulopathie zur Beseitigung der Ursache notwendig. Der Eingriff muß so schnell wie möglich abgeschlossen werden. Danach klingt die Gerinnungsstörung in der Regel ab. Insbesondere bei Sepsis empfiehlt sich eine perioperative Heparinisierung in einer Dosierung von etwa 15 000 IE/Tag bzw. 2000–3500 IE initial gefolgt von 500–700 IE pro Stunde. Bei Aufbrauch des Hämostasepotentials wird die präoperative Applikation von Frischplasma, frisch gefrorenem Plasma, evtl. Fibrinogen, Kryopräzipitat und Prothrombinkomplexpräparaten erforderlich. Faktorenkonzentrate sollten immer unter Heparinschutz gegeben werden, da sie in unterschiedlichem Ausmaß aktivierte Gerinnungsfaktoren unterhalten, die die Verbrauchsreaktion akzentuieren können. Bei Thrombozytopenien und Thrombozytopathien sind je nach Ausmaß der hämorrhagischen Diathese Frischblut, plättchenreiches Plasma oder Thrombozytenkonzentrat eventuell auch Frischplasma zu geben. Eine Einheit Frischblut (450 ml) enthält etwa $1,0 \times 10^{11}$ Thrombozyten. Eine Einheit plättchenreiches Plasma (ca. 220 ml) enthält etwa 0,7 bis $0,9 \times 10^{11}$ Thrombozyten. Bei Thrombozytenkonzentrat sind in 20 bis 50 ml 0,5 bis $0,7 \times 10^{11}$ Thrombozyten enthalten. Bei Einsatz der Zellseparation können von einem Einzelspender zwischen 2 bis 9×10^{11} Thrombozyten isoliert werden. Zur einmaligen Substitution sind 4 bis 8 Einheiten notwendig. Die Transfusion muß wegen der geringen Haltbarkeit der Thrombozyten 4 bis 6 h nach Herstellung der Präparation erfolgen. Die weitere Substitution im Abstand von etwa 2 Tagen wird bestimmt durch den Therapieerfolg mit Beseitigung der hämorrhagischen Diathese, die Blutungszeit und den Verlauf der Thrombozytenzahlen.

Perioperative Blutung

Bei einer akuten Blutung ist zu entscheiden, ob sie ausschließlich lokale Ursachen hat oder ob das Ausmaß der Blutung in einem Mißverhältnis zu den lokalen Gegebenheiten steht. Im letzteren Fall kommen in erster Linie eine Verbrauchskoagulopathie, eine Hämophilie A, ein von Willebrand-Jürgens-Syndrom und eine Thrombozytopenie jeglicher Genese in Frage. Die übrigen hämorrhagischen Diathesen sind selten. Bis zur anamnestischen und gerinnungsanalytischen Abklärung der angenommenen begleitenden hämorrhagischen Diathese werden Frischblut, Frischplasma, frisch gefrorenes Plasma, in zweiter Linie Fibrinogenpräparate, Cohn Fraktion I und Kryopräzipitat substituiert. Eine Modifikation der gerinnungsspezifischen Therapie erfolgt wie auch bei den im folgenden geschilderten Situationen entsprechend der eingehenden Befunde.

Kommt es zu Beginn des Eingriffs zu einer frühoperativen Blutung, so ist zunächst an eine Thrombozytopenie und Thrombozytopathie (von Willebrand-Jürgens-Syndrom) zu denken. Eine bisher nicht bekannte Subhämophilie kommt ebenfalls in Frage. Als erstes ist die Blutungszeit und die Thrombozytenzahl zu bestimmen. Ein akutes gerinnungsanalytisches Minimalprogramm ist sofort zu veranlassen. Bei der im weiteren Verlauf auftretenden intraoperativen Blutung handelt es sich überwiegend um chirurgisch bedingte Ursachen. In Frage kommen darüber hinaus milde Hämophilien sowie angeborene hämorrhagische Diathesen jeglicher Genese sowie eine dem Operateur nicht bekannte Antikoagulantienbehandlung des Patienten mit Cumarinderivaten.

Bei Blutungen, die in der späten intraoperativen Phase auftreten, handelt es sich neben den schon erwähnten Ursachen vorzugsweise um eine Verbrauchskoagulopathie ohne und mit sekundärer Fibrinolyse, in seltenen Fällen um primäre Fibrinogenolysen. Neben der Blutung im Operationsfeld manifestiert sich die hämorrhagische Diathese durch die für die Verbrauchsreaktion typische generalisierte Blutungsneigung vom plasmatischen und thrombozytären Typ an Haut und Schleimhäuten. Es handelt sich meist um langdauernde Operationen oder um Operationen an Organen, die besonders reich an Aktivatoren der Gerinnung und der Fibrinolyse sind. Folgende Situationen sind besonders prädestiniert, eine intraoperative Verbrauchsreaktion zu induzieren: schwere Unfälle mit Schock, Gewebshypoxie, Azidose, Operationen an Prostata, Lunge und Pankreas, langdauernde Operationen in extrakorporaler Zirkulation, Eingriffe bei Patienten mit Leberzirrhose und bei Lebertransplantationen. Weiterhin ist mit einer Umsatzsteigerung zu rechnen bei speziellen gynäkologischen Eingriffen (vorzeitige Placentalösung, septischer Abort, Fruchtwasserembolie), bei Massivtransfusionen und Transfusion inkompatiblen Blutes. Selbstverständlich ist die sofortige gerinnungsanalytische Abklärung der hämorrhagischen Diathese. Auch schon vor Erhalt des gerinnungsanalytischen Befundes kann bis zu einem gewissen Ausmaß eine gezielte Therapie durchgeführt werden. Beim Schock und Trauma ist mit einer überwiegenden Verbrauchsreaktion zu rechnen. Soweit es die Operationssituation erlaubt, wird eine Heparinisierung mit initial 1000–2500 IE begonnen und mit 250–500 IE/h fortgeführt. Bei größeren Volumensubstitutionen mit gelagertem Blut und Plasmaexpandern ist neben einer Gerinnungsaktivierung ein sogenannter Verdünnungs- bzw. Auswascheffekt von Gerinnungsfaktoren und Thrombozyten zu erwarten. Die entscheidende Maßnahme ist die Substitution von Frischblut und Frischplasma. Nach 4 bis 6 Vollblutkonserven empfiehlt sich die Injektion von 20 ml Calciumgluconat 20%ig. Bei Operationen an Prostata, Lunge und Pankreas ist mit einer Fibrinolyse bzw. Fibrinogenolyse zu rechnen. Man gibt initial 200 000 bis 500 000 KIE Trasylol und anschließend 50 000 bis 100 000 KIE/h. Eine zusätzliche Fibrinogensubstitution nach Unterbrechung der Lyse in einer Dosis von 2 bis 6 g ist neben Frischplasma die geeignete Maßnahme. Epsilonaminocapronsäure und analoge Präparate sind mit großer Zurückhaltung einzusetzen. Bei urologischen Eingriffen und nachgewiesener ausschließlicher Hyperfibrinogenolysen ist die Gabe von 4 bis 6 g Epsilonaminocapronsäure alle 8 h bzw. 0,5 bis 1 g AMCA in gleichen Zeitabständen gerechtfertigt.

Bei unerwarteten **postoperativen Blutungen** ist zunächst eine chirurgische Ursache auszuschließen. Im übrigen muß gedacht werden an eine protrahiert verlaufende Verbrauchsreaktion bei intra- oder postoperativ aufgetretenem Kreislaufschock, bei Operationen mit extrakorporaler Zirkulation an eine unvollständige Heparinneutralisation, an eine erneute Heparinfreisetzung, welche vorzugsweise bei Neutralisation mit Protaminsulfat, weniger bei Protaminchlorid vorkommt und an eine Protaminüberdosierung. Des weiteren muß gedacht werden an eine Überdosierung von Antikoagulantien bei perioperativer Thromboseprophylaxe sowie bei Auftreten der Blutung 1 bis 2 Tage nach dem Eingriff an eine milde Hämophilie, bei der die primäre Blutstillung komplikationslos erfolgte oder an einen Faktor XIII-Mangel. Für eine Gerinnungsanalyse wird in der Regel ausreichend Zeit sein. Die Behandlung richtet sich dann nach dem Resultat und ist an anderer Stelle besprochen.

B. Thromboembolische Erkrankungen des venösen und arteriellen Gefäßsystems

VIII. Indikationen für die Behandlung mit Antithrombotica und Fibrinolytika – eine Übersicht

In Tabelle 1 sind Krankheiten und Zustände aufgeführt, bei denen eine Behandlung mit gerinnungshemmenden Medikamenten oder Fibrinolytika angezeigt ist. Es ist hier lediglich beabsichtigt, eine Übersicht über die möglichen Indikationsgebiete im internistischen und chirurgischen Krankengut zu geben. Die Mehrzahl der Erkrankungen ist an anderer Stelle ausführlich besprochen. Es wird auf die diesbezüglichen Abschnitte verwiesen. Soweit in der Tabelle mehre-

Tabelle 1. Indikationen für Antithrombotika und Fibrinolytika

	Heparin	orale Anti- koagulantien	Thrombo- zyten- aggregations- hemmer	Fibrinolyse
+ Venenthrombose				
Behandlung	●	○		●
Prophylaxe	●	●		
+ Lungenembolie	●	○		●
Cor pulmonale	●	●		○
+ Herzinfarkt				
akut	●			○
Hospitalphase	●	●		
Sekundärphase		●	●	
coronare Herzerkrankung Angina pectoris		●	○	
Kardiomyopathie		●		

Tabelle 1. (Fortsetzung)

	Heparin	orale Antikoagulantien	Thrombozytenaggregationshemmer	Fibrinolyse
Herzinsuffizienz		●		
+ Herzklappenersatz		●	○	
aortocoronarer Bypass		●	●	
+ Vorhofflimmern		●		
Morbus embolicus				
periphere arterielle Embolie	○	●		
cerebrale Embolie	○	●		
Transitorische ischämische Attacke		●	●	
periphere arterielle Verschlußkrankheit		●	●	○
nach Thrombendarteriektomie		○	●	
nach Bypassoperation		●	○	
+ Hämodialyse arteriovenöser Shunt	●	●	●	○
Hyperkoagulabilität erhöhtes Gerinnungspotential	●	●		
Polyglobulie		●		
Thrombozytose		●	●	
Hyperfibrinogenämie		●		
Antithrombin III-Mangel		●		
Tumorbestrahlung, Becken, Thorax		●		
Kreislaufschock ‚low flow state'	●			
Verbrauchskoagulopathie	●			○

+ absolute Indikationen
○ seltene ergänzende bzw. spezielle alternative Indikationen

re Medikamente angegeben sind, handelt es sich um Alternativen, die in Abhängigkeit von der aktuellen Situation und dem Behandlungsziel eingesetzt werden oder aber um unterschiedliche Phasen innerhalb des Krankheitsablaufes, die eine Modifikation der in die Gerinnung eingreifenden Therapie sinnvoll erscheinen lassen. Die Tabelle enthält sowohl absolute wie auch relative Indikationen für eine gerinnungsspezifische Behandlung. Im ersteren Fall ist aufgrund langjähriger Erfahrung und von Studien der prophylaktische oder therapeutische Effekt zweifelsfrei erwiesen. Im letzteren Fall kann aufgrund der klinischen Erfahrung und des zugrundeliegenden pathogenetischen Mechanismus ein positiver Effekt der Therapie angenommen werden und teilweise als sicher gelten. Man wird die Entscheidung über die Behandlung jeweils für den einzelnen Patienten in Abhängigkeit seiner vorliegenden Thrombosegefährdung fällen. Diese wird immer dann anzunehmen sein, wenn die Erkrankung begleitet ist von einer Herzinsuffizienz mit verringertem Herzminutenvolumen, und Zuständen, bei denen eine gesteigerte Gerinnungsfähigkeit und ein erhöhtes Gerinnungspotential des Blutes vorliegen (Tabelle 3).

In der Akutphase einer Venenthrombose sind Heparin und Fibrinolytika indiziert. Orale Antikoagulantien werden in der Nachbehandlungsphase zur Verhütung eines Rezidivs eingesetzt. Gleiches gilt für die Lungenembolie. Die Dauer der oralen Antikoagulantientherapie bei unkomplizierter Venenthrombose erstreckt sich, wie im nachstehenden ausgeführt, auf 3 bis 6 Monate, die der unkomplizierten Lungenembolie auf 6 bis 12 Monate. Bei Rezidiven ist die Therapie unter Umständen lebenslang durchzuführen. Die Prophylaxe der tiefen Venenthrombose erfolgt im Krankenhaus mit der subcutanen ‚low-dose'-Heparinbehandlung, welche auch ambulant durchgeführt werden kann. In der Regel besteht die ambulante Prophylaxe in der Gabe von oralen Antikoagulantien. Bei einer Mesenterial-, Pfortader- und Milzvenenthrombose ist eine Fibrinolysebehandlung wegen der Gefahr der hämorrhagischen Infarzierung nur ausnahmsweise indiziert. Eine Langzeitantikoagulation im chronischen Stadium ist sinnvoll. Das Cor pulmonale erfordert eine Antikoagulation, wenn eine Rechtsherzinsuffizienz oder eine Polyglobulie vorliegen und in jedem Fall, wenn es sich um ein Cor pulmonale vasculare handelt, insbesondere als Folge von rezidivierenden Mikroembolien. In letzterem Fall kann eine Fibrinolysebehandlung indiziert sein, die frühzeitig durchgeführt, den pulmonal-arteriellen Druck senken kann. Bezüglich des Herzinfarktes wird auf das entsprechende Kapitel verwiesen. Bei koronarer Herzkrankheit und stabiler wie instabiler Angina pectoris werden begleitende thrombotische Vorgänge angenommen. Zur Verhinderung einer Progression der Gefäßveränderungen und coronarthrombotischer Ereignisse kamen bisher überwiegend die oralen Antikoagulantien zum Einsatz. Unter der Vorstellung einer entscheidenden Beteiligung der Thrombozyten auf die Progression der Koronarstenose und an der Entstehung von Rhythmusstörungen durch Mikroembolien in die Peripherie des Coronargefäßsystems finden in Prophylaxe und Therapie zunehmend Aggregationshemmer Verwendung. Bei Kardiomyopathie und Herzinsuffizienz erfolgt die Behandlung mit oralen Antikoagulantien zur Verhinderung von tiefen Beinvenenthrombosen und der Thrombenbildung in den Herzhöhlen zumindestens bis zur kardialen Rekompensation. Nach Herzklappenersatz, auf den ebenfalls an anderer Stelle ausführlich eingegangen ist, finden Thrombozytenaggregationshemmer nur in besonderen Fällen zusammen mit Antikoagulantien Verwendung. Der positive Effekt einer gerinnungshemmenden Therapie nach aortokoronarem Bypass ist noch Gegenstand der Diskussion. Bei Vorhofflimmern, insbesondere bei Mitralstenose und dilatiertem linken Vorhof ist die Antikoagulation zur Verhinderung von Vorhofthromben und konsekutiven peripheren Embolien indiziert. In diesen Fällen ist eine Antikoagulation auch nach einer Hirnembolie zur Rezidivprophylaxe gerechtfertigt. Bei den transitorischen ischämischen Attacken und den Zuständen nach Gefäßoperationen sind zahlreiche Studien durchgeführt worden, die den positiven Effekt einer antithrombotischen Therapie belegen. Die Progression der peripheren arteriellen Verschlußkrankheit wird vermutlich durch orale Antikoagulantien aufgehalten. Über den Wert der Aggregationshemmer liegen keine ausreichenden Untersuchungen vor. Die Fibrinolysetherapie der arteriellen Verschlußkrankheit ist besonderen Indikationen vorbehalten, die in dem entsprechenden Abschnitt abgehandelt sind. Während der Hämodialyse und der Hämoperfusion ist eine Antikoagulation selbstverständlich Voraussetzung. In letzter Zeit sind zunehmend Mitteilungen erschienen, die durch die Infusion von Prostacyclin eine Reduktion der Heparinisierung ermöglichen oder diese sogar in Einzelfällen überflüssig machen. Trotz der urämischen Blutungsneigung kann bei rezidivierenden Shunt-Thrombosen die Prophylaxe einer Reocclusion mit oralen Antikoagulantien oder Aggregationshemmern indiziert sein. In vielen Fällen läßt sich der Hämodialyseshunt bei einem frischen Verschluß durch lokale Fibrinolysebehandlung mit relativ geringen Mengen Streptokinase oder Urokinase, die systemisch keine Auswirkung haben, wieder eröffnen. Bei allen Erkrankungen, die mit einer Hyperkoagulabilität und einem erhöhten Gerinnungspotential einhergehen, ist eine Thromboseprophylaxe in der Regel sinnvoll. Sie erfolgt meist mit oralen Antikoagulantien, kann aber bei Zuverlässigkeit des Patienten bzw. im stationären Bereich auch über längere Zeit mit subcutan injiziertem Heparin durchgeführt werden. Kreislaufschock und Verbrauchskoagulopathie sind zur Verhinderung von tiefen Becken-Beinvenen-Thrombosen und Fibrindeposition in der Mikrozirkulation ein Indikationsgebiet der Heparintherapie. Bei angenommener Fibrinierung der Gefäßperipherie ist bei Verbrauchskoagulopathie trotz des bestehenden Hämostasedefektes eine Fibrinolysebehandlung indiziert.

Venenthrombose

Häufigkeit venöser Thrombosen und Lungenembolien

Die Angaben über die Häufigkeit venöser Thrombosen und der Lungenembolie beim stationären Patientengut schwanken in Abhängigkeit von der Qualität und dem Umfang der diagnostischen Maßnahmen. Aufgrund klinischer Untersuchungsergebnisse wird die Thrombosefrequenz bei stationär behandelten Patienten bis zu 5% angegeben, die Häufigkeit von Lungenembolien zwischen 1 und 2% und die Mortalität nach Lungenembolie zwischen 0,1 und 1%. Im unausgewählten Obduktionsgut werden Venenthrombosen in 1,4 bis 30% angegeben. Im Sektionsgut internistischer Patienten wurden in 40 bis 60% venöse Thrombosen festgestellt. In 15 bis 20% dieser Patienten mit Thrombose war eine Lungenembolie nachweisbar. Von diesen waren wiederum nur 11 bis 15% klinisch diagnostiziert

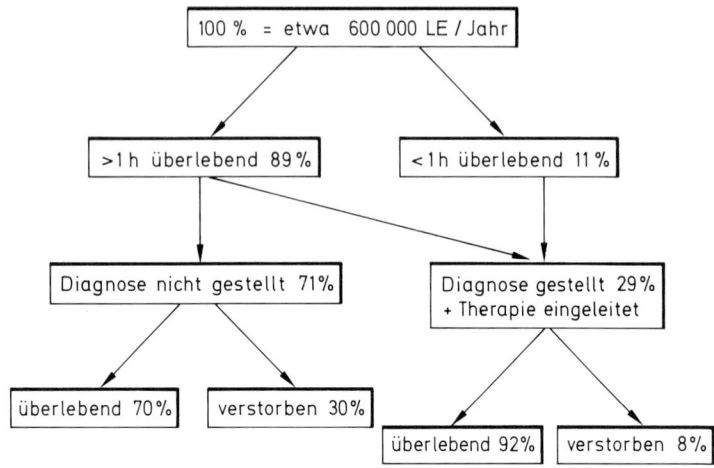

Abb. 1. Häufigkeit, Diagnostik und Therapieerfolg der Lungenembolie. (LE) in den USA (Schöndorf, 1982)

worden und in 3 bis 8% als Todesursache angesehen worden. Die Treffsicherheit der Thrombose- und Lungenemboliediagnostik ohne apparative Untersuchungsverfahren ist im günstigsten Fall zwischen 50 und 60% anzusetzen. Sie liegt meist jedoch niedriger (Abb. 1). Seitdem zur Diagnostik der Venenthrombosen systematisch die Phlebographie, die Ultraschall-Doppler-Sonde und der Radiofibrinogen-Test eingesetzt werden, wird deutlich, daß ohne Prophylaxe Thrombosen in einem erheblich höheren Prozentsatz als früher angenommen, auftreten (Tabelle 2). Etwa 90% aller klinisch relevanten Thrombosen entstehen im Venenbereich der unteren Extremitäten und des Beckens; 4% entfallen auf die oberen Gliedmaßen; 2 bis 4% betreffen venöse Stromgebiete anderer Organe. Embolien aller Schwergrade treten bei Thrombosen im Ileofemoralbereich in etwa 40%, im Unterschenkel zu 10 bis 30% auf.

Im Verlauf von Monaten und Jahren soll es spontan in 35% der tiefen Beinvenenthrombosen zu vollständiger und in 55% zu einer Teilrekanalisation kommen. Der Klappenapparat der Venen ist jedoch weitgehend zerstört. Nach Heparintherapie entwickelt sich im Laufe von Jahren in bis zu 70% ein postthrombotisches Syndrom.

Tabelle 2. Häufigkeit tiefer Venenthrombosen. Nachweisverfahren: Positiver Radiofibrinogentest. (Gallus, Hirsh, 1976)

Operationen	
Abdomen	14–33%
Thorax	26–65%
Gynäkologie	14–19%
Totale Prostatektomie	24–51%
Transurethrale Prostataresektion	7–10%
Hüftgelenksendoprothetik	48–54%
Schenkelhalsfraktur	48–74%
Wochenbett	3%
Innere Medizin	
Myokardinfarkt	23–38%
Apoplexie	60%

Pathogenetische Faktoren, (Tabelle 3), die als Begleiterscheinung einer Grundkrankheit oder als Folge eines operativen Eingriffes auftreten können, sind eine Hyperkoagulabilität des Blutes, Hypozirkulation, Hypofibrinolyse, Hyperviskosität mit und ohne Hyperfibrinogenämie, Hyperaggregabilität der Thrombozyten und eine Thrombozytose. Als Risikofaktoren kommen erhöhtes Lebensalter, eine Varicosis, ein Zustand nach früher durchgemachten Venenthrombosen, eine Infektion, Adipositas, Malignome, Paresen, Herzinsuffizienz, ein operativer Eingriff, dessen Art und Dauer über 30 Minuten, der operative Blutverlust, in Frage.
(Beneke, 1980; Heene et al. 1977; Heene, Lasch, 1982; Schmutzler, R., 1981 a).

Klinik und Diagnostik der Venenthrombosen

Eine Thrombose ist in der Initialphase des Entstehens klinisch kaum faßbar. Die Symptomatik ist uncharakteristisch. Ein Beinödem und eine livide Verfärbung der Haut treten erst auf, wenn die Thrombose ein gewisses Ausmaß erreicht hat und durch appositionelles Wachstum zunehmend Kollateralen verschlossen werden. Häufig wird die Thrombose erst 2 bis 4 Tage nach ihrem Entstehen klinisch sichtbar. 80 bis 90% der Beinvenenthrombosen nehmen ihren Ausgang in den Unterschenkelvenen. Eine Ausnahme machen Thrombosen nach Operationen im Oberschenkelhüftgelenksbereich. Hier beginnt die Thrombose gehäuft in der Vena femoralis der operierten Extremität.

Tabelle 3. Thrombosefördernde Faktoren. (Heinrich, Klink, 1981)

A. Stase

a) Systemisch bedingt:
  - Immobilisation (sitzende Tätigkeit, Bettlägerigkeit, Frakturen,
    Gipsverbände, Plegien)
  - Übergewicht
  - Schwangerschaft, Wochenbett
  - chronische Herzinsuffizienz
  - chronische Lungenerkrankung

b) Lokal bedingt:
  - Varizen
  - postthrombotisches Syndrom
  - Kompression (Lymphome, Hämatome, abdominelle Tumoren,
    neuromuskuläres Schultergürtelsyndrom)

B. Venenwandläsionen

  - Trauma (operativ oder akzidentell)
  - Hypoxie (Azidose)
  - Endotoxine
  - Phlebitis
  - degenerative Veränderungen (Diabetes mellitus)
  - Phlebosklerose

C. Änderungen des Gerinnungsstatus

a) Erhöhung präkoagulatorischer Faktoren:
  - Thromboplastineinschwemmung (nach operativen Eingriffen, bei
    metastasierenden Tumoren, insbesondere Pankreas, Kolon, Magen,
    Urogenitaltrakt, Lunge, nach Verbrennung)
  - Thrombozytose (nach Milzexstirpation, bei Polyzythaemia vera)
  - Hyperfibrinogenämie (metastasierende Tumoren, Infekte)

b) Erniedrigung inhibitorischer Faktoren:
  - Fibrinolysehemmung (Diabetes mellitus, Fettstoffwechselstörungen,
    Kortikoidtherapie, Antikonzeptiva)
  - Antithrombin III Mangel (angeboren, erworben bei Leberinsuffizienz
    und Pankreatitis)

c) Hyperviskosität:
  - Hämatokriterhöhung, Exsikkose, Polyglobulie, diuretische Therapie)
  - Paraproteinämie
  - Dysproteinämie
  - Kryoglobulinämie

Etwa 80% der Thrombosen bleiben auf den Unterschenkel beschränkt. Von diesen lösen sich ein Drittel spontan wieder auf. 6 bis 20% der Thrombosen schreiten nach proximal fort und sind potentieller Ausgangsort hämodynamisch wirksamer Lungenembolien.

Bei der Phlebographie beträgt die Reproduzierbarkeit und die Sicherheit der Thrombendarstellung für die Beckenvenen 79%, für die Vena poplitea und die Vena femoralis 95% und für die Unterschenkelvenen 84%. Bezogen auf die Phlebographie lassen sich mit der Ultraschall-Doppler-Sonde Thrombosen im Beckenbereich zu 90%, im Oberschenkelbereich zu 76%, im Bereich der V. poplitea zu 67% und in den Unterschenkelvenen zu 52% erfassen. Falschpositive Ergebnisse treten in 12% der Untersuchungen auf. Während die Ultraschall-Doppler-Sonde zum Nachweis von Thrombosen im Unterschenkelbereich nur bedingt einsetzbar ist und in der Regel der Kontrolle durch die Phlebographie bedarf, zeigt der Jod[131]-Fibrinogentest hier in 78 bis 97% Übereinstimmung mit der Phlebographie. Thrombosen im Poplitebereich sind mit ihm zu 50% nachweisbar, im Oberschenkelbereich zu 30%. Zum Nachweis von Beckenvenenthrombosen eignet sich der Radiofibrinogentest nicht. Insbesondere nach Operationen im Oberschenkel-Hüftgelenksbereich erhält man mit dem Radiofibrinogentest keine Aussagen über die proximale Ausdehnung einer Thrombose (Heene, Lasch, 1982).

Prophylaxe der Venenthrombosen

Ziel der Thromboembolieprophylaxe ist die Vermeidung der Venenthrombose, tödlicher und nicht tödlicher Lungenembolien und des postthrombotischen Syndroms. Es sind zahlreiche Untersuchungen mit Heparin in unterschiedlicher Dosierung und Applikationsart, mit Cumarinen, Dextran und Aggregationshemmern durchgeführt worden. Systematische Studien über den Wert physikalischer Maßnahmen existieren nicht oder nur an kleinen Patientenzahlen. Man wird sich zu entscheiden haben zwischen einer generellen Thromboseprophylaxe und einer gezielten Prophylaxe bei gefährdeten Patienten und bestimmten Operationen mit erhöhtem Thromboserisiko. Bei kleineren und mittleren Eingriffen an Patienten bis zum 30. Lebensjahr kann auf eine generelle Prophylaxe verzichtet werden. Bei Personen über 40 Jahren und ausgedehnten Eingriffen ist eine generelle Prophylaxe empfehlenswert. In der inneren Medizin wird sie sich auf Patienten mit erhöhtem Thromboserisiko beschränken.

Heparin

Der Anstoß zur Prophylaxe von Venenthrombosen und Lungenembolien geht auf Untersuchungen von Lenggenager (1957) und Sharnoff (1966) zurück. Wird Heparin vor dem thrombogenen Stimulus (z. B. Operation) gegeben, so genügen relativ geringe Mengen, um den im Gerinnungsablauf zunächst entstehenden aktivierten Faktor X zu inhibieren. Die Bildung von Thrombin wird verhindert, eine Umwandlung von Fibrinogen in Fibrin erfolgt nicht. Ist aufgrund der Intensität des thrombogenen Ereignisses die Inhibierung des Faktors Xa nicht ausreichend, oder wurde Heparin erst nach der Aktivierung des Gerinnungssystems gegeben, sind zur Inhibition der Thrombinwirkung höhere Heparinmengen notwendig. Dies wird dadurch untermauert, daß die ‚low-dose' Heparin-Prophylaxe nach Schenkelhalsfrakturen im Vergleich zu elektiven Hüftgelenksoperationen weniger erfolgreich ist. Bei erstgenannten Patienten trat schon vor der Heparingabe eine Aktivierung des Gerinnungssystems mit Thrombinbildung auf.

Unter ‚low dose' Heparin-Prophylaxe wird die 2 bis 3malige tägliche Gabe von 5000 I. E. Heparin subcutan verstanden. Beim chirurgischen Krankengut erfolgt die erste Heparingabe 2 oder 4 h präoperativ. Anschließend wird die gleiche Dosis in 8stündlichen oder 12stündlichen Intervallen während der ersten 7 postoperativen Tage oder bis zur völligen Mobilisierung des Patienten gegeben. Etwa 50% der Beinvenenthrombosen treten intraoperativ auf, von den restlichen 50% entsteht die Mehrzahl innerhalb der ersten 3 Tage nach der Operation. Bei Patienten mit erhöhtem Thromboserisiko und der Gefahr von im postoperativen Verlauf auftretenden Thrombosen sowie bei Patienten der Herz- und Gefäßchirurgie, bei denen eine Dauerantikoagulation notwendig ist, wird zwischen dem 3. bis 6. postoperativen Tag übergegangen auf die Antikoagulation mit Cumarinderivaten. Heparin wird abgesetzt, sobald die Thromboplastinzeit (Quickwert, Hepato-Quick, Thrombotest) im therapeutischen Bereich liegt. Hinsichtlich der Reduktion operativ ausgelöster Venenthrombosen war zwischen der täglichen Gabe von 3 × 5000 I. E. Heparin und 2 × 5000 I. E. Heparin kein entscheidender Unterschied festzustellen. Bei Patienten mit hohem Thromboserisiko ist jedoch die dreimalige Gabe empfehlenswert. Eine gerinnungsanalytische Kontrolle der Heparinwirkung mittels der Thrombinzeit oder der aktivierten partiellen Thromboplastinzeit bzw. eine Überwachung des Heparinspiegels mittels chromogener Substrate erübrigt sich in der Regel. Ein Heparineffekt bzw. ein meßbarer Heparinspiegel ist im Plasma nicht oder nur in der ersten bis vierten Stunde nach Injektion nachweisbar. In Einzelfällen kann es bei einer langdauernden ‚low dose' Heparin-Prophylaxe, die sich über mehr als 5 bis 7 Tage erstreckt, zu einer Akkumulation des Heparins mit dann deutlich verlängerten Gerinnungszeiten kommen. Aus diesem Grunde ist insbesondere bei Blutungskomplikationen eine gelegentliche Kontrolle der Thrombinzeit bzw. des Heparinspiegels sinnvoll.

Dihydergot erhöht den venösen Rückstrom. In der Hoffnung, die Thrombosehäufigkeit weiter senken zu können, wurden Prophylaxeschemata vorgeschlagen, bei denen 2 oder 3 × 5000 I. E. Heparin jeweils zusammen mit 0,5 mg Dihydergot gegeben wurden. In einigen Studien mit Dihydergot wurde die Heparinmenge auf 2 oder 3 × 2500 I. E. Heparin pro Tag reduziert. Es hat den Anschein, daß die zusätzliche Gabe von Dihydergot das Thromboserisiko weiter senken kann. Zumindest scheinen die tägliche Gabe von 2 × 5000 I. E. Heparin mit jeweils 0,5 mg Dihydergot dem Effekt von 3 × 5000 I. E. Heparin gleichwertig zu sein. Bei Patienten mit hohem Thromboserisiko ist die Steigerung der Dosis am 2. bzw. 3. postoperativen Tag auf 3 × 7500 I. E. zu erwägen. Unter dreimaliger Verabreichung von Heparin konnte bei gleicher Thromboseinzidenz wie nach zweimaliger Injektion die proximale Ausdehnung von Thromben in die Vena poplitea, Vena femoralis und Vena iliaca von 6% in der Kontrollgruppe auf 0,6% gesenkt werden. Dies ist von besonderer Bedeutung bezüglich der Verhinderung von Lungenembolien, die auf diese Weise signifikant gesenkt werden konnten. Postoperative Blutverluste und Blutungskomplikationen waren unter Heparinprophylaxe nicht signifikant häufiger. Unter Natrium-Heparin sollen im Vergleich zu Calcium-Heparin die Blutverluste etwas höher sein, und es soll häufiger zu kleinen Hämatomen um die Injektionsstelle kommen. Die prozentuale Häufigkeit tödlicher Lungenembo-

Tabelle 4. Reduktion postoperativ auftretender tödlicher Lungenembolien durch Behandlung mit „low-dose"-Heparingabe. (Matt, Gruber, 1977)

Autoren	Anzahl untersuchter Patienten		tödliche Lungenembolien		Signifikanz
	Kontrolle	Heparin	Kontrolle	Heparin	
Gruber et al.	1631	1610	18 (1,1%)	6 (0,4%)	p < 0,05
Kakkar et al.	2076	2045	16 (0,8%)	2 (0,09%)	p < 0,005
Sagar et al.	236	264	8 (3,4%)	0 (0,0%)	p < 0,01
Total	3943	3919	42 (0,8%)	8 (0,2%)	p < 0,001

lien konnte unter ‚low dose'-Heparin in unterschiedlicher Dosierung von 0,8 bis 3,4% auf 0 bis 0,4% der Patienten gesenkt werden (Tabelle 4).

In der *Allgemeinchirurgie* liegt die mittlere Thrombosehäufigkeit bei 35,4%. Sie schwankt entsprechend den vorgenommenen Eingriffen zwischen 20 und 65%. Unter 3×5000 I.E. Heparin konnte die postoperative Thrombosehäufigkeit um 66% auf ein Drittel gesenkt werden, unter 2×5000 I.E. Heparin pro Tag im Mittel um etwa 50%.

In der *Orthopädie* bei elektivem Hüftgelenksersatz liegt die mittlere Thrombosehäufigkeit bei 57,3%. Bei 90% der Patienten ist die operierte Extremität betroffen und dabei gleichzeitig bis zu 60% die Femoralvene. Für die Thrombosefrequenz werden das relativ hohe Lebensalter der Patienten, lokale Zirkulationsstörungen der Venen im Operationsbereich mit Dilatation der proximalen Vena femoralis, ausgedehnte Gewebstraumatisierungen und eine ausgesprochene postoperative Stromverlangsamung verantwortlich gemacht. Unter 3×5000 I.E. Heparin pro 24 h konnte die Thrombosehäufigkeit im Mittel auf 20% gesenkt werden, nach Zusammenstellungen anderer Autoren sogar auf 14%. Da sich zahlreiche Thrombosen noch zwischen dem 7. und 14. postoperativen Tag entwickeln können, ist eine Ausdehnung der Heparinprophylaxe über den 7. postoperativen Tag hinaus empfehlenswert. Durch Kombination mit Dihydroergotamin läßt sich die Thrombosefrequenz weiter senken. Durch Erhöhung der Heparindosis auf 3×7500 I.E. pro 24 h konnte die Thrombosehäufigkeit auf 11% gesenkt werden (Tabelle 5).

In der *Gynäkologie* liegt die Thrombosehäufigkeit, nachgewiesen mit

Tabelle 5. Häufigkeit tiefer Beinvenenthrombosen (TVT) nach elektiven Hüftgelenksoperationen und verschiedenen Modifikationen der Heparinprophylaxe. ASL: Acetylsalicyl-Lysin (Schöndorf, 1978)

Dosis die	Kontrollen	Heparin s. c.		
		3×5000 I. E.	3×5000 I. E. ASL	3×5000 I. E. 3×7500 I. E.
Zahl der Patienten	15	30	30	38
Patienten mit TVT	9 (60%)	10 (33%)	8 (27%)	4 (11%)
TVT beidseits	3 (20%)	4 (13%)	3 (10%)	0
TVT Knie-Oberschenkel-venen	6 (40%)	5 (17%)	3 (10%)	1 (2,6%)

dem Radiofibrinogen-Test im Mittel bei 23,8%. Sie läßt sich durch 2×5000 I. E. Heparin pro 24 h auf eine mittlere Häufigkeit von 4,6 bis 12% senken. Eine zweimalige Heparingabe sollte ausreichend sein. Eventuell kann der prophylaktische Effekt durch zusätzlich gegebenes Dihydergot gesteigert werden. Die Häufigkeit tiefer Bekken-Beinvenenthrombosen in der *Schwangerschaft* wird mit 0,01% bis 0,3% angenommen. Dabei ist die Diagnose in der Regel nicht mit objektiven Methoden gestellt worden. Im letzten Drittel der Schwangerschaft ist die Thromboseneigung am stärksten und steigt bei Vorliegen von Risikofaktoren, insbesondere bei Zustand nach abgelaufener Venenthrombose nochmals stark an. Eine Prophylaxe mit 2×7500 I. E. Heparin subcutan ist indiziert. Heparin überschreitet die Placentaschranke nicht und setzt deshalb beim Feten keinen zusätzlichen Hämostasedefekt. Nach mehrmonatiger Heparinapplikation kann eine Osteoporose auftreten. Cumarinderivate treten in den kindlichen Kreislauf über und rufen eine hämorrhagische Diathese hervor, die insbesondere während der Geburt zu cerebralen Blutungen führen kann. In etwa 5% kommt es unter Cumarintherapie zu einer sogenannten Warfarin-Embryopathie. Die besonders sensible Zeitspanne liegt zwischen der 6. bis 8. Schwangerschaftswoche. Sie ist beim Feten charakterisiert durch Hypoplasie der Nase, Skelettveränderungen und Atemwegsobstruktionen infolge Fehlentwicklung des Bronchialknorpels. Cerebrale Schäden, die wahrscheinlich durch Blutungen bedingt sind, treten in 2% der Neugeborenen von

Müttern auf, die während der Schwangerschaft Cumarinderivate erhalten haben. Kommt es während der Schwangerschaft zu einer frischen Thrombose, erfolgt zunächst eine 8- bis 10tägige intravenöse Heparintherapie in einer Dosierung von 20 bis 30 000 I. E., abhängig von der Thrombinzeit. Die Therapie wird fortgeführt mit 2 bis 3×7500 I. E. Heparin subcutan. Bei früh in der Schwangerschaft auftretenden Thrombosen wurde empfohlen während des ersten Trimenons Heparin zu geben, danach auf Marcumar überzugehen und in den letzten zwei Schwangerschaftswochen erneut Heparin zu applizieren. Tritt bei Patientinnen mit künstlichen Herzklappen eine Schwangerschaft auf, ist man gezwungen, während der gesamten Schwangerschaft zu antikoagulieren, entweder mit 3×7500 I. E. Heparin subcutan oder wie oben angegeben zwischenzeitlich mit Cumarinderivaten.

Im *urologischen Krankengut* liegt die perioperative Thrombosefrequenz nach transurethraler Prostataresektion zwischen 7 und 10%, nach retropubischer oder transvesikaler Prostatektomie bei etwa 50%. Eine Prophylaxe mit Heparin scheint bei transurethraler Resektion die Thrombosehäufigkeit nicht zu senken, bei den anderen genannten Operationsverfahren kann unter einer 8- bzw. 12stündlichen Gabe von 5000 I. E. Heparin das Auftreten von Thrombosen auf 24% gesenkt werden.

Neurologische Patienten nach Schlaganfall und anderen Erkrankungen, die mit Paresen einhergehen, sind besonders thrombosegefährdet. In etwa 90% der Fälle tritt die Thrombose in der gelähmten Extremität auf. Bei frischen ischämischen cerebrovaskulärem Insult konnte durch täglich 2×5000 I. E. Heparin und 0,5 mg Dihydergot die Thrombosehäufigkeit von 56,1 auf 27,5% signifikant gesenkt werden. Die Gefahr intrazerebraler Blutungen als Folge der Heparintherapie ist nach Apoplex besonders hoch. Ein Unterschied zu den Kontrollgruppen wurde von den Untersuchern jedoch nicht angegeben.

Aus der *inneren Medizin* liegen nur wenige systematische Untersuchungen vor. Thrombosen kommen im Mittel bei 35,5% der Patienten vor. Nach Myokardinfarkt sank die Thrombosehäufigkeit unter 2×5000 I. E. Heparin subcutan von 24 auf 5% ab. Eine Prophylaxe mit 2 bzw. 3×5000 I. E. Heparin sollte großzügig gehandhabt werden. Indiziert ist die Prophylaxe bei älteren Patienten, längerdauernder Bettlägerigkeit bei Patienten mit Carzinomen, Polyzythämien, Thrombozytose und Herzinsuffizienz, insbesondere in der Phase der Oedemausschwemmung. Bei Patienten mit angeborenen oder erworbenem Antithrombin III-Mangel ist die zusätzliche Gabe von 1500 bis 2000 E Antithrombin III 2 × pro Woche zu erwägen. Zweckmäßigerweise erfolgt hier eine Antikoagulation mit Cumarinderivaten. Bei einem Antithrombin III-Spiegel von unter 70% der Norm ist das Thromboserisiko deutlich erhöht. Bei Lebercirrhose kann neben einer verminderten Bildung von Gerinnungsfaktoren ein latent erhöhter Umsatz der Faktoren des Hämostasesystems vorliegen, der mit einer Thromboseneigung einhergeht. Die Umsatzsteigerung ist gerinnungsanalytisch häufig nicht sicher faßbar. Zur Thromboseprophylaxe ist die Gabe von 2 × 5000 I. E. Heparin zu erwägen. Unter Umständen kann eine hämorrhagische Diathese bei gesteigertem Umsatz als Folge eines Verbrauchs von Gerinnungsfaktoren durch Heparin über eine Rekompensation des Hämostasesystems günstig beeinflußt werden. (Czechanowski, Heinrich, 1981; Kakkar, 1981 a; Marx, Wuppermann, 1981; Matt, Gruber, 1977; Schmutzler, R., 1981 a; Schöndorf 1978; Schöndorf 1981).

Dextran

Für den thromboseverhindernden Effekt von Dextran werden mehrere Ursachen angenommen. Dextran hat eine intravasale Volumenexpansion zur Folge. Es tritt eine Hämodilution auf, der venöse Rückstrom wird gesteigert, die rheologischen Verhältnisse in der Gefäßperipherie werden verbessert. Es kommt zu einer Aktivitätsabnahme des Faktor VIII-Antigens und des von Willebrand-Ristocetin-Cofaktors, der für die Plättchenaggregation notwendig ist. Die Faktor VIII-Aktivität wird nicht erniedrigt. Die Plättchenadhäsivität wird reduziert. Dextran beeinflußt die Struktur der Blutgerinnsel; Thromben werden leichter lysiert. Zur Thromboseprophylaxe wird Dextran mit einem mittleren Molekulargewicht von 60 000 bis 70 000 oder aber niedermolekulares Dextran mit einem mittleren Molekulargewicht von 40 000 eingesetzt. Die meisten Untersuchungen sind mit höhermolekularem Dextran durchgeführt worden; es sind keine Gründe bekannt, weshalb niedermolekulares Dextran weniger wirksam sein sollte. In seltenen Fällen treten während der Dextraninfu-

Tabelle 6. Häufigkeit tödlicher Lungenembolien (LE) bei Thromboseprophylaxe mit Dextran 70 bzw. „low-dose"-Heparinapplikation. (Fischer, 977)

		Kontrollen	Tod durch LE	Prophylaxe-Gruppe	Tod durch LE	Signifikanz p
Dextran 70	n	1238	27	1196	5	
8 Publik.	%		2,2		0,4	< 0,001
Low-dose-Heparin	n	1631	18	1610	6	
10 Publik.	%		1,1		0,4	< 0,05
Kakkar (1975)	n	2075	16	2045	2	
Low-dose-Heparin	%		0,8		0,1	< 0,005

sion anaphylaktische, unter Umständen tödlich verlaufende Reaktionen durch im Organismus präexistente Dextran-reaktive Antikörper auf. Durch Vorinjektion von Hapten (Dextran 1 mit mittlerem Molekulargewicht von ca. 1000; Handelsname Promit) kann der Antikörper neutralisiert werden. 500 ml Dextran werden beginnend mit der Narkose intraoperativ gegeben. Weitere 500 ml werden postoperativ am gleichen Tag mit einer Infusionsdauer von 2 bis 6 h appliziert. Am ersten postoperativen Tag werden noch einmal 500–1000 ml Dextran infundiert und damit nach insgesamt 1500 bis 2000 ml Dextran die Thromboseprophylaxe beendet. Einige Autoren infundieren am 2. oder 3. postoperativen Tage weitere 500 ml. Nach elektiven Hüfteingriffen konnte die Thrombosefrequenz von 50 auf etwa 20% gesenkt werden. Nach Extremitätenfrakturen ließ sich die Thrombosehäufigkeit ebenfalls reduzieren. Bei anderen operativen Eingriffen ist die Reduktion postoperativer tiefer Venenthrombosen weniger überzeugend. Es ergibt sich aber unter Dextran eine hochsignifikante, 5- bis 6fache Reduktion tödlicher Lungenembolien (Tabelle 6). Dies mag mit der Tatsache zusammenhängen, daß zwar Thrombosen auftreten, die jedoch sehr leicht und sehr schnell lysiert werden. Werden Dextran und ‚low dose' Heparin gleichzeitig gegeben, z. B. bei der Behandlung von Patienten mit Schlaganfall, ist mit einer erhöhten Blutungsneigung zu rechnen. Systematische Untersuchungen zur Thromboseprophylaxe mit Dextran existieren für das internmedizinische Krankengut nicht. Man kann jedoch davon

Tabelle 7. Auftreten postoperativer tiefer Venenthrombosen (TVT) bei unbehandelten Kontrollen und unter Acetylsalicyl-Lysin in unterschiedlicher Dosierung. (Schöndorf et al. 1978)

Dosis	Kontrollen	Acetylsalicyl-Lysin		
		0,9 g/48 h	1,8 g/die	3,6 g/die
Zahl der Patienten	15	30	33	30
Patienten mit TVT	9 (60%)	16 (53%)	19 (58%)	19 (63%)
TVT beidseits	3 (20%)	5 (17%)	4 (12%)	6 (20%)
TVT Knie-Oberschenkelvenen	6 (40%)	8 (27%)	8 (24%)	9 (30%)

ausgehen, daß die Infusion von je 500 ml in den ersten 2 bis 3 Tagen und dann jeden 2. bis 3. Tag die Thromboseinzidenz wirksam senken kann. (Gruber, 1981 a, 1981 b).

Aggregationshemmer

Die Mehrzahl der Untersuchungen wurde in der Chirurgie und mit Acetylsalicylsäure durchgeführt, eine geringere Anzahl mit Dipyridamol oder Sulfinpyrazon. Für den potentiell thrombosehemmenden Effekt der Aggregationshemmer sprach die Überlegung, daß auch venöse Thrombosen initial durch ein Plättchenaggregat gestartet werden sollen. Bei alleiniger Gabe der genannten Aggregationshemmer konnte mit Hilfe des Radiofibrinogen-Testes keine prophylaktische Wirkung bezüglich des Auftretens postoperativer venöser Thrombosen beobachtet werden (Tabelle 7). Für eine Reduktion von Lungenembolien ergaben sich keine ausreichenden Beweise. Bei gleichzeitiger Gabe von Acetylsalicylsäure und Dipyridamol wurde im allgemeinchirurgischen Patientengut eine signifikante Senkung der Rate venöser Thrombosen gegenüber den Kontrollen beobachtet. In der Hüftchirurgie konnte kein überzeugender Effekt nachgewiesen werden.

Durch Kombination von Acetylsalicylsäure mit ‚low dose' Heparin konnte im Vergleich zur alleinigen Heparinprophylaxe nur eine geringe zusätzliche Reduktion der Thrombosefrequenz erzielt werden. Es kam jedoch vermehrt zu postoperativen Blutungen. Eine venöse Thromboseprophylaxe mit Aggregationshemmern kann demnach weder in der Chirurgie noch in der inneren Medizin empfohlen werden.

Blutungen beim Kind durch das Geburtstrauma können auftreten bei Frauen, die innerhalb der letzten 5 Tage vor der Geburt Acetylsalicylsäure und vermutlich auch andere Antiphlogistica wegen einer Thrombophlebitis oder anderen Gründen eingenommen haben. Ein erhöhter Blutverlust während der Geburt wurde in diesen Fällen auch bei der Mutter beobachtet. Wurde die Einnahme von Acetylsalicylsäure 5 bis 10 Tage vor der Geburt unterbrochen, war beim Neugeborenen keine erhöhte Blutungstendenz nachzuweisen. Wurde das Medikament unmittelbar postpartal eingenommen, ließ sich beim Kind während der Stillzeit kein Hämostasedefekt nachweisen (Schöndorf, 1978, 1980; Stuart et al. 1982).

Cumarine

Cumarine sind die Mittel der Wahl bei notwendiger Dauerantikoagulation. Sie haben in der inneren Medizin in der Thromboseprophylaxe ihren festen Stellenwert. Eine initial begonnene ‚low dose'-Heparinprophylaxe wird bei erforderlicher Dauerantikoagulation so lange durchgeführt, bis die Prothrombinzeit durch die verzögernd einsetzende Cumarinwirkung in den therapeutischen Bereich abgesunken ist. Die Indikation zur langfristigen Antikoagulation ist bei allen im vorstehenden aufgeführten Risikofaktoren für das Auftreten einer Thrombose gegeben. In den chirurgischen Fächern ist die alleinige perioperativ einsetzende Thromboseprophylaxe mit Cumarinen wegen der schlechten Steuerbarkeit und der Blutungsgefahr zugunsten der ‚low dose' Heparingabe verlassen. Bei nur mäßiger Senkung des Quickwertes durch Cumarine besteht kein Thromboseschutz. Bei präoperativ begonnener ausreichender Antikoagulation ist die prophylaktische Wirkung mit der ‚low dose' Heparinapplikation vergleichbar. Nach hüftchirurgischen Eingriffen sank die Thrombosehäufigkeit von 56% in der Kontrollgruppe auf 33% in der Prophylaxegruppe. In früheren Untersuchungen konnte die postoperative Mortalität durch Lungenembolie von 0,51 auf 0,06% gesenkt werden. Die postoperativ begonnene Antikoagulation bietet keinen ausreichenden Schutz. Blutungskomplikationen treten bei präoperativem Beginn der Cumarinprophylaxe in 7%, bei postoperativem Beginn in 4,5% der Patienten auf. (Dick et al., 1959, 1961; Schöndorf, 1981, Sevitt, Gallagher, 1959).

Therapie der Venenthrombosen

Als Verfahren kommen in Frage die Thrombektomie, die Fibrinolyse und die Antikoagulation mit Heparin und Cumarinderivaten.

Thrombektomie

Das operative Verfahren kommt nur bei Thrombosen in den proximalen Venen des Beines und des Beckens in Frage. Es ist nur in den ersten 5 bis maximal 8 Tagen von ausreichendem Erfolg begleitet, wenn der Thrombus noch frisch ist, nicht fest wandhaftend und Organisationsvorgänge noch nicht eingesetzt haben. Im Idealfall ist eine vollkommene Wiedereröffnung der Strombahn möglich. In 60 bis 80% der unter strenger Indikation thrombektomierten Patienten soll das postthrombotische Syndrom verhindert werden können. Bei der Phlegmasia coerulea dolens kann die Operation ein die Extremität erhaltender Eingriff sein. Die Indikation zur Operation richtet sich nach Grundkrankheit, Kontraindikationen für alternative Behandlungsverfahren (Fibrinolyse, Antikoagulation), Lebensalter des Patienten und zu erwartender Ausprägung des postthrombotischen Syndroms (Brücke, 1981 b).

Fibrinolyse

Ziel der Fibrinolysetherapie ist die möglichst vollständige Wiedereröffnung der venösen Strombahn unter Erhalt des Klappenapparates zur Vermeidung eines postthrombotischen Syndroms, welches sich im Verlauf von Monaten und Jahren voll entwickelt. Die Indikation zur Fibrinolysetherapie wird u. a. vom Alter des Patienten mit der Chance, an einem postthrombotischen Syndrom und dessen Folgen zu erkranken, abhängig sein. Als Fibrinolytika kommen Streptokinase und Urokinase zur Verwendung. Bei der Streptokinase richtet sich die innerhalb von 20 Minuten zu gebende Initialdosis nach dem austitrierten Antistreptokinasetiter. 250 000 I. E. Streptokinase sind bei etwa 85% der Patienten ausreichend. Die Therapie wird mit 100 000 I. E. bzw. zwei Drittel bis der Hälfte der Initialdosis pro Stunde fortgeführt: Nach 36–48 h kann es durch Aufbruch des Plasminogens zu einem Rückgang des gerinnungsanalytisch nachweisbaren Lyseeffekts kommen mit Abfall der Fibrin-Fibrinogenspaltprodukte im Plasma und Verkürzung der Thrombin-, Reptilase- und aktivierten partiellen Thromboplastinzeit. Zur Verhinderung von Rethrombosierungen ist dann eine zusätzliche Heparingabe von 10 000 I. E. bis 20 000 I. E. Heparin pro Tag erforderlich. Die Thrombinzeit sollte auf das 2 bis 4fache der Norm verlängert sein. Die Lysedauer wird einen Tag über den klinischen Erfolg hinaus fortgesetzt. Eine Streptokinasetherapie kann nicht über 5 bis 7 Tage hinaus durchgeführt werden, da sie danach wegen des ansteigenden Antistreptokinasetiters im Blut ineffektiv wird. Die Behandlung kann mit Urokinase fortgesetzt werden. Die Initialdosis liegt bei der Urokinase zur Neutralisation der Kinaseinhibitoren mit 200 000 bis 600 000 I. E. höher als bei der Streptokinase. Über die anschließend zu gebende stündliche Urokinasemenge bestehen zur Zeit noch unterschiedliche Auffassungen. Sie beträgt zwischen 40 000 I. E. und 100 000 I. E., aber auch bis zu 200 000 I. E. pro Stunde. Mit niedriger Dosierung werden deutlich schlechtere Ergebnisse erzielt. Wegen der fehlenden Antigenität kann eine Urokinasebehandlung im Prinzip unbegrenzt fortgesetzt werden. Da zumindest bei niedriger Dosierung systemisch nur ein geringer fibrinogenolytischer Effekt nachweisbar ist, ist in der Regel eine begleitende Heparinapplikation von 10 000 I. E. bis 20 000 I. E./Tag erforderlich.

Generell gilt, daß proximal gelegene Thrombosen einer Fibrinolyse leichter zugänglich sind als periphere. Unterschenkelvenenthrombosen, haben bis zu 7 Tagen nach ihrem Entstehen eine reelle Chance, lysiert zu werden. Eine Thrombolyse sollte nur durchgeführt werden, wenn mehrere Gefäße verschlossen sind. Thrombosen der Vena poplitea, femoralis und iliaca sind auch nach 6 bis 14 Tagen einer erfolgreichen Lyse zugänglich. Die Wiedereröffnungsrate sinkt jedoch 6 bis 9 Tage nach Entstehen der Thrombose deutlich ab. Dabei muß in Rechnung gestellt werden, daß eine Thrombose klinisch erst 2 bis 4 Tage nach ihrem Auftreten diagnostiziert wird. Der Lyseerfolg tritt nach etwa 2 bis 4 Tagen ein. Auch Thrombosen mit einem Alter von mehreren Wochen bis zu 3 und sogar 6 Monaten lassen sich in Einzelfällen erfolgreich lysieren. Eine vollständige und teilweise Wiedereröffnung gelingt bei frischen Thrombosen innerhalb der ersten 3 Tage nach ihrem Auftreten in etwa 90% innerhalb der ersten 7 bis

9 Tage in 71 bis 82%. Bei Thrombosen mit einem Alter von 4 bis 8 Wochen gelingt eine in der Regel nur teilweise Eröffnung in 55 bis 80%. Bei sogenannten Spätlysen mit einer venösen Verschlußdauer zwischen 14 Tagen und 6 Monaten war ein phlebographisch nachweisbarer Erfolg in 16% und ein Teilerfolg in 5% zu verzeichnen. Durch Verlängerung der Lysedauer mit Urokinase bis zu 21 Tagen konnte eine geringe Steigerung der Wiedereröffnungsrate von zusätzlich 4 bzw. 2% beobachtet werden. Die Erfolgsquoten verschiedener Autoren sind in Abb. 2 und Tabelle 8 dargestellt. In Abhängigkeit von der Art des operativen Eingriffs sollte eine postoperative

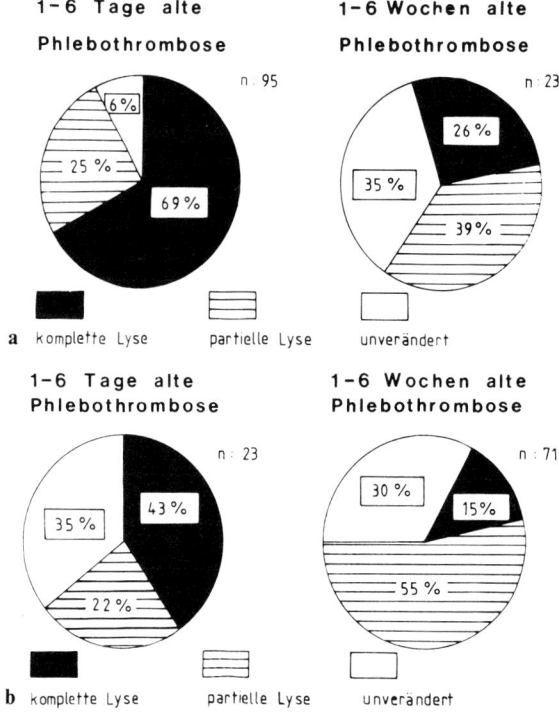

Abb. 2. a Ergebnisse einer Streptokinase-Therapie bei akuter und älterer tiefer Venenthrombose; **b** Ergebnisse einer Urokinase-Therapie bei akuter und älterer tiefer Venenthrombose. (Trübestein, 1982)

Tabelle 8. **a** Ergebnisse einer Urokinase-Therapie bei frischer Beinvenenthrombose; **b** Ergebnisse einer Urokinase-Therapie bei älteren venösen Thrombosen. (Zimmermann et al., 1983)

a Autoren	n	Thrombosealter (Tage)	Urokinase IE/24 Std.	Behandlungsdauer (Tage)	Rekanalisierung		
					komplett	Teil-	keine
Juhan 1979	29	?	ca. 3,5 Mio.	2	–	26%	74%
Trübestein 1981	19	1–6	ca. 1,5 Mio.	10	37%	21%	42%
Zimmermann 1982	31	1–10	1,5–2 Mio. 2000 IE/kg/Std. (anfänglich)	10	31%	30%	39%
				10	43%	33%	24%

b Autoren	n	Thrombosealter (Tage)	Urokinase IE/24 Std.	Behandlungsdauer (Tage)	Rekanalisierung		
					komplett	Teil-	keine
Tilsner 1980*	187	14–180	1– 1,5 Mio.	–21	37%	12%	51%
Trübestein 1981	52	7– 42	ca. 1,5 Mio.	–20	17%	52%	31%
Zimmermann 1982	58	11– 42	ca. 2 Mio.	–14	13%	21%	66%

* Zum Teil erfolgte eine Vorbehandlung mit Streptokinase

Thrombolyse wegen des erhöhten Blutungsrisikos nicht vor dem 7. bis 14. Tag nach dem Eingriff erfolgen. Ein apoplektischer Insult oder ein operativer Eingriff am Zentralnervensystem muß länger als 6 Wochen zurückliegen. Unter Heparintherapie ist nach 8 Tagen nur bei etwa 10% der Patienten phlebographisch eine partielle Spontanlyse festzustellen.

Die Indikationsstellung zu einer Fibrinolysebehandlung in der Schwangerschaft hat nach besonders strengen Kriterien zu erfolgen. Sie kann gerechtfertigt sein, bei einer verschließenden Ileofemoralthrombose, bei der die Inzidenz einer konsekutiven Lungenembolie bis zu 13% beträgt sowie bei Lungenembolien. Im letzteren Fall wird die Fibrinolysebehandlung eher gerechtfertigt sein, da die mütterliche Indikation die des Kindes überwiegt. Streptokinase scheint nicht in den fetalen Kreislauf überzutreten, so daß ein Hämostasedefekt beim Kind nicht induziert wird. Ob Urokinase oder die mütterlichen Fibrin-/Fibrinogenspaltprodukte die Placentaschranke passieren und eine Hämostasestörung beim Kind induzieren, ist nicht bekannt. Eine Fibrinolysebehandlung darf nicht vor der 9. Schwangerschaftswoche durchgeführt werden, da bis zu diesem Zeitpunkt noch keine vollständige Stabilisierung der Placenta eingetreten ist, an der Fibrin beteiligt ist. Nach der 14. Schwangerschaftswoche besteht diesbezüglich keine Gefahr mehr. Die Therapie kann bis zur 40. Schwangerschaftswoche durchgeführt werden, wobei dann jedoch die Gefahr der Entstehung eines retroplacentaren Hämatoms besteht. Tritt im Wochenbett eine Thrombose auf, kann bei unkomplizierter Geburt die Fibrinolysebehandlung unmittelbar post partum begonnen werden. Bei vaginaler bzw. abdomineller Schnittentbindung ist eine Latenzzeit von 10 bis 14 Tagen einzuhalten, die unter Umständen mit Heparin überbrückt werden muß.

Eine Komplikation der Thrombolysebehandlung tiefer Becken-Beinvenen ist die Lungenembolie. Sie soll in 4 bis 8% auftreten und in 1% bis 2% tödlich verlaufen. Ein signifikanter Unterschied zur Heparinbehandlung besteht nicht. Unter Umständen sollte man bei frei flottierenden Thromben mit langem Thrombuskopf im Beckenbereich trotz guter Lysierbarkeit auf eine Thrombolyse wegen der Gefahr der Lungenembolie verzichten. Unter Streptokinasetherapie wurden – allerdings bei Fibrinolyse chronischer arterieller Stenosen und Verschlüsse und damit bei einem anders zusammengesetzten

Krankengut als bei venöser Thrombose – in 29,5% Blutungen registriert. Sie zwangen in 7,5% der Fälle zum Abbruch der Therapie. Blutungen unter Streptokinase treten vermehrt nach 3 bis 6 Tagen auf. Blutungen unter Urokinase sind seltener. Insgesamt muß in etwa 14% die Fibrinolyse abgebrochen werden (Blutung, Fieber, hoher Antistreptokinasetiter) (Schmutzler, R., 1981 b; Tilsner, 1975).

Antikoagulantien (Heparin, Cumarine)

Ist eine Venenthrombose aufgetreten, ist die Antikoagulation mit subcutanem ‚low-dose'-Heparin nicht mehr ausreichend, das Thrombuswachstum zu stoppen und eine Lungenembolie zu verhindern. Ist eine Fibrinolysetherapie nicht indiziert, hat die Heparintherapie jetzt intravenös zu erfolgen. Initial wird ein Bolus von 5000 I. E. bis 10000 I. E. Heparin bzw. 75 I. E. bis 150 I. E./kg Körpergewicht gegeben und eine intravenöse Dauerinfusion mittels Perfusor in einer Dosierung von 20000 I. E. bis 40000 I. E./Tag, entsprechend etwa 300 I. E. bis zu 500 I. E./kg Körpergewicht angeschlossen. Die zu infundierende Heparinmenge wird der Thrombinzeit – bzw. der aktivierten partiellen Thromboplastinzeitverlängerung, die mindestens das 2 bis 4fache des Normwertes betragen sollte, angepaßt. Eine internationale Einheit Heparin entspricht 1/130 mg Standardheparin des National Institute of Medical Research in London; eine USP-Einheit Heparin entspricht 1/100 mg des Standardheparins. Unmittelbar nach Operationen, nach ausgedehnten und multiplen Verletzungen mit stark erhöhtem Blutungsrisiko sowie schwer zu übersehenden Blutungslokalisationen ist die Initialdosis auf 2500 I. E. bis 5000 I. E. zu halbieren oder fortzulassen und eine anschließende reduzierte Tagesdosis von 7500 I. E. bis 10000 I. E. Heparin, entsprechend 100 I. E. bis 150 I. E./kg Körpergewicht und 24 h ratsam. Bei ausgedehnten Thrombosen, in der postoperativen Phase und bei langdauernder hoch dosierter Heparintherapie kann es zum Absinken des Antithrombin III-Spiegels mit zunehmender Verminderung der antikoagulatorischen Heparinwirkung kommen. Dies gibt sich gerinnungsanalytisch an einer sich zunehmend verkürzenden Thrombinzeit- bzw. aktivierten Thromboplastinzeit zu erkennen. Sinkt die Thrombinzeit unter etwa 30 s ab, wird die Substitution von Antithrombin III-Konzentrat in einer täglichen Dosis von ca. 2000 E notwendig. Die intravenöse intermittierende Heparingabe in 4 bis

6stündigen Abständen in einer Dosierung von insgesamt 20 000 I. E. bis 40 000 I. E./Tag, entsprechend 300 I. E. bis 500 I. E. Heparin/kg Körpergewicht und Tag ist eine mögliche Alternative. Wegen der stark schwankenden Plasmaheparinspiegel und konsekutiver wechselnder antithrombotischer Wirkung sowie wegen der erhöhten Blutungsgefahr ist die kontinuierliche Gabe vorzuziehen.

Die Heparinwirkung kann durch Protaminchlorid oder Protaminsulfat sofort blockiert werden. 1 bis 1,5 mg Protamin neutralisieren 100 I. E. Heparin. Nach 2 bis 6 h kann eine nochmalige Protamingabe in der halben bzw. einem Drittel der Anfangsdosis notwendig werden.

Nach 8 bis 12 Tagen, wenn eine Fixation des Thrombus an der Venenwand angenommen werden kann, erfolgt der Übergang von Heparin auf die Therapie mit oralen Antikoagulantien vom Cumarintyp. Wegen der verzögert einsetzenden antikoagulatorischen Wirkung der Cumarine muß der Wechsel überlappend erfolgen, bis die Prothrombinzeit im therapeutischen Bereich liegt. Von Phenprocumon (Marcumar) werden am ersten Tag 4 bis 6 Tabletten, entsprechend 12 bis 18 mg gegeben, am 2. Tag 2 bis 3 Tabletten, entsprechend 6 bis 9 mg. In den darauffolgenden Tagen erfolgt die Dosierung nach dem individuellen Bedarf. Die therapeutische Wirkung ist nach 3 bis 4 Tagen erreicht. Nach Absetzen liegt die Prothrombinzeit nach 2 bis 5 Tagen nicht mehr im therapeutischen Bereich. Ein antikoagulatorischer Schutz besteht nicht mehr. Je nach Medikament dauert es 8 bis 14 Tage, bis sich die Prothrombinzeit wieder normalisiert hat (Tabelle 1/XIV). In seltenen Fällen besteht eine Cumarinresistenz. Auf eine wirkungsverstärkende bzw. wirkungsabschwächende Interaktion mit anderen Medikamenten ist zu achten. Bei unkomplizierter Thrombose beträgt die Behandlungsdauer 3 bis 6 Monate. In etwa 24% kommt es unter Heparin- und Marcumartherapie zu einer kompletten und meist jedoch nur inkompletten Rekanalisation. Nach Lungenembolie, Thrombektomie und Thrombolyse ist die Antikoagulation auf 1 Jahr auszudehnen. Bei Protein C-, Antithrombin III-Mangel, rezidivierenden Venenthrombosen und/oder Lungenembolien, Herzinsuffizienz und anderen Zuständen mit erhöhtem Risiko muß die Antikoagulation unter Umständen lebenslang erfolgen. Als Antidot stehen Prothrombinkomplexpräparate und Vitamin K_1 (Konakion) zur Verfügung.

Bei der unmittelbar postpartalen Anwendung von Cumarinderivaten ist zu bedenken, daß diese in die Muttermilch übertreten und beim Neugeborenen einen Hämostasedefekt setzen können. Die Gefahr einer Antikoagulation des Kindes erscheint jedoch eher gering. Erinnert sei daran, daß beim Kind unmittelbar nach der Geburt die Synthese des Prothrombinkomplexes und des Fibrinogens quantitativ und qualitativ noch eingeschränkt ist und in den ersten Tagen physiologischerweise eine erhöhte Blutungstendenz besteht.

Ist bei Patienten unter oraler Antikoagulation ein operativer Eingriff notwendig oder kommt es zu einem Trauma, empfiehlt sich folgendes Vorgehen (s. Abschn. VII). Steht genügend Zeit zur Verfügung, läßt man den Quickwert bei größeren Eingriffen auf über 50% der Norm ansteigen. Die Operation erfolgt unter dem Schutz von subcutaner ‚low dose‘-Heparin-Prophylaxe. Nach 5 bis 10 mg Konakion per os bzw. intravenös ist eine deutliche Verkürzung der Prothrombinzeit nach 6 bis 10 h zu erwarten. Zur sofortigen Normalisierung der Hämostase werden initial 1000 E bis 3000 E eines Prothrombinkomplexpräparates gegeben. Entsprechend der Halbwertszeit der Gerinnungsfaktoren muß in 6 bis 8stündigen Intervallen erneut substituiert werden, bis die körpereigene Prothrombinkomplexsynthese zur Hämostase ausreicht. Die Thrombogenität zahlreicher Prothrombinkomplexpräparate stellt ein Risiko dar. Nach Blutungen unter Antikoagulantien bietet sich die Faktorensubstitution mittels Frischblut, Frischplasma und frisch gefrorenem Plasma an.

Phlegmasia coerulea dolens, Phlegmasia alba dolens

Bei der Phlegmasia coerulea dolens liegt ein kompletter oder fast kompletter Verschluß des venösen Gefäßquerschnittes der betroffenen Extremität, meistens eines Beines vor. Außer dem thrombotischen Verschluß der tiefen Becken- und Beinvenen findet sich auch eine Thrombosierung der Venolen. Die klinische Symptomatik ist bedingt durch die hochgradige venöse Abflußstörung. Es imponieren eine Blauverfärbung der gesamten Extremität und ein zunehmendes Ödem. Das Vollbild der Phlegmasia tritt relativ akut auf. Häufig sind in den vorangehenden Tagen und Wochen entzündliche Prozesse an den Venen und Thrombosen mit partieller Strombahnverlegung abgelaufen. Nicht selten ist die Phlegmasia ein paraneoplastisches Syndrom von Tumoren, die im Beckenbereich liegen. Eine sekundäre Kompression des arteriellen Gefäßsystems infolge des zunehmenden Ödems ist häufig. Die Phlegmasia alba dolens ist Ausdruck einer überwiegenden Verlegung der arteriellen Strombahn und einer hochgradigen Einstrombehinderung infolge des Extremitätenödems. In der betroffenen Extremität können sich mehrere Liter Flüssigkeit ansammeln, so daß es zum Volumenmangelschock kommt. Zur Verhinderung des letzteren und der drohenden Gangrän ist rasches Eingreifen notwendig. Die Methode der Wahl bei Befall der unteren Extremitäten ist die chirurgische Intervention mit Thrombektomie von der Vena femoralis nach proximal und distal bis zur Vena poplitea. Trotz fortbestehendem Verschluß der weiter peripher gelegenen Venen wird so eine ausreichende Perfusion der Extremität erreicht. Bei Kontraindikationen gegen einen operativen Eingriff oder bei weniger akut einsetzender Symptomatik kann eine Fibrinolysebehandlung durchgeführt werden mit initial 250000 I.E. Streptokinase in 20 min und einer Erhaltungsdosis von 100000 I.E. bis 150000 I.E./Stunde. Zur Beseitigung der peripher gelegenen Thromben, insbesondere im Unterschenkel, wurde ein kombiniertes Verfahren von Operation und regionaler Fibrinolyse der betroffenen Extremität nach Kanülierung der Arteria und der Vena femoralis unter Einsatz extrakorporaler Zirkulation und Ausschaltung der Extremität vom Systemkreislauf vorgeschlagen. Die Perfusion läuft über 60 bis 90 min bei einer Durchflußgeschwindigkeit von 300 ml bis 600 ml/Minute. Dem perfundierenden Blut werden 25000 I.E. bis 30000 I.E. Streptase zugesetzt. Bei jeder der therapeutischen Maßnahmen ist eine Heparinbehandlung über 8 bis 10 Tage anzuschließen, die in einer Antikoagulation mit Cumarinderivaten übergeht.

Thromboembolischer Verschluß von Netzhautgefäßen

Die Ursachen für einen Verschluß der Netzhautgefäße sind unterschiedlich. Bei einer Zentralvenenthrombose läßt sich im thrombosierten Bereich häufig keine pathologisch-anatomische Ursache eruieren. Herzinsuffizienz, Polyglobulie sind prädisponierende Faktoren. Zentralvenenthrombosen treten gelegentlich bei begleitenden Veränderungen der Zentralarterie auf. Bei einer Zentralarterienthrombose kommen ebenfalls als fördernde Faktoren Herzinsuffizienz, Polyglobulie sowie Hypertonus und arteriosklerotische Veränderungen des Gefäßes in Frage. Embolien in die Netzhautarterien nehmen ihren Ursprung von arteriosklerotischen Plaques der extra- und intrakraniellen Carotisstrombahn. Eine fibrinolytische Behandlung in der üblichen Dosierung sollte möglichst innerhalb der ersten Stunden nach Beginn der klinischen Symptomatik mit Visusverlust und Schleier vor den Augen gestartet werden. Irreversibilität der Schädigung und Blutungsgefahr sind innerhalb weniger Stunden zu erwarten. Eine erfolgreiche Behandlung ist bis zu 7 Tagen nach Auftreten der Thrombose in den Netzhautgefäßen durchgeführt worden. Kontraindikationen wie fortgeschrittene Arteriosklerose, Hypertonus usw. sind bei den Patienten, die sich meist in höherem Lebensalter befinden, streng zu beachten. Eine Fibrinolyse wird für 1 bis 2 Tage durchgeführt. Anschließend wird mit Heparin und weiter mit Cumarinderivaten mindestens ein halbes Jahr antikoaguliert. Der Erfolg der Fibrinolysebehandlung soll bei etwa 30% liegen. Bestehen Kontraindikationen für eine fibrinolytische Therapie wird die Antikoagulation über mehrere Tage mit Heparin intravenös durchgeführt und dann auf orale Antikoagulation umgesetzt. Eine klinische Besserung tritt etwa in gleicher Häufigkeit wie bei der Fibrinolysebehandlung ein, so daß letztere speziellen Fällen vorbehalten sein sollte.

Lungenembolie

Pathogenese und Klinik

Es werden mehrere Schweregrade der Lungenembolie unterschieden. Nach klinischen, hämodynamischen und blutgasanalytischen Kriterien werden leichte (Stadium I), submassive (Stadium II), massive (Stadium III) und fulminante (Stadium IV) Embolien unterschieden (Tabelle 9). Die fulminante Lungenembolie endet in jedem Fall innerhalb weniger Minuten bis zu einer halben Stunde tödlich (Abb. 3). Es findet sich eine komplette Verlegung des Truncus pulmonalis und/oder beider Hauptäste der Arteria pulmonalis, eine Verlegung eines Hauptstammes und größere Äste auf der Gegenseite

Tabelle 9. Schweregrade der Lungenembolie mit Angaben zur jeweiligen Therapie. (Lasch, Oehler, 1982)

	Kleine Embolie	Submassive Embolie	Massive Embolie	Fulminante Embolie
Obturation des Lungen-Gefäß-querschnitts	<50%	<50%	>50%	>70%
Kreislauf	Keine wesentlichen Befunde	Tachykardie RR-Er-niedrigung	Beginnender bis voll ausgebildeter Schock	
P_O P_{O_2} (mmHg)	normal	<80	<60	<50
P_{CO} P_{CO_2} (mmHg)	normal	<35	<30	<30
Therapie	Heparin	Heparin	Fibrinolyse	Embolek-tomie

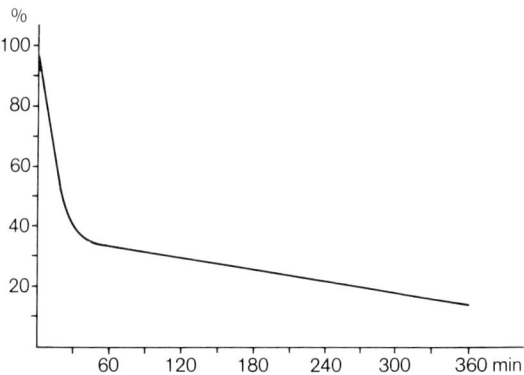

Abb. 3. Abhängigkeit der Letalität bei massiver und fulminanter Lungenembolie (Stadien III und IV) vom Zeitpunkt des Auftretens der klinischen Symptomatik. (Heinrich, Klink, 1981)

oder aber die Verlegung mehrerer größerer Äste beider Lungen. Es sind mehr als 65% des Gefäßquerschnittes blockiert. Bei der massiven Embolie, die mit einer Letalität von etwa 65% innerhalb der ersten 30 min belastet ist, sind 50% und mehr der Strombahn verschlossen. Bei submassiven und kleinen Lungenembolien liegt die Querschnittsverlegung unter 50%.

In etwa einem Drittel der Fälle gehen einer großen Lungenembolie kleinere Lungenembolien voraus. Bei etwa 70% der Patienten werden klinische Hinweise für das Vorliegen einer tiefen Venenthrombose vermißt. Kleinere rezidivierende Embolien können über Wochen und Monate ablaufen und führen zum chronischen Cor pulmonale. In etwa 50% der Fälle entstehen hämorrhagische Lungeninfarkte. Klinisch verlaufen kleine Embolien meist unauffällig. Submassive Embolien gehen mit Tachykardie und Hyperventilation einher, massive Embolien gehen mit Dyspnoe mit und ohne Schocksymptomatik, fulminante Embolien mit Dyspnoe und Schock einher. Im letzteren Fall ist die Zeit bis zum Tode häufig so kurz, daß sich eine Schocksymptomatik nicht mehr ausbilden kann. Der arterielle Blutdruck ist bei submassiver Embolie fakultativ erniedrigt, bei massiver und fulminanter Embolie in jedem Fall erniedrigt. Bei massiver und fulminanter Embolie liegt der pulmonalarterielle Mitteldruck über 30 mm Hg. Die arterielle Sauerstoffspannung sinkt mit zunehmendem Schweregrad unter 80 mm Hg bis unter 50 mm Hg ab. Ebenfalls fällt die arterielle Kohlesäurespannung auf 30 mm Hg und darunter. Falls genügend Zeit zur Verfügung steht, gibt die Pulmonalisangiographie die exakteste Auskunft über das Ausmaß der Embolie. Perfusions- und Inhalationsszintigramm sind weitere aussagekräftige Parameter. Die konventionelle Röntgenaufnahme gibt die unsichersten Hinweise. Das therapeutische Vorgehen richtet sich nach dem klinischen Bild, dem Verlauf und dem Ausmaß der pulmonalen Strombahnverlegung (Abb. 4) (Heinrich, Klink, 1981).

Therapie

Pulmonale Embolektomie

Die pulmonale Embolektomie ohne extrakorporale Zirkulation sollte nur im Extremfall durchgeführt werden. Einer Operation sind nur zentral gelegene, nicht jedoch periphere Embolien zugänglich. Unter

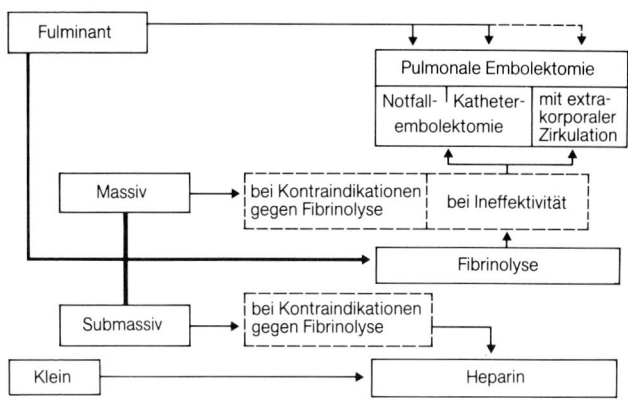

Abb. 4. Möglichkeiten der Therapie bei Lungenembolie. (Heinrich, Klink, 1981)

Einsatz der extrakorporalen Zirkulation kann wertvolle Zeit gewonnen werden. Die Indikation zur Embolektomie besteht bei reanimationsrefraktärem Herzstillstand und bei unter Fibrinolysetherapie refraktärem Schock. Eine laufende bzw. unmittelbar vorhergehende Fibrinolyse bedeutet keine Kontraindikation für eine Operation. Die Mortalität beläuft sich unter Einsatz der extrakorporalen Zirkulation auf 29 bis 57%, ohne Bypass auf 90%. Beim Vergleich verschiedener Therapieformen bei massiver Lungenembolie mit Schocksymptomatik sind die Ergebnisse nach Embolektomie und Streptokinasebehandlung in etwa gleich. Die Heparintherapie schneidet am schlechtesten ab.

Nach anderen Zusammenstellungen mit vergleichbarem Schweregrad der Lungenembolie liegt die Letalität der Thrombolysegruppe mit 18% im Vergleich zur Embolektomiegruppe mit 32–63% deutlich niedriger. Über die Erfolgsquote einer sogenannten Katheterembolektomie liegen erst wenige Ergebnisberichte vor. Über den in der Arteria pulmonalis liegenden Katheter kann eine lokale Fibrinolyse vor- bzw. nachgeschaltet werden (Heinrich, Klink, 1981).

Fibrinolyse und Antikoagulantien

In der pulmonalen Strombahn besteht eine hohe Tendenz zur Spontanlyse, deren Geschwindigkeit jedoch nicht ausreicht, um das akute Krankheitsbild zum positiven zu beeinflussen. Sinn einer Thrombolysebehandlung ist die Auflösung bzw. Verkleinerung des pulmonalen Embolus bei gleichzeitiger Fibrinolyse des Restthrombus im Ursprungsgebiet der Embolie. Ein wesentlicher zusätzlicher therapeutischer Aspekt ist der positive Einfluß auf einen gleichzeitig bestehenden Schockzustand durch Fibrinogenolyse mit konsekutiver Verbesserung der schockbedingten Mikrozirkulationsstörung. Die Fibrinolyse ist indiziert bei fulminanter Lungenembolie ohne Möglichkeit der Embolektomie. Bei massiver Lungenembolie mit begleitender Schocksymptomatik sind eine Fibrinolysebehandlung sofort einzuleiten und die Voraussetzungen für eine sofortige Operation zu schaffen. Der Verlauf unter Fibrinolyse innerhalb der ersten Stunde entscheidet darüber, ob eine Embolektomie notwendig ist. Diese ist indiziert, wie erwähnt, bei plötzlichem Herzstillstand und fortbestehender Schocksymptomatik. Das gleiche Verfahren gilt bei submassiver Lungenembolie mit Schocksymptomatik. Bei submassivem embolischem Geschehen ohne Schocksymptomatik ist die Fibrinolysebehandlung unter Beachtung der Kontraindikationen die Methode der Wahl. Kleine Lungenembolien werden mit intravenöser Gabe von Heparin behandelt. Eine Fibrinolysebehandlung kommt in Betracht bei Rezidivembolien unter Heparin.

Ein Vergleich der Fibrinolyse mit der Heparintherapie über eine Dauer zwischen 12 und 24 h sowie in einer Untersuchungsreihe über 72 h, zeigte unter Fibrinolyse eine schnelle Verbesserung der Hämodynamik. Die Thrombusauflösung war unter Fibrinolyse nach 24 h weiter fortgeschritten als unter Heparin. Ein Unterschied zwischen 12stündiger und 24stündiger Fibrinolyse und zwischen Urokinase und Streptokinase bestand nicht. Nach 2 Wochen waren die Lungenszintigramme der Fibrinolysegruppe und der Heparingruppe gleich, was für die erwähnte hohe Spontanlysefähigkeit in der pulmonalen Strombahn spricht. Die Mortalität war in der Heparin- und in der Fibrinolysegruppe mit 9 bzw. 7% ohne Unterschied. Daraus geht hervor, daß relativ leichte bzw. mittelschwere Embolien behandelt wurden, deren Überlebenschance per se schon relativ gut ist. (Sasahara et al. 1973, 1975a, 1975b).

Streptokinase- und Urokinasebehandlung werden initial mit 250 000 E innerhalb von 10 bis 20 min begonnen. Höhere Initialdosen von Streptokinase und Urokinase von 600 000 I. E. bzw. bei Urokinase bis 1 000 000 I. E. sind empfohlen worden. Die anschließende Dosis beträgt für beide Fibrinolytika 100 000 I. E. bis 200 000 I. E., bei Urokinase bis zu 300 000 I. E./Stunde. Die Fibrinolysedauer richtet sich nach der Klinik und beträgt zwischen 1 bis 3 Tagen. Die Fibrinolysetherapie kann mit zusätzlich 10 000 I. E. bis 20 000 I. E. Heparin kombiniert werden. Nach Beendigung der Fibrinolyse wird eine Therapie mit 20 000 I. E. bis 40 000 I. E. Heparin/Tag als Infusion für 6 bis 14 Tage fortgesetzt und dann auf Cumarine umgesetzt. Bei alleiniger Heparintherapie wird nach initialem Bolus von 10 000 I. E. bis 20 000 I. E. mit 20 000 I. E. bis 60 000 I. E./Tag fortgefahren. Die Heparintherapie verhindert das appositionelle Wachstum der Thromben im Ursprungsgebiet und in der pulmonalen Strombahn; sie schafft dadurch Zeit für die körpereigene Fibrinolyse. Die Antikoagulation mit Heparin wird auch hier über 6 bis 14 Tage durchgeführt. Danach erfolgt der Übergang auf orale Antikoagulation für durchschnittlich 12 Monate. Die Implantation eines Cava Clips oder eines Schirmfilters zur Verhinderung rezidivierender Thromboembolien erübrigt eine Antikoagulation nicht.

IX. Koronarthrombose und Herzinfarkt

Definition, Ätiologie, Pathogenese

Unterschreitet das Sauerstoffangebot über einen längeren Zeitraum den aktuellen myokardialen Sauerstoffbedarf, resultieren eine allgemeine Funktionseinschränkung ohne oder mit disseminiertem Untergang der Herzmuskulatur oder ein Myokardinfarkt mit umschriebenen Funktionsausfall von Herzmuskulatur. Eine der wichtigsten Voraussetzungen für das Auftreten eines akuten Herzinfarktes ist die Stenosierung einer Koronararterie um 75% und mehr ihrer Querschnittsfläche. Das akute Ereignis im Myokard kann durch eine Vielzahl extrakardialer und kardialer Pathomechanismen provoziert werden: Anämie, Hypotension, Schock, veränderte Fließeigenschaften des Blutes wie Paraproteinämien und Polyzythämie, Herzrhythmusstörungen etc. Ebenso führen passagere Spasmen der Koronararterien zu Myokardischämie (Prinzmetal-Angina). Störungen in der Mikrozirkulation können auch bei Fehlen angiographisch nachweisbarer Stenosen oder Verschlüsse der Koronararterien Ursache ischämischer Ereignisse am Myokard sein. Dies ist möglich durch krankhafte Veränderungen der terminalen Strombahn bei Hypertonie, Autoaggressionskrankheiten und Endotoxinämie, wie auch bei rheologischen Veränderungen im Verlauf von Autoaggressionskrankheiten, Paraproteinämien, Polyglobulien usw.. Rhythmusstörungen und akute Ischämiesyndrome können provoziert werden durch Thrombozytenaggregate, die sich von arteriosklerotischen Plaques der Koronararterien lösen und in die Gefäßperipherie verschleppt werden, aber auch durch im systemischen Gefäßsystem entstandene und ins Koronargefäßsystem transportierte Plättchenaggregate bei allgemeiner Hyperkoagulabilität, Diabetes und Hyperlipidämien. Embolien von Thrombozytenaggregaten in die koronare Gefäßperipherie sollen häufig Ursache plötzlicher Herztodesfälle sein.

Über den pathogenetischen Stellenwert einer akuten subtotal oder total verschließenden Koronarthrombose im Bereich eines arteriosklerotisch veränderten Koronargefäßes bei der Entstehung eines Myokardinfarktes bestehen unterschiedliche Meinungen. Die Frage ist, ob die autoptisch nachweisbaren verschließenden Koronarthromben vor dem Infarkt als dessen Ursache oder erst nach dem Infarktereignis im Rahmen der allgemeinen Hyperkoagulabilität des Blutes entstanden sind. Die Thrombosen imponieren morphologisch größtenteils als rote fibrinreiche Gerinnungsthromben. Die Angaben über die Häufigkeit verschließender Koronarthrombosen im Obduktionsgut schwanken zwischen 15 und 95%. Es besteht eine Beziehung zwischen der Größe des infarzierten Gebietes und dem Vorhandensein einer Thrombose. Es wurden u.a. folgende Gründe dafür angeführt, daß die Koronarthrombose erst nach dem Infarktereignis auftritt. Mit zunehmender Überlebenszeit der Patienten nach einem Infarkt nahm die Zahl der nachweisbaren Thromben zu. Bei Patienten, die relativ kurz nach einer Myokardischämie verstarben, war relativ selten ein verschließender Thrombus nachweisbar. Bei Patienten mit kardiogenem Schock wurden autoptisch häufiger Thromben gefunden als bei Verstorbenen ohne Schock. Dies wurde in der Weise gedeutet, daß es erst im Rahmen der schockbedingten Gerinnungsaktivierung zur Fibrindeposition in dem arteriosklerotisch veränderten Koronargefäß gekommen ist. Es ließ sich ebenfalls autoptisch zeigen, daß radioaktives Fibrinogen, welches den Patienten postinfarziell appliziert wurde, in den Koronarthrombus inkorporiert wurde. Dies wurde ebenfalls im Sinne einer postinfarziellen Genese des Koronarthrombus interpretiert.

Obwohl es durchaus plausibel erscheint, daß Koronarthromben nach dem Infarkt entstehen bzw. sich vergrößern können, halten die gegebenen Deutungen der Befunde jedoch der Kritik nicht in allen Punkten stand. Daß bei Patienten, die relativ früh nach Eintritt des Infarktes verstarben, häufig keine Thromben gefunden wurden, kann dadurch bedingt sein, daß der Infarkt durch Rhythmusstörungen mit Abfall des Herzminutenvolumens unter die kritische Grenze, durch einen akuten Blutdruckabfall usw. und damit auf grundsätzlich andere Weise eingetreten ist. Radioaktiv markiertes Fibrin und Fibrinspaltprodukte sind in der Lage, in einen präformierten Thrombus zu penetrieren und sich in ihm anzureichern. Der Nachweis von Radioaktivität im Thrombus spricht damit nicht unbedingt für sein Entstehen nach Infarkt. Außerdem konnte gezeigt werden, daß radioaktiv markiertes Fibrinogen, welches nach Infarkt intravenös appliziert wurde, nicht in den zentralen Abschnitten des verschließenden Koronararterienthrombus nachweisbar war. Dies spricht für die Präexistenz des thrombotischen Verschlusses und läßt lediglich die Möglichkeit einer postinfarziellen Apposition zu.

Patienten, die innerhalb der ersten 4 h nach Infarkteintritt angiographiert wurden, haben in 87% einen kompletten Verschluß der Koronararterie. Bei Patienten, bei denen innerhalb der 12.–24. h nach Infarkteintritt ein Angiogramm angefertigt wurde, ist nur noch in 65% der Fälle ein kompletter Verschluß nachweisbar (De Wood et al. 1980). Bei 15–25% der Patienten nach akutem Myokardinfarkt war bei der Erstangiographie die entsprechende Koronararterie nur subtotal verschlossen. Der Prozentsatz nicht komplett verschlossener Gefäße steigt mit dem zeitlichen Abstand der Angiographie zum Infarktereignis von weniger als 15% innerhalb der ersten 6 h auf etwa 35% nach 12–24 h. Dies kann im Sinne einer Spontanfibrinolyse eines zunächst voll obturierenden Thrombus gedeutet werden.

Zusammenfassend wird man festhalten können, daß eine Koronarthrombose in 80–90% in unmittelbarem zeitlichen Zusammenhang mit dem Infarktereignis steht und daß mit einem gewissen Prozentsatz spontaner Rekanalisation zu rechnen ist. Die Entstehung von Thrombosen ist jedoch nicht auf das Koronargefäßsystem beschränkt. Die systemische Hyperkoagulabilität nach Infarkt begünstigt das Auftreten von Thrombosen im Becken-Beinvenenbereich, von wandständigen Thrombosen über dem Infarktgebiet, von Thrombosen im arteriellen Gefäßstem und fördert die Entwicklung einer disseminierten intravaskulären Gerinnung bei kardiogenem Schock. Die Fibrinolysebehandlung und die Antikoagulation mit Heparin und Cumarinderivaten ist auf die Beseitigung bzw. Verhinderung genannter thrombotischer Ereignisse gerichtet mit dem Ziel der Begrenzung der Infarktgröße, der Verbesserung der Hämodyna-

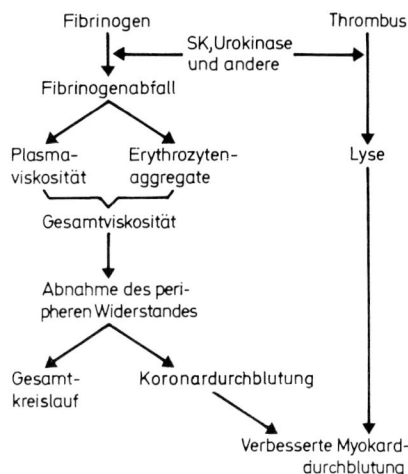

Abb. 1. Mögliche Wirkungsmechanismen der fibrinolytischen Therapie des akuten Herzinfarktes. (Kirchoff, van de Loo, 1981)

mik und der Verhinderung sekundärer thromboembolischer Komplikationen.

Therapie

Fibrinolysetherapie des akuten Herzinfarktes

Die Fibrinolysebehandlung des akuten Herzinfarktes verfolgt das Ziel, durch frühzeitige Reperfusion des betroffenen Muskelareals, den Übergang der reversiblen in die irreversible Ischämie zu verhindern, die Infarktgröße zu verkleinern und die Pumpfunktion des Herzens so weit als möglich zu erhalten. Die Vorstellungen wie dieses Ziel durch eine Fibrinolyse erreicht werden kann, sind vielfältig und haben im Laufe der Jahre eine sich wandelnde Gewichtung erfahren (Abb. 1). Die Wiedereröffnung des thrombotisch verschlossenen Koronargefäßes soll zu einer Verhinderung des Infarktes oder zumindest zu einer Begrenzung der Infarktgröße unter größtmöglicher Erhaltung von kontraktiler Substanz führen. Die Beseitigung möglicher Mikrothromben in den Randbezirken des Infarktes mit konsekutiver Besserung der myokardialen Perfusion verfolgt das gleiche Ziel. Die Degradation von zirkulierenden Fibrinogen-Fibrin-monomer-Komplexen, die im Rahmen der systemischen Hyperkoagulabilität nach Infarkt nachweisbar sind, kann die Apposition und das Neuauftreten von Thromben im Gefäßsystem des Herzens verhindern. Voraussetzung ist in jedem Fall, daß die Fibrinolyse zum frühestmöglichen Zeitpunkt begonnen wird. Eine durch die Fibrinolyse induzierte Verbesserung der Fließeigenschaften des Blutes kann sowohl die Perfusion des Myokards wie auch der peripheren Mikrozirkulation verbessern und damit günstigere Bedingungen für die Hämodynamik nach Infarkt schaffen. Die postinfarzielle Viskositätserhöhung des Blutes wird mitbedingt durch die zirkulierenden Fibrinogen-Fibrinmonomer-Komplexe. Die Degradation von Fibrinogen und den Fibrinpolymeren zu Spaltprodukten inhibiert die Fibrinpolymerisation, und vermindert die Aggregation von Thrombozyten und Erythrozyten. Hierdurch wird die nutritive Versorgung der Gefäßperipherie gesteigert. Von besonderer Bedeutung ist dies bei Kreislaufzentralisation und kardiogenem Schock. Die Abräumung

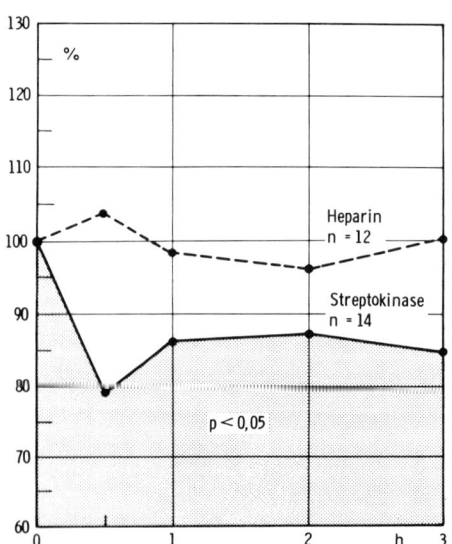

Abb. 2. Änderung des totalen peripheren Widerstandes bei Patienten mit akutem Myokardinfarkt und Behandlung mit Streptokinase oder Heparin (Neuhof et al. 1975)

von Mikrothromben in der Gefäßperipherie, die im Rahmen der schockbedingten diffusen intravaskulären Gerinnungsprozesse auftreten, ist ein weiterer positiver Effekt.

Systemische Fibrinolyse.
Die günstige Wirkung einer Fibrinolyse auf die hämodynamischen Parameter im Vergleich zu einer Heparintherapie bei Patienten mit Myokardinfarkt konnte dokumentiert werden (Neuhof et al. 1975) (Abb. 2, Abb. 3). Die Studie umfaßt Patienten, bei denen der Infarkteintritt nicht länger als 12 h zurücklag.
Eine Gruppe von 14 Patienten erhielt 250 000 I. U. Streptokinase innerhalb von 20 min und daran anschließend 100 000 I. U. pro Stunde für weitere 24 h. Die übrigen 12 Patienten erhielten Heparin in einer Dosis von 20 000–30 000 I. E./24 h. Hämodynamische Parameter wurden über 48 h gemessen. Signifikante Differenzen zwischen den beiden Gruppen ergaben sich nur innerhalb der ersten 3 h.
Der periphere Widerstand fiel in der Streptokinase-Gruppe signifikant ab, der mittlere arterielle Druck sank und das Herzminutenvo-

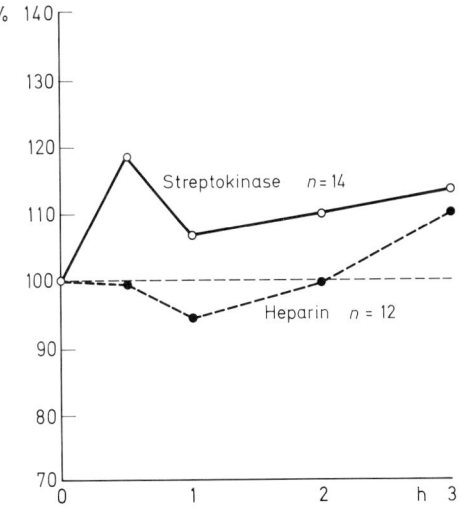

Abb. 3. Änderung der Sauerstoffaufnahme bei Patienten mit akutem Myokardinfarkt und Behandlung mit Streptokinase oder Heparin (Patienten nicht im Schock; Unterschied nicht signifikant). (Neuhof et al., 1975)

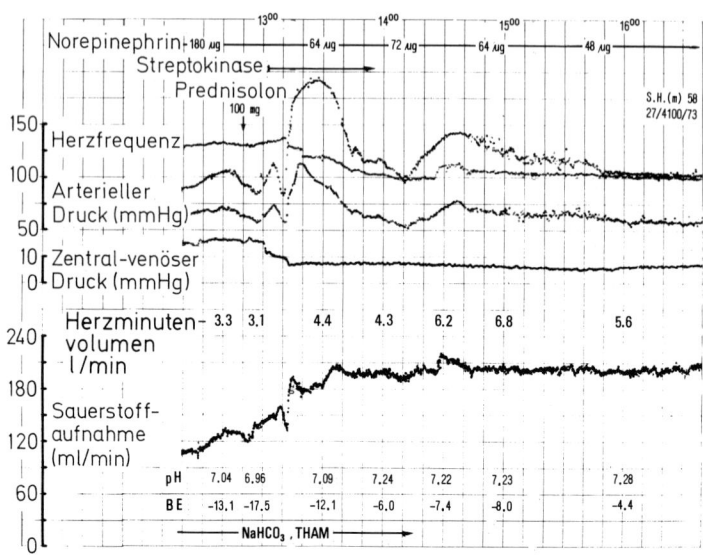

Abb. 4. Verlaufsprotokoll einer 58jährigen Patientin nach Myokardinfarkt mit kardiogenem Schock. Wirkung der Fibrinolysetherapie auf Kreislaufparameter, Sauerstoffaufnahme und Metabolismus (Verlaufsprotokoll von Prof. Neuhof zur Verfügung gestellt)

lumen nahm zu. Die Heparingruppe zeigte keine Veränderungen gegenüber dem Ausgangswert. Die Sauerstoffaufnahme zeigte keine Unterschiede bei den Patientengruppen. Eine Schocksituation lag nicht vor. In Einzelbeobachtungen bei Patienten mit kardiogenem Schock wurde eine Verbesserung der Sauerstoffaufnahme unter Streptokinase als Zeichen einer wiederhergestellten Mikrozirkulation beobachtet (Abb. 4). Diese Untersuchungen belegen ein therapeutisches Prinzip. Befunde an einem größeren Patientengut fehlen, so daß keine Aussage darüber getroffen werden kann, ob die gemessenen Veränderungen der Hämodynamik unter Streptokinase einen Einfluß auf die Senkung der Letalität nach Myokardinfarkt haben.

Das therapeutische Konzept der Fibrinolysebehandlung mit Streptokinase bei Myokardinfarkt wurde von Fletcher et al. (1958, 1959) in die Klinik eingeführt. In den letzten 20 Jahren wurden 20 klini-

214

Tabelle 1. Kontrollierte Studien zur Wirkung der Streptokinasetherapie beim akuten Myokardinfarkt (Genth, 1982)

Therapiestudien	Patientenzahl SK	Kontrolle	Infarkt-alter	Therapie-dauer	Therapie d. Kontrollgruppe	Letalität % SK	Kontroll-gruppe	Signifikanz P<0,05
Deutsch-Schweizer-Studie I (1966)	297	261	12 h	18 h	Heparin	14,1	21,7	+
European Working Party I (1969)	83	84	72 h	72 h	Heparin	24,1	17,9	−
European Working Party II (1971)	357	339	24 h	24 h	Heparin	19,0	27,4	+
Finnische Studie (1971)	219	207	72 h	1–48 h	Phenindion	9,0	9,2	−
Italienische Studie (1971)	164	157	12 h	12 h	Heparin	11,6	11,5	−
Dänische Studie (1972)	67	68	24 h	20 h	Phenindion	23,8	29,4	−
Australische Studie (1973)	230	227	24 h	18 h	Heparin	9,8	12,6	−
Deutsch-Schweizer-Studie II (1971)	138	131	12 h	18 h	Lävulose	14,5	26,0	+
Frankfurter Studie (1973)	102	104	12 h	3 h	Plazebo	12,8	27,6	+
Britische Studie (1976)	302	293	24 h	24 h	Plazebo	12,6	13,7	−
Österreichische Studie (1977)	352	376	12 h	16 h	–	10,5	15,6	+
Europa-Studie (1979)	156	159	12 h	24 h	Glukose	15,6	30,8	+

sche Studien zur Fibrinolysetherapie bei akutem Myokardinfarkt veröffentlicht, bei denen fast ausschließlich Streptokinase eingesetzt wurde, und nur in einzelnen Studien Urokinase. Eine Zusammenstellung von 12 randomisierten prospektiven Streptokinase-Studien zeigt Tabelle 1 (Genth, 1982). Es wurden Patienten bis zu 12 h und bis zu 24 h nach Infarkteintritt in die Untersuchungsreihen aufgenommen. Die Therapie wurde mit einer Initialdosis von 200 000 I. E. bis 250 000 I. E. Streptokinase innerhalb von 20 bis 30 Minuten begonnen und mit 100 000 I. E.–150 000 I. E. (200 000 I. E.) pro Stunde über 12–24 h fortgeführt, in je einer Studie über 3 h bzw. 72 h. Die Beobachtungszeit betrug 40 Tage, in je einem Fall 3 Monate (Australische Studie) bzw. 6 Monate (Europa-Studie). In allen Studien, bei denen das Infarktalter bei Beginn der Streptokinasetherapie bis zu 12 h war, konnte eine signifikante Senkung der Letalität beobachtet werden; dies gilt auch für die Kurzzeitlyse von 3 h (Frankfurter Studie). Bei einem Infarktalter bis zu 24 h ist ein positiver Trend festzustellen; eine Studie brachte ein negatives Ergebnis. Im Vergleich zu den Kontrollgruppen war übereinstimmend eine frühere Rückbildung der EKG-Veränderungen sowie ein frühzeitigerer Anstieg und Abfall der CPK festzustellen. Insgesamt sind die Studien nicht ohne weiteres vergleichbar, da sich die Patienten bezüglich Schweregrad und Komplikationen des Infarktes unterschieden.

Die 1979 veröffentlichte Europäische Multizentrische Studie bedarf besonderer Erwähnung. Durch sie wurde die Frage nach dem positiven Effekt einer Fibrinolysebehandlung erneut aufgegriffen. Es wurde versucht, Kriterien zu erarbeiten, die es ermöglichen, Patientengruppen zu identifizieren, die im besonderen Maße von der Fibrinolysetherapie profitieren. Es wurden Patienten aufgenommen, deren Infarkt nicht länger als 24 h zurücklag. Nach einer Initialdosis von 250 000 I. U. Streptokinase innerhalb von 20 min wurden über 24 h 100 000 I. U. Streptokinase/Stunde infundiert. Von 2338 Patienten wurden 512 in die Studie aufgenommen und in drei Risikogruppen unterteilt. Da die Gruppe des höchsten Risikos nur 1,6% der in die Studie aufgenommenen Patienten umfaßte, wurde sie bei der Anwendung mit der Gruppe mittleren Risikos zu insgesamt 315 Patienten vereinigt. Die Gruppe umfaßt Männer und Frauen zwischen 50 und 75 Jahren ohne Kontraindikationen für eine fibrinolytische Therapie. Als erhöhtes Risiko wurde angesehen: systolischer Blutdruck unter 90 mmHg, Herzfrequenz unter 60 oder über 100 Schläge/Minute, mehr als 5 supraventrikuläre oder ventrikuläre Extrasystolen/Minute, QRS-Komplex 0,12 s oder länger, AV-Block 2. Grades oder 3. Grades, Vorhofflattern oder Vorhofflimmern. 156 Patienten dieser Gruppe wurden mit Streptokinase behandelt, 159 Patienten dienten als Kontrolle. Eine Behandlung mit Cumarinderivaten wurden am 1. Tage begonnen und für mindestens 3 Wochen durchgeführt. Die Patienten der Risikogruppe I (geringstes Risiko) wurden nicht mit Streptokinase behandelt. Die Gesamtbeobachtungszeit betrug 6 Monate. In der Streptokinasegruppe starben 25 Patienten (16%), in der Kontrollgruppe 50 Patienten (31%). Es wurde somit eine Senkung der Letalität um 50% erreicht. Auffallend ist, daß sich in den ersten Tagen nach Infarkt kein signifikanter Unterschied in der Sterblichkeit beider Gruppen abzeichnet. Eine Signifikanz wird erst ab der 4. Woche erreicht ($P < 0,01$). Aus der Gruppe mit dem niedrigsten Risiko verstarben insgesamt 6,1% (Gesamtzahl 197). Zwei der 156 mit Streptokinase behandelten Patienten erlitten eine zerebrale Blutung, von denen einer verstarb. Größere Blutungskomplikationen traten sonst nicht auf.

Die Studie zeigt, daß eine bestimmte Patientengruppe mit einem erhöhten Risiko von der Fibrinolysetherapie profitieren kann. Betont muß werden, daß nur 13,6% aller mit einem Myokardinfarkt eingelieferten Patienten mit Streptokinase behandelt wurden. Auch nach dieser Studie lassen sich keine generellen Empfehlungen geben, welche Patienten einer Fibrinolysetherapie zugeführt werden sollen. Die Entscheidung wird in jedem Einzelfall wieder neu zu treffen sein und von den Erfahrungen und subjektiven Eindrücken des behandelnden Arztes wesentlich beeinflußt werden. Ein günstiger Effekt ist bei Patienten mit reduziertem Herzminutenvolumen in der Präschockphase zu erwarten.

Intrakoronare Thrombolyse

Bei den früheren Studien wurden die positiven Effekte der Streptokinasebehandlung bevorzugt den rheologischen hämodynamischen Effekten zugeschrieben. Der möglichen Rekanalisation der thrombotisch verschlossenen Koronararterie wurde eine eher zweitrangige Bedeutung zugemessen. Man war der Meinung, daß die Wiedereröffnung der Koronararterie einen zu langen Zeitraum in Anspruch nehmen würde, um die ischämische Muskulatur von dem Untergang zu bewahren. Dies findet auf der anderen Seite seinen Ausdruck, daß Patienten bis 12 h, häufig bis 24 h und sogar bis 72 h nach Infarkteintritt in die Studien aufgenommen wurden. In den letzten Jahren ist der unmittelbaren Wiedereröffnung der thrombotisch verschlossenen Koronararterie vermehrt Aufmerksamkeit geschenkt worden. Voraussetzung ist, daß die Patienten nicht später als 2–6 h nach Infarkteintritt den therapeutischen Maßnahmen zugeführt werden können.

Selektive intrakoronare Thrombolyse (unter koronarangiographischer Kontrolle). Die selektive intrakoronare Thrombolyse über einen präkoronar placierten Katheter wurde 1979 in die Klinik eingeführt. Die Applikation der Streptokinase unmittelbar vor den verschließenden Thrombus soll eine höhere Konzentration und damit eine höhere lytische Wirksamkeit am Thrombus entfalten. Die Patienten müssen innerhalb der ersten 2 bis 3 bis maximal 6 h nach angenommenem Infarkt der Fibrinolysebehandlung zugeführt werden. Es wird unterstellt, daß bei erfolgreicher Thrombolyse innerhalb dieses Zeitraums die Funktionsfähigkeit des betroffenen Myokardareals weitgehend erhalten werden kann.

Das Schema des Vorgehens bei der selektiven intrakoronaren Fibrinolyse unter koronarangiographischer Kontrolle ist mehrfach modifiziert worden. Ein Beispiel gibt Abb. 5. Vor Beginn der Streptokinasetherapie erhalten die Patienten 10 000 I. E. Heparin intravenös, zur Vermeidung von Reaktionen auf Streptokinase 200 mg bis 1000 mg Prednisolon und 0,5 bis 1,0 g Acetylsalicylsäure. Eine von einzelnen Gruppen vorgeschaltete intravenöse Streptokinaseinfusion von 200 000 I. E. in 20 min soll die Therapielücke bis zur selektiven Applikation überbrücken und die Antistreptokinase neutralisieren. Nach Darstellung der verschlossenen Kranzarterie erfolgt die Streptokinaseinfusion vor oder in das Ostium mit 2000 I. E.–4000 I. E. pro Minute über ca. 30 bis maximal 60 min in einer Gesamtdosis von 120 000 I. E. bis 240 000 I. E. In Abständen von 15–20 min erfolgen Kontrollangiographien. Nach Eröffnung des Gefäßes wird von einigen Autoren die Streptokinase in einer Dosis von 2000 I. E./min für weitere 30 min festgesetzt. Danach wird für 3–7 Tage die Antikoagulation mit 800 I. E.–1200 I. E. Heparin/h festgesetzt und später auf

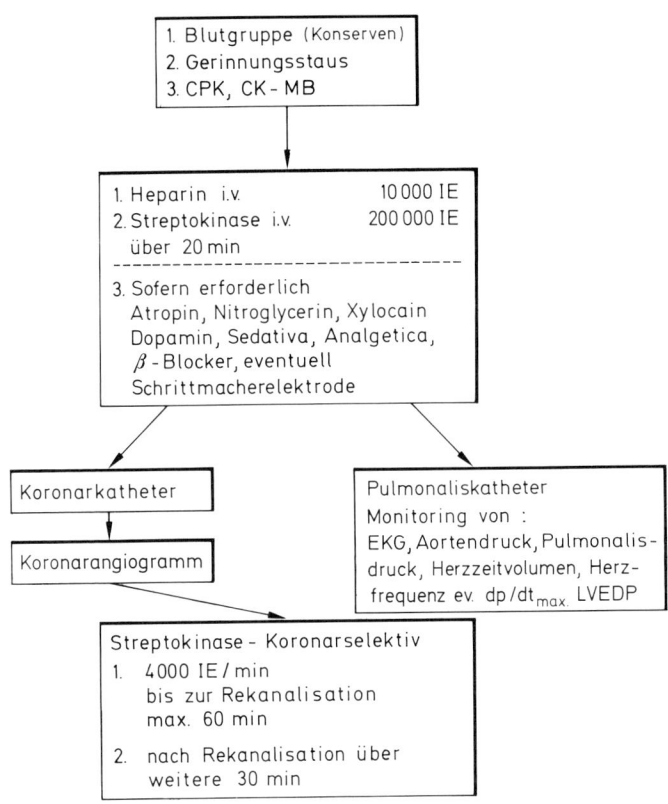

Abb. 5. Diagnostisches und therapeutisches Programm bei koronarselektiver Streptokinasebehandlung des akuten Myokardinfarktes (Rutsch, 1982)

orale Antikoagulation übergegangen. Bleibt das Gefäß nach 30–60 min verschlossen, kann eine transluminale Katheterdilatation versucht werden. Je geringer das Thrombusalter ist, desto kürzer ist die Lysezeit bis zur Rekanalisation. Die Erfolgsrate liegt zwischen 70 und 93% (Tabelle 2 und 3). Die Reobliterationsrate nach 4 Wochen ist relativ hoch. Dies ist verständlich, da nach Eröffnung des Gefäßes eine Reststenose von 80–95% verbleibt. Bei geeigneten Patienten ist hier die Indikation zur anschließenden koronaren Bypassoperation gegeben. Es läßt sich eine deutliche Senkung der Frühletalität

Tabelle 2. Koronarangiographisch dokumentierte Ergebnisse der intrakoronaren Streptokinase-Therapie bei der akuten Koronarthrombose (Schmutzler, R., 1983)

Zentren	Patienten-zahl	primär eröffnet %	nach 4 Wochen wieder ver-schlossen %
Boston	30	70	33
Aachen, Göttingen, Berlin, Hamburg	204	84	16
Davis	25	72	17
Heidelberg	93	70	18
Houston	37	73	?
Los Angeles	29	93	?
	418	77%	

von 15% der Patienten mit verschlossen gebliebener auf 4,7% bei eröffneter Koronararterie erreichen (Abb. 6). Gerinnungsanalytisch meßbare systemische Lyseeffekte lassen sich in jedem Fall nachweisen. Bei Patienten mit instabiler Angina pectoris und subtotalem Verschluß einer Koronararterie konnte in der Regel keine Erweiterung des Gefäßlumens erreicht werden. Dies liegt darin begründet, daß stenosierende arteriosklerotische Plaques, ältere Thrombozyten- und Fibrinthromben nicht lysierbar sind.

Die erfolgreiche Rekanalisation und eine Verbesserung der Myokardfunktion konnte außer durch die Koronarangiographie durch Verlaufskontrollen von EKG und CPK, der Ejektionsfraktion, der regionalen Wandbeweglichkeit und der Thallium-Szintigraphie dokumentiert werden. Über den Wert und die Dauer der Langzeitantikoagulation bzw. Thrombozytenaggregationshemmung ist noch kein abschließendes Urteil möglich; sie scheint jedoch unbedingt erforderlich.

Es bleibt die Frage offen, ob aufgrund der lokalen Blutströmungsbedingungen bei intrakoronarer bzw. unmittelbar präkoronarer Streptokinaseapplikation unmittelbar am Thrombus wirklich eine höhere Konzentration zu erzielen ist. Streptokinase muß in sehr kurzer Zeit auf dem kurzen Weg von Katheterspitze zum Thrombus mit plasmaständigem Plasminogen den Aktivatorkomplex gebildet haben, um

Tabelle 3. Rekanalisation von komplett verschlossenen Koronargefäßen bei akutem Myokardinfarkt durch intravenöse Streptokinase-Therapie. Bei drei Autoren Vergleich mit intrakoronarer Streptokinase-Therapie (Schröder, 1983)

	i.v. Streptokinase Rekanalisierung Zahl der Patienten	Zeit bis Rekanalisierung min	i.k. Streptokinase Rekanalisierung Zahl der Patienten	Zeit bis Rekanalisierung min
Schröder et al.	11/21 (52%)	44 ± 19	–	–
Neuhaus et al.	24/38 (63%)	48 ± 13	27/36 (75%)	33 ± 15
Spann et al.	10/20 (50%)[a]	?	–	–
Blunda et al.	8/12 (67%)[a]	54 ± 28	11/13 (85%)[a]	27 ± 14
Huhmann et al.	13/22 (59%)	105 ± 68	20/26 (77%)	55 ± 28
	66/113 (58%)		58/75 (77%)	

[a] Angabe neuerer Zahlen

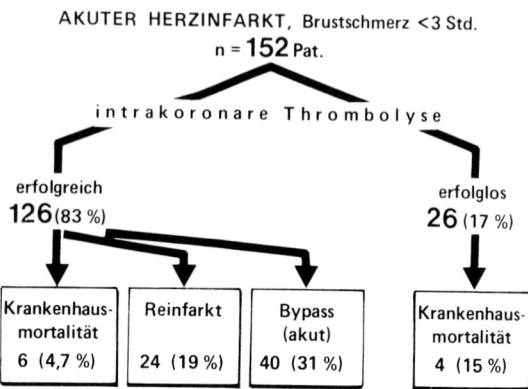

Abb. 6. Klinischer Verlauf von 152 Patienten mit akutem Myokardinfarkt und intrakoronarer Streptokinase-Therapie innerhalb der ersten 3 h nach Symptomenbeginn. (Mathey, 1983)

am Thrombus wirksam zu werden. Eine weitere Möglichkeit wäre, daß Streptokinase in den Thrombus diffundiert und dort mit dem kopräzipitierten Plasminogen den Aktivatorkomplex bildet. Dies hat zu Überlegungen geführt, ob mit hochdosierter intravenöser Streptokinaseinfusion nicht ähnlich positive Ergebnisse zu erzielen sind (Rentrop et al., 1979, 1982; Rutsch, 1982).

Systemische Fibrinolyse (unter koronarangiographischer Kontrolle). Die Fibrinolyse mit systemischer Streptokinaseapplikation erlebt seit 1981 eine Renaissance. Zunächst wurden bei Patienten 1½ bis 6 h nach Beginn der akuten Infarktsymptomatik intravenös 500 000 I. E. Streptokinase innerhalb von 30 min appliziert. Vorher wurden 5000 I. E. Heparin, 1 g Acetylsalicylsäure und 250–500 mg Prednisolon intravenös gegeben. War ein Koronargefäß nach 60 min nicht rekanalisiert, wurde mit Hilfe der transluminalen Katheterdilatation eine Durchgängigkeit erzielt. Anschließend erfolgte eine einstündige intrakoronare Infusion von 2000 I. E. Streptokinase/min. Die Überlegung, die in diesem Verfahren zugrundeliegt, ist, daß eine Rekanalisation der Koronararterie und eine Protektion des Myokards auch mit ausreichend hoher systemischer Streptokinaseapplikation zu erreichen ist, soweit der Behandlungsbeginn rechtzeitig er-

Tabelle 4. Wiedereröffnungsraten durch intravenöse Streptokinase-Therapie beim akuten Myokardinfarkt. Nur zum Teil mit koronarangiographischer Kontrolle (Schmutzler, R., 1983)

Autoren	Infarkt- alter Std.	Lyse- dauer Std.	SK-Dosis (Einheiten)	Zahl der Patienten	Thrombolyse erfolgreich
Neuhaus u. Mitarb.	<6	1	1,7 Mio.	38	24 (63%)
Schröder u. Mitarb.	<6	1	1,5 Mio.	26	16 (62%)
Spann u. Mitarb.	<6	1	850 000	13	6 (46%)
Genth u. Mitarb.	<8	15	ID. 250 000 ED. 100 000	28	16 (57%)

folgt. Bei 65% konnte eine Rekanalisation erreicht werden. Die verbleibende Stenose nach 24 h bis 3 Wochen betrug zwischen 70 und 90%. Im Vergleich zur Angiographie nach 24 h war nach 3 Wochen in einigen Fällen eine weitere Zunahme des Gefäßdurchmessers zu verzeichnen. Nach beendeter Fibrinolyse wurden für 2–3 Tage Heparin entsprechend der Thrombinzeit gegeben. Anschließend erfolgte Antikoagulation mit Cumarinderivaten. Bei den erfolgreich lysierten Patienten wurde die maximale Plasmakonzentration der Kreatininphosphokinase im Mittel nach 13,5 h erreicht, im Gegensatz dazu nach 20 h bei konventionell behandelten Patienten. Außerdem war der CK-Anstieg höher. Dies wurde im Sinne eines Auswascheffektes aus dem geschädigten Myokard gedeutet. Gerinnungsanalytisch ließ sich im Systemblut ein deutlicher Fibrinolyseeffekt nachweisen.

Der Wert dieser Therapieform wurde in mehreren Studien geprüft (Tabelle 3 und 4). Das Infarktalter soll möglichst unter 3 h – auf jeden Fall jedoch unter 6 h liegen. Nach initialer Heparingabe von 5000 I.E. – 10000 I.E. 0,5–1,0 g Acetylsalicylsäure und meist 500 mg Prednisolon werden maximal über 60 min bis zu 1,5–1,7 Mio. I.E. Streptokinase infundiert. Die koronarangiographisch nachgewiesene Rekanalisationsrate liegt mit 46–63% der Patienten niedriger als bei intrakoronarer Lyse. Die Nachbehandlung erfolgt wie im vorstehenden beschrieben.

Die Befunde sprechen dafür, daß sich auch bei systemischer Applikation von Streptokinase eine Rekanalisation des Koronargefäßes erzielen läßt. Da ein koronarangiographischer Meßplatz nur wenigen Kliniken zur Verfügung steht, ist die frühzeitige systemische Lyse möglicherweise eine zur koronarselektiven gleichwertige Alternative (Schröder et al. 1981, 1982, 1983).

Transluminale koronare Angioplastie
Die begleitende antithrombotische Behandlung bei der perkutanen Katheterdilatation von Koronargefäßen besteht in einer initialen Gabe von 1,0–1,5 g Acetylsalicylsäure und 5000 I. E.–10 000 I. E. Heparin intravenös. Die Heparintherapie geht über in eine orale Antikoagulation bzw. die Gabe von Acetylsalicylsäure wird allein fortgesetzt.

Antikoagulantien bei akutem Herzinfarkt
Die Mehrzahl der Patienten mit akutem Myokardinfarkt wird keiner Fibrinolysetherapie unterzogen, sei es aus fehlender Indikation oder wegen des Vorliegens von Kontraindikationen. Die Standardtherapie besteht in der initialen Heparingabe und sich anschließender Therapie mit oralen Antikoagulantien oder Hemmsubstanzen der Thrombozytenfunktion. Die Antikoagulantientherapie wird regelmäßig mit Heparin in einer Dosierung zwischen 15 000 I. E. und 30 000 I. E./24 h als intravenöse Dauerinfusion begonnen. Nach 2–3 Tagen, wenn die Akutphase überwunden ist und die Gefahr von Komplikationen durch Rhythmusstörungen (Kammerflattern und -flimmern), Asystolie und kardiogenem Schock geringer wird, erfolgt der überlappende Übergang auf eine orale Antikoagulation mit Cumarinderivaten. Die Heparinisierung wird beendet, wenn die Prothrombinzeit im therapeutischen Bereich liegt bzw. der Quickwert auf 15–25%, der Thrombotest auf 8–12% abgesunken sind. Ziel der Antikoagulation ist die Verhinderung einer sich sekundär ausbildenden verschließenden Koronararterienthrombose über einer bestehenden Stenose, die zur Infarktentstehung während einer Phase mit Arrhythmie oder Hypotension ausreichend war, die Verhinderung einer weiteren Ausdehnung einer bestehenden Koronararterienthrombose, die den Infarkt ausgelöst hat, und insbesondere durch systemisch induzierte plasmatische Hypokoagulabilität die

Tabelle 5. Einfluß der Antikoagulantien-Therapie (Heparin und Cumarine) in der Frühphase des Myokardinfarktes auf Letalität und thromboembolische Komplikationen (Heene, 1981)

Studie	Anzahl der Patienten		Letalität		Thromboembol. Komplikationen	
	Kontrolle	AK-Therapie	Kontrolle	AK-Therapie	Kontrolle	AK-Therapie
Brit. Med. Res. Council 1969	715	712	18%	16%	11%	5%
Drapkin u. Merskey 1972	391	745	21%	15%	12%	7%
Vet. Adm. Report USA 1973	500	499	10%	11%	13%	4%
Modan u. Mitarb. 1975	1387	841	27%	8%	–	–
Tonascia u. Mitarb. 1975	673	483	27%	11%	–	–

225

Verhinderung der Entstehung von Thromben in den Herzhöhlen im Bereich des infarzierten Gebietes sowie im venösen und arteriellen Gefäßsystem mit der Gefahr der Embolie.

Eine Senkung der Mortalität nach Infarkt speziell durch die Antikoagulation läßt sich schwer belegen (Tabelle 5). Todesursachen sind vorwiegend Rhythmusstörungen, Herzinsuffizienz, kardiogener Schock und Herzwandruptur. Die durch Antikoagulation beeinflußbaren Phänomene wie Rezidivinfarkt, tödliche pulmonale und zerebrale Embolien machen in den untersuchten Patientengruppen 0,5–3% aus und sind hinsichtlich der Gesamtletalität von geringerer Bedeutung. Der Beobachtungszeitraum der meisten Studien erstreckt sich auf die Hospitalphase von 3–6 Wochen. Mit Ausnahme der Studien von Modan et al. (1975) und Tonascia et al. (1975) waren bezüglich der Letalität keine signifikanten Unterschiede zwischen Antikoagulantien – zu Kontrollgruppen festzustellen. Es ließ sich aber eine deutliche Reduktion tiefer Becken-Beinvenenthrombosen, thromboembolischer Komplikationen und muraler Thromben feststellen (Tabelle 5, 6 und 7). Eine Analyse von 32 Studien ergab dagegen eine Senkung der Letalität während der Hospitalphase nach Infarkt von 19,6% in der Kontrollgruppe auf 15,4% in der Antikoagulantiengruppe. Dies entspricht einer signifikanten relativen Reduktion von 21% (p < 0,01). Der positive Effekt einer Antikoagulation ist zur Vermeidung thromboembolischer Komplikationen unbestritten. Zur Verwendung arterieller thromboembolischer Komplikationen ist eine „low dose" Heparinprophylaxe nicht ausreichend.

Langzeitantikoagulation nach Herzinfarkt

Über den Sinn der Langzeitantikoagulation zur Verhinderung eines Reinfarktes und der Reinfarktmortalität bestehen weiterhin kontroverse Meinungen. Man kann unterstellen, daß die Anzahl aller Rezidivinfarkte unter Antikoagulation geringer ist. Eine Zusammenstellung von 12 Studien der Jahre 1957 bis 1967, die den Kriterien der Statistik standhielten, zeigt eine Senkung der Letalität von 21,8% bei der Kontrollgruppe auf 17% bei der Antikoagulantien-Gruppe. Eine Analyse aller bis 1979 verfügbaren Studien zeigt eine signifikante Senkung der Reinfarktrate und der Reinfarktmortalität. Eine Studie des niederländischen Thrombosedienstes konnte während eines zweijährigen Beobachtungszeitraumes bei Patienten über 60 Jahren,

Tabelle 6. Häufigkeit tiefer Beinvenenthrombosen (positiver Radiofibrinogen-Test) nach akutem Myokardinfarkt (Hospitalphase) ohne und mit Antikoagulantientherapie (Heparin, Cumarine). (Heene, 1981)

Autor	Patientenzahl		Häufigkeit der tiefen Beinvenenthrombosen	
	Kontr.	AK-Therapie	Kontr.	AK-Therapie
Nicolaides u. Mitarb. 1971	31		38%	5,5%
Handley u. Mitarb. 1972	24	24	29%	0%
Wray u. Mitarb. 1973	46	46	21,7%	6,5%
Warlow u. Mitarb. 1973	64	63	17%	3%
Gallus u. Mitarb. 1973	40	38	22,5%	2,6%

Tabelle 7. Häufigkeit muraler Thrombosen bei akutem Myokardinfarkt (Deutsch, 1977)

Autor	Placebo	Antikoagulantien
Wright	62%	32%
Hilden	58%	24%
Veterans administration study	48,4%	21,7%
Drapkin ♀	45,5%	10%
♂	54,6%	19,2%

die schon mindestens 6 Monate antikoaguliert waren (im Mittel 5,9 Jahre), eine Senkung der Reinfarktletalität von 13,4% der Kontrollgruppe, bei der die Antikoagulation unterbrochen und durch Placebo ersetzt wurde, auf 7,6% in der Gruppe, bei der die Antikoagulation fortgeführt wurde, nachweisen (p = 0,017). Die Reinfarktrate ließ sich von 15,9 auf 5,7% senken (p < 0,001). Eine weitere Zusammenstellung von 7 Studien der Jahre 1957 bis 1969, die zum Teil auch Studien der im vorstehenden erwähnten Zusammenstellung enthält, bei der jedoch der Qualität der Antikoagulation besondere Beachtung geschenkt wurde, ergab pro 100 Patientenjahren eine Senkung der kardialen Todesfälle um 41% und der überlebten Reinfarkte um 61%.

Die erwähnte holländische sogenannte „Sixty plus"-Studie zeigte bei Umrechnung auf 100 Patientenjahre eine vergleichbare Senkung

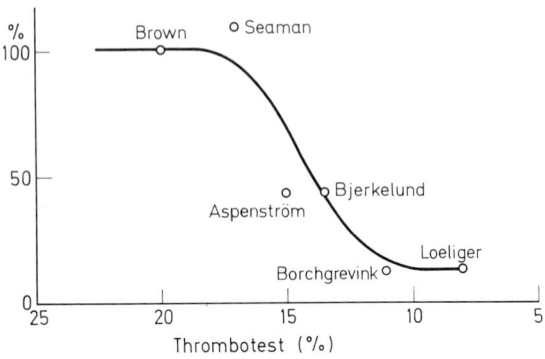

Abb. 7. Beziehung zwischen Qualität der Antikoagulantien und Reinfarktrate (Thrombotest: therapeutischer Bereich 5–12%). Nicht antikoagulierte Patienten: Reinfarktrate gleich 100% gesetzt. (Loeliger et al., 1967)

beider Zielgrößen um 44 bzw. um 67%. Das positive Ergebnis wurde im Sinne einer Reduzierung thrombotischer Ereignisse, die für das Fortschreiten der Koronararterienveränderungen verantwortlich gemacht werden, interpretiert. Voraussetzung ist eine konsequente Überwachung der Patienten, die eine konstante Gerinnungshemmung innerhalb des therapeutischen Bereiches garantiert. Diese ist bei dem optimal durchorganisierten holländischen Thrombosedienst gegeben, ist aber in zahlreichen europäischen Ländern und auch in der Bundesrepublik häufig nicht gewährleistet. Dadurch wird der positive Effekt einer Langzeitantikoagulation beeinträchtigt und häufig zunichte gemacht. Zumindestens 75 bis 80% der über einen längeren Zeitraum durchgeführten Quickwert-Kontrollen sollten im therapeutischen Bereich liegen (Abb. 7).

Präzise Aussagen über die notwendige Dauer einer Langzeitantikoagulation liegen nicht vor. Der Beobachtungszeitraum der Studien liegt zwischen 1 und 4 Jahren. Ein günstiger Effekt ist zumindest innerhalb von 2 bis 5 Jahren nach Infarkt zu erwarten. In früheren Studien profitierten männliche Infarktpatienten unter 55 Jahren am meisten von der Antikoagulation.

Die Altersgruppe unter 45 Jahren hat bei einer Langzeitantikoagulation über mehr als 5 Jahre die größten Aussichten keinen Reinfarkt zu erleiden. Eine lebenslange Dauerantikoagulation ist indiziert bei

1. Herzwandaneurysma,
2. absoluter Arrhythmie bei Vorhofflimmern,
3. Herzinsuffizienz,
4. persistierende Angina pectoris,
5. nachgewiesener generalisierter degenerativer Gefäßerkrankung,
6. Zustand nach arterieller Thrombose oder Embolie,
7. Zustand nach venöser Thrombose und/oder Lungenembolie.

Das Blutungsrisiko unter Antikoagulantientherapie liegt zwischen 3 und 5%. Letale Blutungskomplikationen, insbesondere durch intrazerebrale Hämorrhagien sollen in 0,5–0,8% der Patienten auftreten. Es bestehen keine signifikanten Unterschiede zwischen der Zahl der Todesfälle infolge zerebraler Blutungen bei Antikoagulantientherapie und ohne Antikoagulantienbehandlung. Kontraindikationen wie Hypertonus mit Werten über 180 mm Hg systolisch und 100 mm Hg diastolisch, hämorrhagische Diathese, Magen-Darm-Ulzera, Niereninsuffizienz, Interferenz mit anderen Medikamenten (insbesondere Antirheumatika, Antiphlogistika), schwere Lebererkrankungen, Malabsorptions-Syndrome, Retinopathie mit Fundusblutungen und bakterielle Endokarditis sind zu beachten. (Chalmers et al. 1977; Douglas, McNicol 1975; Heene et al. 1977; Heene 1981; Jaenecke 1982 (Ü); Jost et al. 1983; Leickert 1979; Loeliger et al. 1967; Loeliger 1981a, 1981b; de Vries et al. 1980).

Aggregationshemmer und Reinfarktprophylaxe

Unter der Vorstellung, daß Thrombozyten im arteriellen Gefäßsystem bei der Atherogenese und der Thrombogenese über einem arteriosklerotisch veränderten Bezirk eine wesentliche Rolle spielen, wurden Medikamente mit einem Einfluß auf die Plättchenfunktion zur Rezidivprophylaxe des Herzinfarktes eingesetzt. Rhythmusstörungen, die neben anderen Ursachen zu plötzlichem Herztod führen können, sollen u. a. durch Plättchenembolien in das periphere Koronargefäßsystem ausgelöst werden (Abb. 8). Die Plättchenaggregate lösen sich entweder von einem atheromatösen Plaque der Koronararterie oder es handelt sich um Plättchenaggregate, die bei allgemeiner Hyperkoagulabilität des Blutes im Systemkreislauf nachweisbar sind und in die Koronarzirkulation verschleppt werden.

Acetylsalicylsäure, Sulfinpyrazon und Dipyridamol werden als Medikamente zur Hemmung der Plättchenfunktion eingesetzt. Bei den

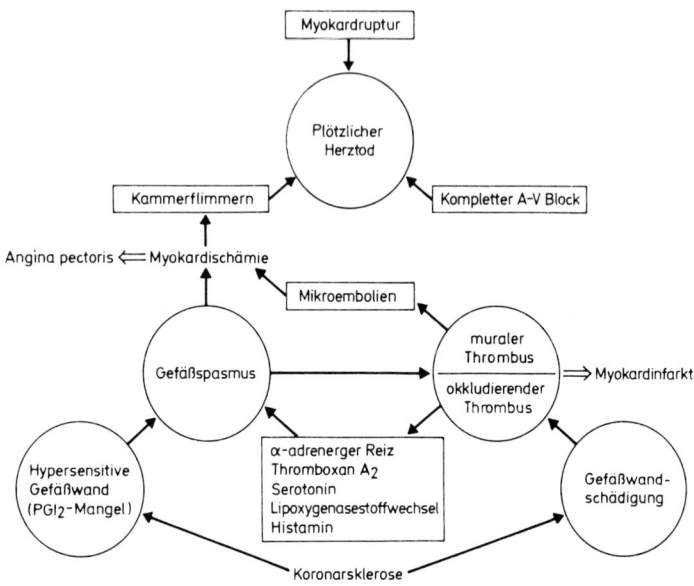

Abb. 8. Mögliche Pathomechanismen des plötzlichen Herztodes. (Reimers, 1982)

mit den genannten Substanzen durchgeführten Studien galt als Endpunkt die Gesamtmortalität, die koronare Mortalität (plötzlicher Herztod, tödlicher Reinfarkt) und die Reinfarkthäufigkeit. Es liegen 7 prospektive, randomisierte multizentrische Studien vor, von denen eine mit Sulfinpyrazon (Anturano Reinfarction Trial, ART) und die übrigen mit Acetylsalicylsäure gegen Placebo durchgeführt wurden (Tabelle 8). In einer Studie wurde zusätzlich eine Kombination von Acetylsalicylsäure und Dipyridamol gegeben (PARIS, Persantin-Aspirin-Reinfarction-Study, 1980). Der Aufnahmezeitraum in die Studien lag zwischen einer Woche (Elwood et al. 1979) und bis zu 7 Jahren (CDPA-Studie Coronary Drug Project Research Group 1976) nach dem Infarktereignis. Die mittlere Beobachtungszeit lag zwischen 16 und 41 Monaten. Die Dosierung von Acetylsalicylsäure lag zwischen 1×300 mg/Tag und 3×500 mg/Tag. In der PARIS-Studie wurden neben 3×324 mg Acetylsalicylsäure eine Kombination aus 3×324 mg Acetylsäure und 3×75 mg Dipyridamol gege-

Tabelle 8. Langzeitbehandlung mit Thrombozytenaggregationshemmern nach akutem Myokardinfarkt. (Scharrer 1981)

Autoren	Patientenzahl	Geschlecht	Tägliche Dosis	Zeit zwischen Infarkt u. Eintritt i.d. Studie	Mittlere Beobachtungszeit
Elwood et al. 1974	1239	nur männl.	1 × 300 mg ASS	4 Wo bis 14 Wo	24 Mon.
CDPA	1529	nur männl.	3 × 324 mg ASS	bis zu 7 Jahren	22 Mon.
Elwood et al. 1979	1682	männl. + weibl.	3 × 300 mg ASS	bis zu 1 Woche	12 Mon.
AMIS 1980	4524	männl. + weibl.	2 × 500 mg ASS	8 Wo bis 5 Jahre	36 Mon.
Breddin et al. 1980	946	männl. + weibl.	3 × 500 mg ASS	bis zu 6 Wochen	24 Mon.
PARIS 1980	2026	männl. + weibl.	3 × 324 mg ASS bzw. 324 mg ASS + 75 mg Dipyridamol	2 Mon. bis 3 Jahre	41 mon.
Anturan Reinfarction Trial 1980	1558	männl. + weibl.	4 × 200 mg Sulfinpyrazon	25 bis 35 Tage	16 Mon.

Compliance %	Gesamtmortalität %	Koronare Mortalität %	Koronare Mortalität u. nicht tödl. Reinfarkte %	Nicht tödl. Reinfarkte %
–	– 24,0			– 12,0
80	– 30,0	– 27,0	– 21,0	– 34,0
70	– 17,3	– 22,0	– 28,0	– 22,0
90	+ 11,0		– 5,0	– 30,0
80	– 17,3	– 42,3	– 36,0	– 30,0
70	– 18,0	– 21,0	– 24,0	– 30,0
	– 16,0	– 24,0	– 25,0	– 20,0
80	– 29,0	– 31,0		

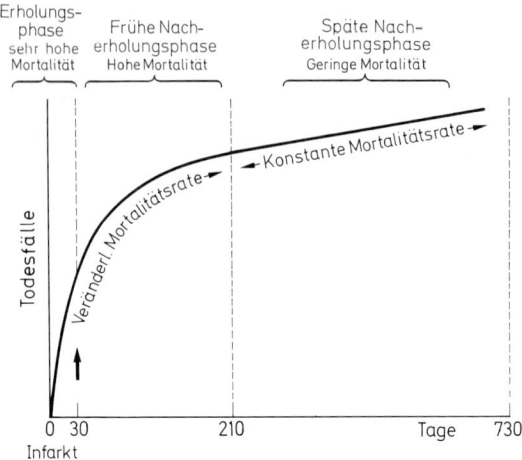

Abb. 9. Relative, kumulative Mortalität nach akutem Myokardinfarkt. (Sherry, 1982 a, 1982 b)

ben. In der ART-Studie (1980) betrug die Dosierung 4×300 mg Sulfinpyrazon. In keiner der Studien mit Acetylsalicylsäure konnte hinsichtlich der Gesamtmortalität und der koronaren Mortalität eine statistische Signifikanz erreicht werden. Bis auf die AMIS-Studie (Aspirin Myocardial Infarction Study) war jedoch ein deutlich positiver Trend zu beobachten. Die protektive Wirkung von Acetylsalicylsäure war bei Männern deutlicher als bei Frauen. Bei der Sulfinpyrazon-Studie, in die Patienten zwischen dem 25. und 35. Tag nach Infarkt aufgenommen wurden, war eine signifikante Reduktion der plötzlichen Herztodesfälle gegenüber der Placebo Gruppe innerhalb des 2.–7. Monats nach Infarkt zu beobachten. Die Reinfarkthäufigkeit wurde nicht gesenkt. Dieses Ergebnis wurde damit erklärt, daß Sulfinpyrazon möglicherweise neben der Hemmung der Thrombozytenfunktion eine antiarrhythmische Wirkung durch einen zytoprotektiven Effekt aufweist.

In der Postinfarktperiode lassen sich 3 Phasen unterscheiden (Abb. 9). Die erste Erholungsphase reicht etwa bis zum 30. Tag und entspricht der Hospitalphase. Die Mortalität beträgt etwa 15–20%. Todesursachen sind vorwiegend elektrische Instabilität und Pump-

232

versagen des Herzens. Die frühe Nacherholungsphase umfaßt die folgenden 6 Monate. Mit abnehmender Häufigkeit verstarben weitere 6 bis 10% der Patienten. Die primäre Todesursache ist der plötzliche Herztod bei offenbar persistierender elektrischer Instabilität. In der späten Nacherholungsphase nach dem 7. Monat verstarben jährlich 3–4% der Patienten. Es überwiegt keine der Todesursachen Reinfarkt, plötzlicher Herztod und progressives Herzversagen. Gerade in der frühen Nacherholungsphase wurde im Gegensatz zu den meisten anderen Studien der Aggregationshemmer Sulfinpyrazon gegeben. Aufgrund der vorliegenden Befunde kann gesagt werden, daß die Thrombozytenaggregationshemmer vornehmlich in der frühen Phase bis zu einem Jahr nach Myokardinfarkt wirksam sind. Während dieser Zeit scheinen sie einer Antikoagulation mit Cumarinderivaten ebenbürtig zu sein. Die sogenannte E.P.S.I.M-Studie (Enquête de Prevention Secondaire de l'Infarctus du Myocarde) (1982) bei der 3 × 0,5 g Acetylsalicylsäure pro Tag mit oralen Antikoagulantien verglichen wurden, ergab keinen signifikanten Unterschied bezüglich des primären Endpunktes Gesamtmortalität. Eine positive Tendenz bestand zugunsten der Antikoagulation. Die Patienten wurden im Mittel 11,4 Tage nach Infarkt in die Studie aufgenommen und 6 bis 59 Monate (im Mittel 29 Monate) beobachtet. Über den Wert einer Langzeitprophylaxe mit Aggregationshemmern liegen zur Zeit keine ausreichenden Daten vor. Als Therapieempfehlung kann gelten: 1. 3 × 500 mg Acetylsalicylsäure; 2. 3 × 324 mg Acetylsalicylsäure kombiniert mit 3 × 75 mg Dipyridamol; 3. 4 × 200 mg Sulfinpyrazon. Über einen günstigeren Effekt einer niedrigeren Dosierung von Acetylsalicylsäure, wie er aufgrund biochemischer und experimenteller Untersuchungen angenommen werden könnte, liegen keine Daten vor (E.P.S.I.M. Research Group, 1982; Scharrer, 1981).

X. Fibrinolyse- und Langzeittherapie im arteriellen Gefäßsystem

Fibrinolysetherapie von Verschlüssen und Stenosen von Extremitätenarterien

Die Mehrzahl der arteriellen Stenosen und Verschlüsse treten in der terminalen Aorta und den Beinarterien auf. Die bisher durchgeführten größeren Studien beziehen sich auf diesen Gefäßbereich. Die derzeitigen Therapiekonzepte sind in Tabelle 1 und Tabelle 2 dargestellt.

Tabelle 1. Therapiekonzepte bei peripheren arteriellen Durchblutungsstörungen (PTR: percutane transluminale Katheterrekanalisation) (Schoop, 1981)

1. Akuter Arterienverschluß

a) mit schwerer Ischämie:	Op.-Rekonstruktion
falls nicht möglich:	Thrombolyse, evtl. lokal
b) ohne drohende Nekrose	Op.-Rekonstruktion
Embolie:	evtl. Thrombolyse
Thrombose:	Thrombolyse, evtl. Op.
c) mit guter Prognose:	Antikoagulation

2. Subakuter Arterienverschluß

a) *Beinarterien*	
(vorw. A. fem./A. popl.)	
< 4–6 Wochen:	Thrombolyse, evtl. lokal
> 4–6 Wochen:	evtl. PTR (evtl. mit Thrombolyse)
b) *Beckenarterien*	
Wochen–Monate:	evtl. Thrombolyse, evtl. Op.

3. Chronischer Arterienverschluß

Stadium II:	Training
falls keine ausreichende	
Besserung:	

Tabelle 1. (Fortsetzung)

a) *Beckenarterien*	
hochgradige Stenosen:	PTR, evtl. Lyse
Verschlüsse:	Op.-Rekonstruktion (falls kein größeres Risiko)
b) *Beinarterien*	
hochgradige Stenosen:	PTR
Verschlüsse	
kurzstreckig:	PTR
langstreckig:	evtl. Op.-Rekonstruktion
Stadium III:	Rekanalisation (Op., evtl. PTR, evtl. Thrombolyse)
falls Rekanalisation nicht möglich oder zu riskant:	Bettruhe, Verbesserung der hämorheologischen Bedingungen durch Infusionen und/oder Fibrinogensenkung
Stadium IV	
a) gute Kompensation (systolischer Knöchelarteriendruck > 60 mmHg):	evtl. Rekanalisation durch PTR oder Op.
falls nicht möglich oder zu riskant:	Lokalbehandlung, anfangs Bettruhe, evtl. Verbesserung der hämorheologischen Bedingungen
b) schlechte Kompensation (systolischer Knöchelarteriendruck < 50 mmHg):	Rekanalisierung durch Op. oder PTR
falls nicht möglich:	nach Versagen aller konservativen Möglichkeiten (s.o.) Amputation

Akuter Arterienverschluß

Akute thrombotische und embolische Verschlüsse der Extremitätenarterien sind primär eine Indikation für einen gefäßchirurgischen Eingriff. Dies gilt um so mehr, wenn ein komplettes Ischämiesyndrom vorliegt. Maximal bei 5–10% akuter thromboembolischer Verschlüsse dürfte die Indikation zu einer primären Lysetherapie zu stellen sein. Eine Fibrinolysetherapie ist angezeigt, wenn bei inkomplettem Ischämiesyndrom ohne Gefährdung der Extremität ausreichend Zeit zur Verfügung steht, der Verschluß wegen seiner peripheren Lokalisation nicht oder nur schwierig operativ zu beseitigen ist oder aber allgemeine Kontraindikationen gegen die Narkose und/

Tabelle 2. Therapievorschläge bei subakuten und chronischen peripheren Durchblutungsstörungen (Denck, Fischer, 1981)

	Primärer Lyseversuch	Transluminale Dilatation	Primäre Gefäßrekonstruktionen
Aorta + Iliaka	<2 Jahre kurzer Verschluß II (III)	Stenose (II) III IV	(Stenose) Verschluß 2 Jahre II III IV
Femoralis + Poplitea	<8 Wochen Stenose kurzer Verschluß (II)	Stenose kurzer Verschluß (II) III IV	(Stenose) Verschluß (Abstrom!) >8 Wochen II III IV
Verschlüsse nur wenige Tage alt bei schlechtem Ausstrom	+		
Rezidivverschluß nach Gefäßplastik	+ +4 Wochen postoperativ		

oder den operativen Eingriff bestehen. Embolien sind leichter lysierbar als Thrombosen und haben eine hohe Tendenz zur Spontanfibrinolyse. Häufig genügt schon eine Verkleinerung des Thrombus, um über eine Freilegung von Kollateralabgängen eine ausreichende Perfusion der Extremität wiederherzustellen. In Einzelfällen lassen sich durch eine vorgeschaltete Fibrinolyse Voraussetzungen schaffen, die eine perkutane transluminale Rekanalisation mittels Katheterdilatation (Angioplastie) des verbleibenden Gefäßverschlusses ermöglichen. Kommt es nach Katheterdilatation zu einer akuten Reocclusion, kann vor einem evtl. notwendig werdenden operativen Eingriff eine Fibrinolysebehandlung versucht werden, die in etwa der Hälfte der Fälle erfolgreich ist. Bei akuten Verschlüssen scheint der Erfolg einer Thrombolyse weitgehend unabhängig zu sein von der Verschlußlokalisation. Bei akuten arteriellen Thrombosen ist eine komplette Wiedereröffnung in etwa einem Drittel, eine partielle Rekanalisation in maximal einem weiteren Viertel der Fälle zu erzielen. Arterielle Embolien lassen sich bei etwa der Hälfte der Patienten vollständig und bis zu einem weiteren Drittel teilweise beseitigen.

Die Lysedauer verlängert sich mit zeitlichem Abstand des Therapiebeginns zum akuten thromboembolischen Ereignis. In den ersten 5 Tagen nach Auftreten der klinischen Symptomatik wird man bei geeigneter Indikation mit einer kompletten oder partiellen Erfolgsquote von 50% und darüber rechnen dürfen. Die Dosierung des Fibrinolytikums ist in der Regel 250000 I.E. initial und 100000 I.E. pro Stunde über 1–3 Tage.

Subakute und chronische Arterienverschlüsse

Bei länger bestehenden Verschlüssen ist der Erfolg einer Fibrinolysebehandlung von mehreren Faktoren abhängig. Von Bedeutung sind, Verschlußlokalisation, Verschlußlänge und Verschluß- bzw. Beschwerdedauer. Je größer der Durchmesser des verschlossenen Gefäßes ist, desto häufiger wird eine komplette oder partielle Rekanalisation möglich sein. Liegt der Gefäßdurchmesser unter 6 mm, nimmt die Lysierbarkeit des verschließenden Thrombus deutlich ab. Gleiches gilt für Langstreckenverschlüsse über etwa 10 cm Ausdehnung. Mehretagenverschlüsse haben eine geringere Chance der Wiedereröffnung. Im allgemeinen kann man davon ausgehen, daß unabhängig von der Höhenlokalisation 4–6 Wochen nach dem Verschluß noch lysierbares thrombotisches Material vorhanden ist. Um die Erfolgsquote zu erhöhen, sind entsprechend im vorstehenden dargestellter experimenteller und theoretischer Überlegungen zahlreiche Varianten der Streptokinaseapplikation therapeutisch angewendet worden, auf die im folgenden noch eingegangen wird. Die Mehrzahl der Untersucher infundieren initial 250000 I.E. Streptokinase innerhalb von 20 min und setzen die Lyse mit 100000 I.E./h fort. Mit einer Wiedereröffnung des Gefäßes ist nach 1–3 Tagen zu rechnen. Eine Lysedauer länger als 5 Tage wird üblicherweise nicht durchgeführt. Eine Fortsetzung der Fibrinolyse mit Urokinase ist in Einzelfällen sinnvoll. 1–2 Tage nach Lysebeginn werden 800–1500 I.E. Heparin/h zusätzlich infundiert. Die Menge und der Beginn der Heparingabe ist abhängig von dem im Systemblut nachweisbaren Lyseeffekt. Die Heparingabe wird nach Beendigung der Fibrinolyse solange fortgeführt, bis die anschließende Cumarintherapie einen ausreichenden antikoagulatorischen Schutz bietet.

Verschlüsse von Unterschenkelarterien sind nicht oder nur in Ausnahmefällen mit ausreichendem Erfolg zu lysieren. Eine Fibrinolyse femoropoplietaler Verschlüsse erscheint bis zu 6 Wochen nach Obliteration bzw. Beginn der Beschwerden sinnvoll. Unter optimalen Bedingungen und sehr kritischer Indikationsstellung konnten Femoralarterien innerhalb von 2 Wochen nach Verschluß zu 75%, innerhalb von 2 bis 6 Wochen zu 57% und innerhalb von 6 Wochen bis zu 3 Monaten zu 38% wiedereröffnet werden. Obliterationen der Arteria iliaca (A. iliaca communis, A. iliaca externa bzw. beide Arterien) waren bei einer Verschlußdauer bis zu 2 Wochen in allen Fällen, bis zu 6 Wochen in 66% und bis zu 6 Monaten noch zu 31% zu lysieren.

Eine Fibrinolysebehandlung bis zu 3 Monaten nach Verschluß erscheint im Regelfall vertretbar. Bei Verschluß der terminalen Aorta mit und ohne zusätzlichen bilateralen Iliacaverschluß konnte noch nach 6 Monaten eine Wiedereröffnung bei 23% der Patienten erreicht werden. Verschlüsse der Aorta sind in Einzelfällen bis zu 2 Jahren nach ihrem Entstehen lysierbar.

Diese Ergebnisse werden im Normalfall zu Recht bei weitem nicht erreichbar sein. Eine Zusammenstellung einer multizentrischen Studie zur Fibrinolysebehandlung von Extremitätenverschlüssen und -stenosen mit Streptokinase unabhängig vom Obliterationsalter zeigt Tabelle 3.

Tabelle 3. Ergebnisse einer multizentrischen Studie zur Streptokinasetherapie bei chronischer arterieller Verschlußkrankheit (Heinrich, 1975 a, 1975 b; aus Schöndorf, Lasch 1981)

	Verschluß 172/619 (27,8 Prozent)	Stenose 207/414 (50 Prozent)
Aorta A. iliaca A. femoralis	19–43 Prozent	50–65 Prozent
A. poplitea Unterschenkel-Arterien	4–20 Prozent	14–20 Prozent

Arterienstenosen

Die Chancen einer Beseitigung oder einer Erweiterung von Stenosen sind größer (Tabelle 3). Sie liegen im Bereich der Aorta unabhängig vom Stenosealter, zwischen 50 und 65% und betragen in der A. femoralis, poplitea und weiter peripher noch zwischen 14 und 20%. Besonders kurzstreckige Stenosen von ½ bis 3 cm Länge, die im angiographischen Bild eine irreguläre, krümelige Oberfläche zeigen, sind einer Fibrinolysebehandlung zugänglich. Bezüglich der Differentialindikation zur Operation sind mehrere aufeinanderfolgende kurzstreckige Stenosen für eine Fibrinolysetherapie geeignet. Frisch thrombosierte arterielle Aneurysmen, die sich gehäuft im Popliteabereich finden, sind ein dankbares Gebiet der Fibrinolysetherapie. Sie machen einen sich anschließenden gefäßchirurgischen Eingriff jedoch nicht überflüssig, da Reocclusionen zu erwarten sind.

Spätergebnisse der Fibrinolysetherapie

Nach erfolgreicher Fibrinolysetherapie bleibt im wieder eröffneten Gefäßareal eine pathologisch veränderte Gefäßwand mit häufig einer Reststenose des Lumens zurück. Es besteht die Gefahr der Reobliteration, insbesondere dann, wenn der Blutabstrom durch Stenosen und Obliterationen distal gelegener Gefäßgebiete beeinträchtigt ist. Bleibt in den ersten Tagen nach erfolgreicher Wiedereröffnung eine Reobliteration aus, kann mit einem relativ langen Offenbleiben des Gefäßes gerechnet werden. Insbesondere Rekanalisationen im Aorta- und Iliacabereich haben eine gute Prognose. Erstaunlicherweise rethrombosieren erfolgreich lysierte Stenosen schneller als Verschlüsse. Es kann innerhalb von 6 Jahren zu einer Reverschlußrate von 21% kommen, wobei im Bereich der A. iliaca bis zu 14% Reobliterationen auftreten, im Bereich der A. femoralis bis zu 50%. Eine konsequente Antikoagulation erscheint in jedem Fall sinnvoll. Dies gilt insbesondere nach Wiedereröffnung peripherer Arterienabschnitte. Größere Studien liegen nicht vor. Über den prophylaktischen Wert von Aggregationshemmern ist eine abschließende Stellungnahme zur Zeit nicht möglich.

Variationen der Fibrinolysetherapie

Die Mehrzahl der Fibrinolysen wird mit der sogenannten Standardlyse durchgeführt. Um die Erfolgsquote zu erhöhen und das Blutungsrisiko zu reduzieren, wurden alternative Fibrinolyseschemata vorgeschlagen. Bei der „Maßlyse" richtet sich die Initialdosis in Abhängigkeit vom Antistreptokinasetiter nach der sogenannten „titrierten Initialdosis". Anschließend werden stündlich ⅔ der Initialdosis gegeben, jedoch in der Regel nicht weniger als 40 000 I. E. Streptokinase/h. Bei ultrahohen Streptokinasedosierungen wurden 1,5 Mio I. E. pro Stunde infundiert. Um ausreichende Mengen Plasminogen verfügbar zu haben, wurde die Streptokinaseinfusion für 24 h unterbrochen und dann entweder für weitere 24 h fortgesetzt oder aber es wurden täglich 250 000 I. E. Streptokinase innerhalb von 30 min appliziert. Unter der Vorstellung, einen möglichst hohen lytischen Effekt am und im Thrombus zu erzielen und eine ausreichende Menge an Aktivatorkomplex verfügbar zu haben, wurden Variationen eingeführt, bei denen in 12stündigen Abständen innerhalb von 30 min zuerst Plasminogen infundiert wurde, gefolgt von einer 30minütigen Streptokinaseinfusion oder aber umgekehrt zuerst Streptokinase gegeben wurde und anschließend Plasminogen. Weitere Variationen sind die Fibrinolyse mit Infusion präformierten Streptokinase-Plasminogenaktivator-Komplex, und mit niedrig dosierter Streptokinase von 10 000 I. E.–30 000 I. E./h. Über die Fibrinolyse chronisch arterieller Verschlüsse mit Urokinase liegen wenige Mitteilungen vor. Die systemisch infundierten Mengen von 40 000 I. E.–50 000 I. E./h haben anscheinend zu keinem zufriedenstellenden Erfolg geführt; höhere Dosen von 100 000 I. E./h sind wirkungsvoller. Die Fibrinolysebehandlung wurde mit dem Katheterdilatations-Verfahren kombiniert. Nach vorausgegangener Fibrinolyse wurden Restverschlüsse bzw. Stenosen dilatiert. Das umgekehrte Verfahren, eine Fibrinolysetherapie im Anschluß an eine transluminale Katheterdilatation wurde ebenfalls angewandt. Die Infusion von Streptokinase bzw. Urokinase erfolgte in niedriger Dosierung durch den liegenden Dilatationskatheter direkt in den Bereich der Thrombose. Die Erfolge erscheinen vielversprechend.

Weitere Anwendungsgebiete der Fibrinolysetherapie

Spezielle Indikationen einer Fibrinolysebehandlung sind frisch-thrombosierte Scribner-Shunts und Brescia-Cimino-Shunts von Hämodialysepatienten. Einzelfallberichte liegen vor über Fibrinolysen bei Verschluß der extra- und intrakraniellen Strombahn der Arteria carotis, der A. basilaris und eines aorto-coronaren Bypass.

Bei Patienten mit Rezidivverschlüssen nach chirurgischer arterieller Gefäßrekonstruktion der aortoilikalen und femoro-poplietalen Strombahn können durch Fibrinolyse vollständige und partielle Rekanalisationen erzielt werden. (Denck, Fischer, 1981; Heinrich, 1975a; 1975b, Hess, 1967a, 1967b; 1969; Hess et al. 1982; Hess, Mietaschk, 1983; Hiemeyer, 1967, 1969; Levy et al. 1972; Martin, 1978, 1982; Martin et al., 1977, 1978, 1983; Schmutzler, 1981, Schöndorf, Lasch, 1981; Schoop, 1981).

Langzeittherapie mit Antikoagulantien und Aggregationshemmern

Chronische arterielle Verschlußkrankheit

Die chronisch arterielle Verschlußkrankheit der unteren Extremitäten ist häufig begleitet von Strombahnbehinderungen in anderen Gebieten des arteriellen Gefäßsystems (Koronargefäßsklerose, Carotisstenose, Apoplex). Ist eine arterielle Strombahnbehinderung erst einmal klinisch oder angiographisch nachweisbar, kommt es zu rascher Progredienz der Gefäßveränderungen. Bei etwa der Hälfte der Patienten liegt eine Stenose oder ein Verschluß der A. femoralis vor, sei es isoliert oder in Kombination mit Veränderungen im vor- und/oder nachgeschalteten Gefäßgebiet. Bei Patienten mit arterieller Verschlußkrankheit der Extremitäten mit klinisch noch freien Femoralarterien trat innerhalb eines Beobachtungszeitraumes von 4½ Jahren in 30% ein Verschluß auf. Bei den Femoralarterien, über denen ein Strömungsgeräusch auskultierbar war, eine hämodynamische Wirksamkeit jedoch noch nicht nachweisbar war, lag die Occlusionsfrequenz bei 50%, bei Femoralarterien mit einer hämodynamisch wirksamen Stenose sogar bei 80%.

Eine Progression des obliterierenden Prozesses entwickelt sich in der Regel proximal eines bestehenden Verschlusses. Bei Patienten mit

Femoralisverschluß und noch freier Beckenstrombahn, lag die Verschlußrate der A. iliaca bei 5%; waren bei der Erstuntersuchung bereits Strömungsgeräusche vorhanden, lag sie bei 10%; war eine Iliacastenose nachweisbar, lag die Verschlußrate bei 33% innerhalb des Beobachtungszeitraumes von 4½ Jahren.

Die Bemühungen, die Progression der arteriellen Verschlußkrankheit durch Antikoagulantien und in den letzten Jahren durch Aggregationshemmer der Thrombozyten aufzuhalten oder zu verlangsamen, zeigen positive Trends, ohne jedoch zu befriedigen. Die durchgeführten Studien, die häufig statistischen Anforderungen nicht voll gerecht werden, umfassen in der Regel einen Beobachtungszeitraum von 1½ bis 4½ Jahren.

Innerhalb eines Zeitraumes von 3½ Jahren konnte die Amputationsrate bei den mit Antikoagulantien behandelten Patienten im Vergleich zur Kontrollgruppe auf etwa 20% gesenkt werden. Die Mortalität durch Gefäßkomplikationen jeglicher Art lag um 50% niedriger. Neue Extremitätenarterienverschlüsse traten unter Antikoagulation in 0,8% der Fälle, in der Kontrollgruppe in 2,8% der Fälle auf. Belegt durch Angiographien konnte innerhalb eines Beobachtungszeitraumes von 3,7 Jahren bei Patienten unter Antikoagulation mit Cumarinderivaten die Entwicklung von frischen Stenosen und die Progression vorbestehender Stenosen gegenüber der Kontrollgruppe nicht signifikant gesenkt werden. Die Ausbildung neuer Verschlüsse sowie die Verlängerung vorbestehender Verschlüsse war jedoch in der Gruppe mit Antikoagulation signifikant geringer. Zumindest beim Übergang von Arterienstenosen zu Verschlüssen sind Fibrinthromben beteiligt, die durch orale Antikoagulation verhindert bzw. im Entstehen verzögert werden können. Entscheidend ist auch hier die Qualität der Antikoagulation.

In den letzten Jahren wurde die Wirkung von Aggregationshemmern auf das Fortschreiten der arteriellen Verschlußkrankheit untersucht und mit Placebo sowie auch mit Antikoagulantien verglichen.

Bisher fand ausschließlich Acetylsalicylsäure in einer Dosierung von 1,5 g (3 × 0,5 g/Tag) und eine Kombination von Acetylsalicylsäure von täglich 990 mg kombiniert mit 225 mg Dipyridamol Verwendung. Die Beobachtungszeiträume belaufen sich auf 1–3 Jahre. Die Patientenkollektive umfassen 50 bis 600 Personen. Mit nicht invasiven Untersuchungsmethoden ließ sich ein deutlich positiver Trend zugunsten der Behandlungsgruppen feststellen, was die Progression einer Stenose und neu auftretende Verschlüsse angeht. Wurde gleichzeitig eine Gruppe mit Antikoagulantien behandelt, so lag der positive Effekt annähernd in der gleichen Größenordnung.

Über die aufgrund theoretischer Überlegungen und biochemischer Befunde postulierte therapeutische und prophylaktische Wirkung einer niedrigen Dosis von Acetylsalicylsäure von 50–100 mg pro Tag ohne oder in Kombination mit Dipyridamol in einer Dosis von 225 mg pro Tag und mehr liegen keine ausreichenden Erfahrungen vor. Ein positiver Effekt der Langzeittherapie mit Antikoagulantien und Thrombozytenaggregationshemmern ist unverkennbar. Zur Zeit kann nicht entschieden werden, welchem Medikament der Vorrang einzuräumen ist. Es handelt sich in jedem Fall um eine Therapie mit Risiko. Ob der häufig nicht voll überzeugende therapeutische Erfolg unter Berücksichtigung der Blutungskomplikationen den Einsatz der Medikamente rechtfertigt, ist nicht leicht zu beurteilen und muß vom behandelnden Arzt in jedem Einzelfall entschieden werden. Eine generelle Anwendung kann nicht empfohlen werden. Zuverlässigkeit des Patienten und ausreichende Kontrollmöglichkeit erleichtern die Entscheidung zur oralen Antikoagulation. Liegt zugleich eine Herzinsuffizienz, ein Vorhofflimmern bei vergrößertem linken Vorhof oder eine andere Erkrankung zugrunde, bei der eine Antikoagulation indiziert ist, ergibt sich die Entscheidung problemlos. Bei Aggregationshemmern ist eine Laborkontrolle nicht notwendig. Ihr Einsatz wird limitiert durch die gastrointestinalen Unverträglichkeiten.

Perkutane Rekanalisation mit der Kathetermethode

Für die Katheterdilatation eignen sich kurzstreckige Stenosen und Verschlüsse im Bereich der Arteria iliaca, der Arteria femoralis und Arteria poplitea. Während der mechanischen Dilatation wird Thrombusmaterial an der Gefäßwand komprimiert. Es treten Gefäßwandläsionen und Intimaeinrisse auf. Hierdurch wird eine hochgradig thrombogene Oberfläche geschaffen. Die erwarteten Frühverschlüsse innerhalb der ersten 24 h nach dem Eingriff sowie die späteren Reobliterationen im Verlauf der ersten 1 bis 2 Wochen sind relativ hoch. Dabei haben Dilatationen im Bereich der Arteria iliaca wegen der besseren Strömungsbedingungen eine höhere Chance offenzubleiben, als Rekanalisationen im Bereich der Arteria femoralis. Unmittelbar nach dem Eingriff wird eine Initialdosis von 5000 I. E. Heparin gegeben und mit 20000 I. E. bis 30000 I. E. pro Tag fortgesetzt. Die Antikoagulation mit Heparin kann auch schon während des Eingriffs begonnen werden. Die Heparintherapie wird beendet, sobald die orale Antikoagulation mit Cumarinderivaten den therapeutischen Bereich erreicht hat. Die primäre Erfolgsquote bei der transluminalen Rekanalisation liegt zwischen 80 bis 90%. Unter dem Gesichtspunkt, daß die Thrombozyten bei der Rethrombosierung eine dominierende Rolle spielen, wurde der Einsatz von Aggregationshemmern vorgeschlagen. 1 bis 2 Tage vor dem Eingriff wurde mit 3 × 0,5 g Acetylsalicylsäure, 0,33 g Acetylsalicylsäure oder mit einer Kombination von 3 × 0,33 g Acetylsalicylsäure mit jeweils 75 mg Dipyridamol begonnen und die Reobliterationsprophylaxe nach dem Eingriff fortgeführt. Eine zusätzliche Heparinbehandlung in den ersten 24 bis 48 h nach dem Eingriff kann die Rate der Frühverschlüsse möglicherweise weiter reduzieren. Unter Antikoagulantien kam es innerhalb von 7 bis 14 Tagen in 21 bis 31% zu einer Rethrombosierung. Unter Antikoagulantien, kombiniert mit Acetylsalicylsäure lag die Rethrombosierungsrate innerhalb von 14 Tagen bei 6,6%, unter Acetylsalicylsäure alleine bis zu 30% und von 16% unter Acetylsalicylsäure in Kombination mit Dipyridamol. Zu empfehlen ist eine langfristige Behandlung mit Aggregationshemmern, die vor dem Eingriff begonnen wird und während sowie für 24 bis 48 h nach dem Eingriff mit einer Heparintherapie kombiniert wird.

Gefäßoperation

Bei rekonstruktiven Gefäßeingriffen gleich welchen Operationsverfahrens und unabhängig von der Höhenlokalisation des arteriellen Verschlusses ist eine perioperative Antikoagulation mit Heparin in jedem Falle indiziert. Es gilt bei Thrombendarteriektomie und Bypass-Operationen in den ersten Tagen während der Phase der perioperativen systemischen Hyperkoagulabilität Frühverschlüsse zu verhindern, neu auftretende Stenosierungen und Obliterationen in arteriosklerotisch veränderten Gefäßgebieten außerhalb des Operationsbereiches und das Auftreten von postoperativen venösen Thrombosen zu vermeiden. Die Dosierung beträgt in der Regel 5000 I.E. Heparin intraoperativ und 20000 I.E. bis 30000 I.E. je nach Thrombinzeitverlängerung (2–3fache der Norm) pro 24 h über die nächsten Tage. Die Früh- und Spätverschlußrate ist abhängig vom Lebensalter des Patienten, von der Operationstechnik, von der Wandbeschaffenheit des Gefäßes im operierten Gefäßabschnitt, vom Stadium der arteriellen Verschlußkrankheit und den peripheren Abstromverhältnissen. Patienten über 60 Jahre, die zusätzlich an einer Herzinsuffizienz leiden, neigen häufiger zu Rezidivverschlüssen als jüngere Patienten ohne Begleiterkrankungen mit erhöhtem Thromboserisiko. Prädisponierende Faktoren für arterielle Verschlußkrankheiten wie Diabetes mellitus und Hyperurikämie etc. begünstigen einen Reverschluß. Unabhängig von einer gerinnungshemmenden Therapie zeigen nach 5- bis 10jähriger Beobachtungszeit die Thrombendarteriektomien und Prothesenoperationen in dem aortoiliacalen Bereich die besten Ergebnisse, gefolgt von aortofemoralen Bypass-Operationen, aortofemoralen Desobliterationen, femoropoplietalen Venenbypass, femoropoplietaler Kunststoffprothese und femoropoplietaler Desobliteration. Die Reocclusionsrate liegt nach 10 Jahren bei femoropoplitealem Bypass bei 75%, nach femoropoplitealem Venen-Bypass bei 60% und nach femoropoplietaler Thrombendarteriektomie bei 85%. Tabelle 4 gibt einen Überblick über die Häufigkeit von Reocclusionen bis zu 2 Jahren nach gefäßchirurgischen Eingriffen.

Untersuchungen von Bollinger et al. (1981 a, b) geben einen ersten Hinweis für eine Differentialprophylaxe nach gefäßchirurgischen Eingriffen im femoropoplietalen Bereich. Innerhalb eines Beobachtungszeitraumes von 2 Jahren kam es nach Thrombendarteriektomie bei einer Langzeitprophylaxe mit Antikoagulantien in 42% der Patienten zu einer Reobliteration, unter Acetylsalicylsäure plus Dipyridamol jedoch nur in 20%. Nach Implantation eines Venenbypasses traten unter Antikoagulantien in 17% und unter Acetylsalicylsäure plus Dipyridamol in 32% Reverschlüsse auf. Die Ergebnisse nach Thrombendarteriektomie unter Aggregationshemmern waren demnach gleich gut wie die bei Venen-Bypass unter Antikoagulantien. Aussagekräftige Untersuchungen über den Wert der gerinnungshemmenden Therapie bei Kunststoffprothesen liegen nicht vor.

Tabelle 4. Prozentuale Häufigkeit von Reverschlüssen nach Gefäßoperationen (PLB: Placebo; ASS: Acetylsalicylsäure; AK: Antikoagulation; TEA: Thrombendarteriektomie) (aus Schöndorf, 1981)

Lokalisation	n Pat	PLB	ASS	AK	Beobachtung Monate	OP-Art	Autor
Aortoiliakal	265	7%		6%	24	?	Denck et al. 1981
	98		4%	2%	6		Waibel 1976
Femoro-poplietal	412	18%	12%	9%	24	?	Denck et al. 1981
	428	22%	11%		12	TEA 80%	Ehresmann et al. 1977 (37% aortoiliakale OP)
	122		20%	49%	24	TEA	Schneider et al. 1979 prospektiv, randomisiert
	91		35%	13%	24	Venen-Bypass	
	247	32%		26%	?	TEA	Saggau 1977
	38	27%		19%		Venen-Bypass	
	28		33%	12%	6	?	Waibel 1976
	180		20%	42%	24	TEA	Bollinger et al. 1981
	90		32%	17%	24	Venen-Bypass	

Zusammenfassend kann eine Antikoagulation mit Cumarinderivaten nach Operationen im aortoiliacalen Bereich für eine Zeitdauer von 1 bis 2 Jahren empfohlen werden. Eine längerdauernde Antikoagulation hängt ab von möglichen Begleitkrankheiten. Eine Dauerantikoagulation nach Eingriffen im femoropoplietalen Bereich erscheint in jedem Falle indiziert, insbesondere bei schlechten Abstromverhältnissen und Begleiterkrankungen mit erhöhtem Thromboserisiko. Insbesondere nach Thrombendarteriektomien haben Thrombozytenaggregationshemmer ihre Berechtigung. (Bollinger et al., 1981a, 1981b; Denck, Fischer, 1978, 1981; Hess, 1967b, 1972; Hess et al., 1978; Schöndorf, 1981; Schoop, 1979, 1981; Widmer, 1972; Widmer et al., 1976; Zeitler et al., 1978).

Herzklappenfehler und Herzklappenersatz

Mitralklappenfehler haben eine Emboliehäufigkeit von 15%. Besonders gefährdet sind Patienten mit gleichzeitigem Vorhofflimmern und dilatiertem linkem Vorhof. Bei Aortenklappenfehlern tritt eine arterielle Embolie in ca. 5% der Fälle auf. Bei Patienten mit rezidivierenden Embolien findet sich gehäuft eine verkürzte Thrombozytenüberlebenszeit. Etwa die Hälfte der Embolien wird ins zerebrale Gefäßsystem transportiert.
Insbesondere bei rheumatisch bedingten Mitralklappenfehlern mit Vorhofflimmern und dilatiertem linken Vorhof ist der positive Effekt einer Dauerantikoagulation belegt. Aggregationshemmer sind nicht ausreichend wirksam (vgl. Kap. VIII).
Bei künstlichen Herzklappen ist zu unterscheiden zwischen Embolien, die von Thromben der Klappenprothese ausgehen, und Thrombosierung der Herzklappen, die zu Dysfunktion und Herzversagen führen können.
Von den Embolien, die von implantierten Klappen ihren Ausgang nehmen, werden 66% in das zerebrale arterielle Gefäßsystem verschleppt. 10% dieser Embolien verlaufen tödlich. 25% werden in das koronare Gefäßsystem transportiert und haben in etwa einem Drittel der Fälle den Tod zur Folge. Die restlichen Embolien von jeweils circa 3% gehen überwiegend in die Mesenterialarterien, die Retinagefäße und die Armarterien. Die Emboliefrequenz ist abhängig von der Klappenposition, der Klappenart und der Zahl der implantier-

Tabelle 5. Häufigkeit arterieller Embolien bei Patienten mit Björk-Shiley-Klappe in Abhängigkeit von der Position; sämtliche Patienten unter Antikoagulantientherapie (Björk und Henze, 1979; aus Lechner et al. 1981)

	Embolien/100 Patientenjahre
Aorta	0,7
Mitralis	4,2
Aorta + Mitralis	2,2
Mitralis + Trikuspidalis	1,5

ten Herzklappen. Mitralklappen haben das höchste Embolierisiko. Dieses liegt sogar höher als bei kombiniertem Klappenersatz. Sie liegt am niedrigsten bei Aortenklappen (Tabelle 5). Durch Antikoagulation mit Cumarinderivaten konnte die Emboliehäufigkeit im Laufe der letzten Jahre deutlich auf 1,2 bis 6% pro Jahr gesenkt werden. Am häufigsten werden Embolien bei älteren Starr-Edwards-Klappen beobachtet. In abnehmender Häufigkeit treten Embolien bei kunststoffbeschichteten Starr-Edwards-Klappen und in niedrigster Frequenz bei porcinen Bioprothesen auf. Die höchste Emboliefrequenz findet sich als Folge der systemischen Hyperkoagulabilität in der perioperativen Phase und den Wochen danach. Bei den Bioprothesen wird in der Regel auf eine Langzeitantikoagulation verzichtet, eine Antikoagulation jedoch postoperativ bei Bioprothesen in Aortenposition während der ersten 6 Wochen und in Mitralposition während der ersten 12 Wochen nach dem operativen Eingriff empfohlen. Eine Langzeitantikoagulation bei Bioprothesen wird erforderlich bei intraartrialen Thromben, starker Vorhofvergrößerung mit Vorhofflimmern, schweren arteriosklerotischen Veränderungen und postoperativen Embolien. Sie ist in etwa 9% der Aortenklappen, 32% der Mitralklappen und 33% der Aorten- und Mitralklappen erforderlich. Die Emboliefrequenz ist abhängig von der Qualität der Antikoagulation (Tabelle 6).

Die alleinige Gabe von Thrombozytenaggregationshemmern (Acetylsalicylsäure, Dipyridamol) ist nicht ausreichend. Die Kombination erwähnter Aggregationshemmer hat einen positiven Effekt, ebenso wie die Kombination von oralen Antikoagulantien und Dipyridamol.

248

Tabelle 6. Häufigkeit arterieller Embolien in Abhängigkeit von der Qualität der Antikoagulantientherapie (Lechner et al., 1981)

% der Zeit im ther. Bereich	Embolien/100 Patientenjahre	
	Mitralis	Aorta
>90%	3,24	0
<90%	15,4	2,2

Tabelle 7. Thrombotische Obstruktionen der Björk-Shiley-Klappe unter Antikoagulantientherapie pro 100 Patientenjahre (Björk und Henze, 1979, aus Lechner et al., 1981)

	(Häufigkeit/100 Patientenjahre)
Aorta	0,3*
Mitralis	1,3
Tricuspidalis	2,3

* ohne Antikoagulantien 8,1%

Die Kombination von Antikoagulantien mit Acetylsalicylsäure ist mit einem relativ hohen Blutungsrisiko verbunden und nicht empfehlenswert.

Thrombotische Obstruktionen treten auch unter Antikoagulantien auf und sind bei Tricuspidalklappenprothesen am höchsten, gefolgt von Klappenersatz der Mitralis und Aorta (Tabelle 7).

Eine Schwangerschaft bei Patientinnen mit künstlichen Herzklappen sollte nur bei Schweregrad NYHA I und II (New York Heart Association) ausgetragen werden. Die Antikoagulation mit Cumarinderivaten birgt im ersten Trimester für das Kind die Gefahr der sogenannten Warfarinembryopathie. Die Häufigkeit von Aborten im ersten Trimester ist bei Frauen unter Cumarinen wegen künstlicher Herzklappen mit etwa 60% sehr hoch. Im letzten Trimester und unter der Geburt stellt das Blutungsrisiko die Gefahr für Mutter und Kind dar. Zu empfehlen ist im ersten und letzten Trimester eine Antikoagulation mit Heparin. Die Applikation kann in einer Dosis von $2 \times 10\,000$ I. E. bis $2 \times 15\,000$ I. E. subcutan von der Schwangeren selbst vorgenommen werden. Die Thrombinzeit soll 1–2 h vor der nächsten Injektion noch leicht verlängert sein. Etwa 2 Wochen vor dem Geburtstermin wird an eine intravenöse Heparinapplikation übergegangen. Im mittleren Trimester ist gegen Cumarine nichts einzuwenden.

Aortokoronarer Venen-Bypass

In den ersten postoperativen Monaten treten in 5 bis 15% Verschlüsse des Bypass auf, wobei die systemische Hyperkoagulabilität in der postoperativen Phase sicher eine entscheidende Rolle spielt. Die Verschlußrate wird beeinflußt von der Erfahrung des Operateurs, von der Lokalisation der zu überbrückenden Gefäßabschnitte und den Gefäßveränderungen distal der Anastomose. Während eines Beobachtungszeitraumes zwischen 6 bis 40 Monaten fanden sich angiographisch bei Gabe von Placebo 72%, unter oralen Antikoagulantien 84% und unter Acetylsalicylsäure 80% aller Transplantate offen. 3 bis 6 Monate nach Operation konnten durch angiographische Kontrolle unter Acetylsalicylsäure (1,5 g) plus Dipyridamol (100 mg) 92% offene Transplantate im Vergleich zu 78% in der Placebogruppe gefunden werden. Eine fehlende Wirkung einer gerinnungshemmenden Okklusionsprophylaxe wurde ebenfalls nachgewiesen.

Der Nutzen einer Langzeitprophylaxe mit Antikoagulantien oder Aggregationshemmern erscheint zur Zeit noch nicht genügend abgesichert. Eine Prophylaxe hat sicher seine Berechtigung in den ersten postoperativen Monaten. Den oralen Antikoagulantien wird der Vorzug zu geben sein.

Arteriovenöse Hämodialyse-Shunts

Bei Urämikern besteht eine erhöhte Blutungsneigung, die überwiegend auf eine Plättchenfunktionsstörung im Rahmen der Grunderkrankung zurückzuführen ist. Trotzdem treten nach Cimino- und Scribner-Shunts postoperativ in 9 bis 15% den Shunt verschließende Thrombosen auf. Spätthrombosen werden mit etwa 22% angegeben. Die Funktionsfähigkeit eines Shunts beläuft sich auf etwa 30 Monate. Im Vergleich zu Kontrollgruppen konnte die Verschlußhäufigkeit durch eine niedrig dosierte Gabe von Acetylsalicylsäuren von 1 g jeden 2. Tag oder 160 mg pro Tag signifikant gesenkt werden. Auch unter Sulfinpyrazon in einer Dosierung von 3×200 mg wurde eine Reduktion der Shunt-Thrombosen beobachtet. Eine höhere Rate an gastrointestinalen Blutungen trat nicht auf. Mit Antikoagulantien wurde ebenfalls eine Reduktion der Shunt-Thrombosen erzielt. Mit einer höheren Rate an Blutungskomplikationen ist zu rechnen. Bei Patienten mit der Tendenz zu häufigen Shunt-Thrombosen ist unter Berücksichtigung der erhöhten Blutungsneigung die Gabe von Cumarinderivaten oder von Acetylsalicylsäure indiziert, unter Umständen in Kombination mit Dipyridamol. Ob eine ausschließliche Gabe von Dipyridamol ausreichend ist, ist nicht gesichert. Zu berücksichtigen ist, daß nicht proteingebundene Cumarine dialysabel sind. Ticlopidin erscheint als eine mögliche, sinnvolle Alternative.

Kathetereingriffe im Arteriensystem

Thrombosierte Gefäße treten nach Kathetereingriffen mit offener Arteriotomie bei 0,3 bis 30% der Patienten auf. Nach perkutanen Kathetereinführungen liegen die thrombotischen Komplikationen zwischen 1,7 und 3,5%. Unter oralen Antikoagulantien konnten arterielle Thromboembolien auf 5,7% im Vergleich zu 18% in der Placebo-Gruppe gesenkt werden. Unter Acetylsalicylsäure ließ sich kein positiver Effekt nachweisen. Eine deutliche Reduktion war jedoch bei kombinierter Gabe von Acetylsalicylsäure und Dipyridamol zu verzeichnen. Thromboembolien nach diagnostischen Kathetereingriffen lassen sich durch Antikoagulantien vermeiden, wobei Heparin das Mittel der Wahl ist. Ob eine Antikoagulation in jedem Falle notwendig ist, erscheint fraglich.
(Björk, Henze, 1979; Chesebro, Fuster, 1982; Lechner et al., 1981; Mayer et al., 1980; Mc Enany et al., 1976; Pantley et al., 1979; Schöndorf, 1981).

XI. Zerebrale Durchblutungsstörungen

Die Behandlung zerebraler Durchblutungsstörungen mit Medikamenten, die in das Hämostasesystem eingreifen, ist immer eine Therapie mit hohem Risiko. Es muß bei jedem Patienten unter Berücksichtigung der Genese der zerebralen Ischämie, der Begleiterkrankungen und der Kontraindikationen neu entschieden werden, ob eine Antikoagulation oder Thrombozytenaggregationshemmung sinnvoll und vertretbar ist. Etwa 80% der Hirninfarkte sind durch thrombotische und embolische Ereignisse verursacht, etwa 10% durch intrazerebrale Blutungen.

70 bis 80% der zerebralen Thrombosen und Embolien haben ihren Ursprung in Gefäßveränderungen der proximalen Aorta und der extra- sowie intrakraniellen Karotisstrombahn. Die prozentuale Häufigkeit extrakranieller Gefäßveränderungen der Karotis-Vertebralis-Strombahn zeigt Abb. 1. 10 bis 15% der Embolien sind kardialen Ursprungs und stammen von Thromben, die sich in einem Infarktbezirk gebildet haben, aus Herzwandaneurysmen, aus flimmernden Vorhöfen, von Klappenvitien und Herzklappenprothesen.

Zerebrale ischämische Attacken können auch auftreten als Folge hämodynamisch wirksam werdender arteriosklerotisch bedingter Stenosen des extra- und intrakraniellen Karotisstrombahngebiets, während Blutdruckschwankungen, Hypotension, Kreislaufschock und Herzrhythmusstörungen, als Folge von Knickbildungen und Arterienkompression von außen, entzündlichen Gefäßveränderungen, Thrombozytose und Hyperviskositätssyndrom.

Für die Mehrzahl der zerebralen Ischämiesyndrome, insbesondere für die transitorischen ischämischen Attacken, die durch voll rückbildungsfähige neurologische Symptome von nur wenigen Minuten

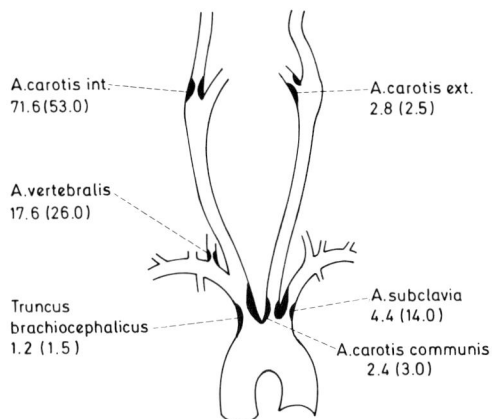

A.carotis int.
71.6 (53.0)

A.carotis ext.
2.8 (2.5)

A.vertebralis
17.6 (26.0)

Truncus
brachiocephalicus
1.2 (1.5)

A.subclavia
4.4 (14.0)

A.carotis communis
2.4 (3.0)

Abb. 1. Prozentuale Häufigkeit von arteriosklerotischen Stenose- und Verschlußlokalisationen an extrakraniellen Hirnarterien in 250 Angiogrammen. In Klammern Zahlen aus einem gefäßchirurgischen Krankengut (Gänshirt, Reuther, 1979)

bis zu 24 h charakterisiert sind, werden ursächlich Plättchen-Fibrinthromben von arteriosklerotisch veränderten Gefäßarealen angenommen. Die Vorstellung, daß es sich überwiegend um Plättchenaggregate handelt, hat zu ausgedehnten Untersuchungen über den prophylaktischen Wert einer Thrombozytenaggregationshemmung geführt. Emboli aus dem Karotisstrombahngebiet treten häufiger auf als aus dem Gefäßgebiet der Vertebralis. Die neurologische Symptomatik unterscheidet sich entsprechend den betroffenen Hirnarealen. Aus dem Gesagten leitet sich ab, daß eine Behandlung mit Antikoagulantien oder Thrombozytenaggregationshemmern bei zerebralen Durchblutungsstörungen nicht kritiklos erfolgen darf, sondern daß eine exakte differentialdiagnostische Klärung der Genese Voraussetzung für die einzuschlagende Therapie ist. Ist eine zerebrale Durchblutungsstörung als Folge einer Thrombose oder Embolie im bzw. aus dem Karotis- bzw. Vertebralisstrombahngebiet erkannt, so ergeben sich folgende Möglichkeiten (Abb. 2).

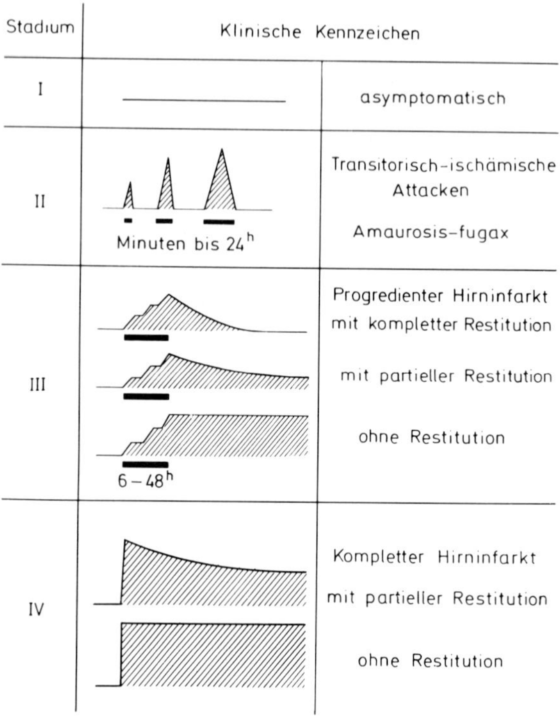

Stadium	Klinische Kennzeichen	
I	———————	asymptomatisch
II	(Minuten bis 24ʰ)	Transitorisch-ischämische Attacken Amaurosis-fugax
III	(6 – 48ʰ)	Progredienter Hirninfarkt mit kompletter Restitution mit partieller Restitution ohne Restitution
IV		Kompletter Hirninfarkt mit partieller Restitution ohne Restitution

Abb. 2. Zeitlicher Verlauf fokal-ischämischer zerebraler Symptome. (Gänshirt, Reuther, 1979)

Transitorische ischämische Attacken (TIA)

Unbehandelte ischämische Attacken rezidivieren in den darauffolgenden 2 bis 3½ Jahren in 20 bis 50%, aufgrund einzelner Beobachtungen bis zu 80%. Infarkte treten bei 10 bis 25%, aufgrund der Befunde einzelner Untersucher bis über 50% der Fälle auf (Tabelle 1). Ziel der gerinnungshemmenden Behandlung ist, die transitorischen ischämischen Attacken zu verhindern, in ihrer Frequenz zu reduzieren und den Übergang in einen Hirninfarkt zu vermeiden. Eine Vielzahl von Studien der letzten Jahre mit Acetylsalicylsäure hat einen positiven Effekt bezüglich der Reduktion der transitorischen ischämischen Attacken gezeigt. Sulfinpyrazon und Dipyridamol waren

Tabelle 1. Verlauf unbehandelter transitorischer ischämischer Attacken: Häufigkeit der TIA-Rezidive und Hirninfarkte. (Ostendorf, 1979)

Studie	Patienten-zahl	Beobach-tungsdauer in Monaten	TIA-Rezidiv	Infarkt
Fisher (1958)	23	?	4 (17%)	8 (35%)
Siekert (1961)	40	40	10 (40%)	19 (48%)
Baker (1962)	20	20	16 (80%)	5 (25%)
Siekert (1963)	160	60	–	58 (36%)
Marshall (1964)	61	45	–	1 (1,6%)
Pearce (1965)	20	10,6	9 (45%)	2 (10%)
Baker (1966)	30	40,6	14 (47%)	7 (23%)
Baker (1968)	79	41	45 (57%)	17 (22%)
Friedmann (1969)	23	27,4	–	8 (35%)
Fields (1970)	145	42	68 (47%)	18 (12%)
Karp (1973)	28	44	8 (29%)	2 (4,5%)
Dyken (1973)	11	>3	9 (82%)	1 (9%)
Toole (1975)	56	46	15 (27%)	7 (12%)
Fields (1977)	90	6	20 (22%)	10 (11%)
Reuther (1978)	29	24	9 (31%)	4 (14%)

als Einzelsubstanzen nicht wirksam, sondern nur in Kombination mit Acetylsalicylsäure. Die deutlichsten Effekte wurden beobachtet, wenn Serien transitorisch ischämischer Attacken auftraten. In mehreren Studien konnte auch eine Reduktion der Zielgrößen Hirninfarkt und Tod beobachtet werden. Erstaunlich ist, daß die Prophylaxe bei Männern erfolgreicher war als bei Frauen (Tabelle 2).

Aus den Jahren 1958 bis 1965 existieren mehrere Studien, die den Wert von Antikoagulantien bei transitorischen ischämischen Attacken untersuchen. Bezüglich des Auftretens von Hirninfarkten und der Gesamtmortalität waren keine Unterschiede zu den Kontrollgruppen festzustellen. Die Rezidivhäufigkeit transitorisch ischämischer Attacken läßt sich jedoch senken. Dabei muß in Rechnung gestellt werden, daß die Untersuchungen statistischen Kriterien nicht standhalten. Es ist nicht erwiesen, ob in den ersten 8 Wochen nach Beginn der Attacken Aggregationshemmer einer Antikoagulantienbehandlung überlegen sind. Es gibt Anhaltspunkte dafür, daß zumindestens in den ersten drei Monaten ein gleichwertiger positiver Effekt bei gehäuften transitorischen Attacken durch Antikoagulanti-

Tabelle 2. Ergebnisse mehrerer kontrollierter Studien mit Thrombozytenaggregationshemmern zur Hirninfarktprophylaxe. DP: Dipyridamol; ASS: Azetylsalicylsäure; SP: Sulfinpyrazon. (Dorndorf, Kaps, 1981)

		Substanz	Effekt
Acheson u. Mitarb.	1969	DP	–
AITIA-Studie	1977/78	ASS	+[a]
Heidelberg-Studie	1977	ASS	+[b]
Kanada-Studie	1978	ASS	+[c]
		SP	–
		SP+ASS	+[c]
Worthington u. Mitarb.	1978	ASS	+
Memphis-Studie	1979	SP	+
Lund-Studie	1980	ASS+DP	+
AMIS	1980	ASS	+
PARIS	1980	DP+ASS	+
		ASS	+

a) signifikant für Pat. mit wiederholten Attacken und arteriosklerotischen Gefäßwandveränderungen an der Karotis
b) signifikant für Karotisattacken, nicht für vertebrobasiläre
c) signifikant für Männer, nicht für Frauen

en erreichbar ist. Es wurde empfohlen, nach einem Vierteljahr von Antikoagulantien auf Aggregationshemmer überzugehen. Eine Therapie mit Aggregationshemmern empfiehlt sich in jedem Falle für das erste Jahr nach Auftreten der Attacken, da danach deren Frequenz deutlich abnimmt und im ersten Jahr die Gefahr des Auftretens eines Schlaganfalles am größten ist. Lassen sich die Attacken unter Plättchenhemmern nicht reduzieren, sollte antikoaguliert werden.

Progredienter Hirninfarkt

Aus den Jahren 1958 bis 1965 liegen mehrere Untersuchungen über die Antikoagulantientherapie rückbildungsfähiger zerebraler Ischämien mit jedoch über einen gewissen Zeitraum zunehmender neurologischer Symptomatik vor (Tabelle 3). Mit einem gewissen Vorbehalt kann man ableiten, daß die Entwicklung der neurologischen Symptomatik durch die Antikoagulantien gemildert werden konnte. Untersuchungen mit Aggregationshemmern liegen nicht vor. In die-

Tabelle 3. Ergebnisse der Therapie des progredienten Schlaganfalles mit Antikoagulantien im Vergleich zu Kontrollen. (Ostendorf, 1979)

Studie	Patientenzahl	Tod durch Infarkt	Tod durch Blutung	Progressiver Infarkt	Progression (Total in %)
Fisher (1958)					
Kontrolle	14	0	0	9	64%
Behandelt	14	0	0	3	21%
Fisher (1961)					
Kontrolle	49	7	0	14	40%
Behandelt	51	4	1	7	14%
Carter (1961)					
Kontrolle	38	7	0	12	50%
Behandelt	38	3	0	9	32%
Baker (1962)					
Kontrolle	67	10	0	21	46%
Behandelt	61	5	1	8	23%
Millikan (1965)					
Kontrolle	60	25	0	8	52%
Behandelt	181	12	0	25	20%

sen Fällen ist wegen der Möglichkeit des Auftretens inteazerebraler Blutungen besondere Vorsicht am Platze, insbesondere, da ein ischämischer Insult gefolgt sein kann von einer intrazerebralen Blutung. Generell wird eine antithrombotische Therapie abzulehnen sein.

Kompletter Schlaganfall

Beim kompletten Schlaganfall haben die Untersuchungen ergeben, daß eine Therapie mit gerinnungshemmenden Substanzen nicht von Nutzen ist. Es konnte keine Senkung der Letalität im Akutstadium und im weiteren Verlauf sowie keine Reduktion der Infarktrezidive erzielt werden. Die Komplikationsrate durch intrazerebrale Blutungen ist hoch. Eine Antikoagulantientherapie ist abzulehnen.
Während der Akutphase eines Schlaganfalls treten insbesondere im Becken-Beinvenenbereich der paretischen Extremität zu einem sehr hohen Prozentsatz venöse Thrombosen auf. Unter dem Gesichtspunkt der venösen Thromboembolieprophylaxe ist bei frischem

ischämischen Insult eine subkutane Heparingabe zu erwägen. Es konnte gezeigt werden, daß mit täglich 3 × 5000 I.E. Heparin plus 3 × 0,5 mg Dihydergot die Thrombosefrequenz von 50% auf 27,5% deutlich gesenkt werden konnte, ohne daß erkennbare Komplikationen durch zerebrale Blutungen auftraten. Die Letalität betrug in der Placebogruppe 25%, in der Verumgruppe 15%.

Nehmen die ins Cerebrum transportierten Embolien ihren Ausgang vom Herzen, ist je nach zugrundeliegender Erkrankung selbstverständlich eine konsequente Antikoagulation zur Rezidivprophylaxe indiziert. Tritt trotzdem eine zerebrale Embolie auf, hat man sich zwischen folgenden Möglichkeiten zu entscheiden. Entweder muß die gerinnungshemmende Behandlung unterbrochen werden, insbesondere dann, wenn eine sekundäre intrazerebrale Blutung angenommen oder nachgewiesen ist; oder aber es erfolgt während der Akutphase eine Umstellung von oraler Antikoagulation auf subkutane Heparingabe. Dies kann insbesondere bei künstlichen Herzklappen zwingend notwendig sein, um zusätzliche Thrombenauflagerungen auf die Klappen zu verhindern. In diesen Fällen können erhebliche Probleme bezüglich des therapeutischen Vorgehens auftreten. Der Übergang auf orale Antikoagulantien sollte nicht vor Ablauf von 6 Wochen, in keinem Fall jedoch früher als 2 Wochen nach dem akuten Ereignis erfolgen. (Czechanowski, Heinrich, 1981; Dorndorf, Kaps, 1981; Gänshirt, Reuther, 1979; Kurzke, 1969; Olsson et al. 1980; Ostendorf, 1979; Wolf, 1974).

XII. Gerinnungsfaktorenmängel mit Thromboseneigung

Antithrombin III-Mangel (angeboren und erworben)

Klinik und Diagnostik. Antithrombin III wird in der Leber gebildet. Es hemmt in erster Linie den Faktor II a (Thrombin) und Faktor X a. Darüber hinaus werden die Faktoren VII a, IX a, XI a, XII a sowie Plasmin und Kallikrein inhibiert. Die Plasmakonzentration liegt zwischen 14 mg und 20 mg/100 ml Plasma bzw. zwischen 80 und 120% der Norm. Die biologische Halbwertszeit beträgt $2,8 \pm 0,3$ Tage. Schon ein Abfall des Antithrombin III auf 70–80% der Norm geht mit einer erhöhten Thromboseneigung einher. Ein Antithrombin III-Mangel kann angeboren und erworben sein (Tabelle 1).

Der kongenitale Antithrombin III-Mangel wird autosomal dominant vererbt. Seine Häufigkeit wird mit einem Fall auf etwa 5000 Personen angegeben. Das Antithrombin IIII liegt bei den Patienten sowohl mit immunologischen als auch mit funktionellen (chromogene Substrate) Methoden gemessen in einem Bereich von 30 bis 70% der Norm. Der Verdacht auf einen hereditären Antithrombin III-Mangel besteht bei gehäuftem Vorkommen tiefer Bekken-Beinvenen-Thrombosen innerhalb einer Familie, insbesondere wenn sie ohne erkennbare äußere Ursachen und schon in jungen Jahren auftreten. Ein Nichtansprechen einer Heparintherapie ist ein weiterer Indikator für einen möglichen Antithrombin III-Mangel. Bis zum 25. Lebensjahr haben etwa 50%, bis zum 50. Jahr etwa 85% der Betroffenen ein thromboembolisches Ereignis durchgemacht. Bei etwa ⅓ der Patienten tritt die Thrombose spontan auf, bei den restlichen ⅔ sind Operationen, Schwangerschaft, Geburt und östrogenhaltige Antikonzeptiva auslösende Faktoren.

259

Tabelle 1. Ursachen eines Antithrombin III-Mangels

Ursache des AT-III-Mangels:	
1. Überwiegend Synthesestörung	a) angeboren/hereditär
	b) hepatal Leberzirrhose akutes Leberversagen
2. Überwiegend Verbrauch (D.I.G., TVT/PE)	a) D.I.G. verschiedener Genese Erwachsene Kinder
	b) D.I.G. bestimmter Genese schwere E.P.H.-Gestose postpartales hämolytisch-urämisches Syndrom Septikämie Malaria tropica, cerebrale Form
	c) TVT/PE verschiedener Genese
3. Verschiedene Ursachen	a) Hämofiltration
	b) Hämodialyse
	c) heparininduzierter AT-III-Mangel
	d) operative Eingriffe

D.I.G. = disseminierte intravasale Gerinnung; TVT/PE = tiefe Venenthrombose und/oder Pulmonalembolie; E.P.H. = edema, proteinuria, hypertension.

Ein erworbener Antithrombin III-Mangel ist relativ häufig. Er tritt als Folge einer Synthesestörung, einer Umsatzsteigerung im Gerinnungssystem und durch erhöhten Verlust auf (Abb. 1). Eine verminderte Synthese findet sich bei fortgeschrittener Leberzirrhose, bei akutem Leberversagen (Knollenblätterpilz-, Tetrachlorkohlenstoffvergiftung), hyperkatabolen Zuständen und unter Äthinyl-östrogenhaltigen Ovulationshemmern. Ein erhöhter Verbrauch tritt auf bei disseminierter intravaskulärer Gerinnung und Verbrauchskoagulopathie jeglicher Genese (Schock, Leberzirrhose – kombiniert mit Synthesestörung –, Sepsis), bei Tumorpatienten, nach größeren Operationen (besonders Hüftgelenksendoprothesen, extrakorporale Zirkulation), im Verlauf rezidivierender Thromboembolien und langdauernder Heparintherapie. Nach Operationen und akutem Herzinfarkt ist der tiefste Wert nach 1 bis 3 Tagen erreicht, danach steigt der

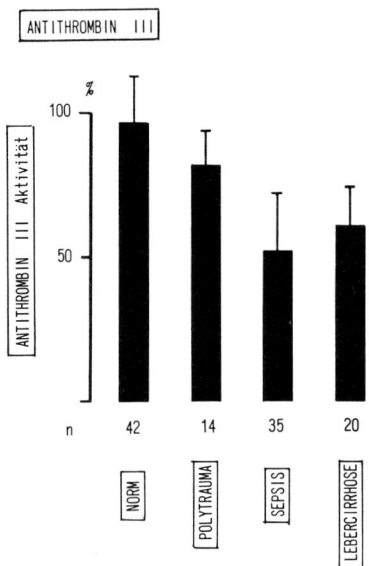

Abb. 1. Antithrombin III-Aktivität im Plasma bei verschiedenen Krankheitszuständen

Antithrombin III-Spiegel wieder an. Ein erhöhter Verlust wird bei nephrotischem Syndrom mit täglichen Eiweißverlusten von 4–5 g, nach Plasmapherese und hämorrhagischem Schock mit Massivtransfusionen beobachtet. Bei den genannten Zuständen ist eine Bestimmung des Antithrombin III-Spiegels indiziert.

Therapie. Bei hereditärem Antithrombin III-Mangel ist die Dauerbehandlung mit Cumarinderivaten die Methode der Wahl. Bei auftretenden thromboembolischen Komplikationen und bei erworbenem Antithrombin III-Mangel empfiehlt sich die Heparintherapie und bei nicht ausreichendem Ansprechen derselben die Substitution von Antithrombin III-Präparaten. Bei der Substitution mit Antithrombin III-Konzentraten sollte der Spiegel über 80% der Norm liegen. Mit einer Einheit Antithrombin III/kg Körpergewicht läßt sich die Antithrombin III-Konzentration um 1 bis 2% heben. Die initiale Dosis liegt bei 1500–2500 E Antithrombin III. Unter Kontrolle des An-

261

tithrombin III-Spiegels ist täglich in fraktionierten Dosen etwa die gleiche Menge zu substituieren. Die Dosis ist der Geschwindigkeit des Umsatzes anzupassen. Ist im Rahmen einer Verbrauchskoagulopathie und einer disseminierten intravasalen Gerinnung mit totalem Zusammenbruch des Hämostasepotentials die Substitution von Fibrinogen, Cohn'scher Fraktion und Prothrombinkomplexpräparaten notwendig, die eine Gerinnungsaktivierung fördern können, ist mit Antithrombin III wahrscheinlich eine wirksame Unterdrückung der prokoagulatorischen Stimulation möglich und die zu applizierende Heparindosis kann reduziert werden.

Protein C-Mangel

Protein C wurde erstmalig von Mammen und Seegers 1960 als Autoprothrombin II-A beschrieben und ist seit 1976 erneut untersucht und näher charakterisiert worden. Protein C ist ein in der Leber gebildetes und wie der Prothrombinkomplex ein Vitamin K-abhängiges Protein mit einem Molekulargewicht von 62 000 Dalton. Es ist eine Serinprotease, die durch Faktor X a und Thrombin aktiviert wird. Die Aktivierung kann durch einen Endothelfaktor in vitro um das 20 000-fache beschleunigt werden. Das aktivierte Protein C (Ca) inaktiviert spezifisch die aktivierten Faktoren V und VIII durch limitierte Proteolyse. Es greift auf diese Weise hemmend in den Gerinnungsablauf ein und kann als regulierendes Protein bei der Hämostase angesehen werden. Seine Aktivität wird wiederum reguliert durch ein bisher noch nicht näher charakterisiertes sogenanntes Protein S. Der normale Plasmaspiegel liegt zwischen 0,65 bis 1,45 U/ml. Mit immunologischen Methoden gemessen liegt der Quotient von Protein C zu Prothrombin als auch Faktor X a um 1. Unter der Antikoagulation mit Cumarinderivaten fällt der Plasmagehalt an Protein C zusammen mit den Faktoren des Prothrombinkomplexes ab, wobei der erwähnte Quotient annähernd unverändert bei 1 bleibt. Es sind in den letzten Jahren einige Familien mit einem isolierten Protein C-Mangel beschrieben worden, die an rezidivierenden Thromboembolien litten. Die Protein C-Konzentration lag bei diesen Patienten jeweils unter 0,65 U/ml. Werden diese Patienten zur Thromboembolieprophylaxe mit Cumarinderivaten antikoaguliert, so liegt der Quotient aus Protein C und Prothrombin bzw. Faktor X

deutlich unter 1. Protein C stimuliert darüber hinaus auch die Fibrinolyse auf noch nicht geklärte Weise, so daß die Thromboseneigung
bei einem Protein C-Mangel aus der Kombination von reduzierter
Gerinnungshemmung und eingeschränkter Fibrinolyse resultiert. Eine Erniedrigung des Protein C findet sich auch postoperativ, bei fortgeschrittener Lebercirrhose und disseminierter intravasculärer Gerinnung.

Es wurde außerdem ein Mangel eines Inhibitors für die Protein C-
Wirkung beschrieben mit vermehrter Destruktion der Gerinnungsfaktoren V und VIII. Dieser Inhibitormangel soll für einige Fälle von
Hämophilie mit kombiniertem Mangel der Faktoren V und VIII unter jeweils 20 bis 30% der Aktivität verantwortlich sein. Gerinnungsanalytisch finden sich die für die genannten Faktorenmängel an anderer Stelle beschriebenen pathologischen Veränderungen. Es besteht eine erhöhte Blutungsneigung. (Bertina et al., 1982; Lechner et
al., 1977; Mammen, 1983; Mannucci, Vigano, 1982; Sas et al. 1974;
Schramm, Marx, 1981).

C. Gerinnungsaktive Substanzen

XIII. Nebenwirkungen, Blutungskomplikationen, Kontraindikationen und Toleranzänderungen von Antikoagulantien, Aggregationshemmern und Fibrinolytika

Nebenwirkungen und Unverträglichkeitsreaktionen

Im vorliegenden Zusammenhang werden unter Nebenwirkungen diejenigen Erscheinungen und Symptome aufgeführt, die in keinem unmittelbaren Zusammenhang mit den eigentlichen Wirkungen der Medikamente stehen, deretwegen sie therapeutisch eingesetzt werden.

Heparin

Neben Kopfschmerzen, Rückenschmerzen, Gelenkschmerzen und Fieber treten Urtikaria, Pruritus, Übelkeit, Erbrechen, Dyspnoe, Bronchospasmus, Tachykardie und Blutdruckabfall auf. Die Reaktionen sind jedoch meist leichterer Art. In seltenen Fällen wurde ein Kreislaufschock beobachtet. Die Angaben zur Häufigkeit liegen nach der Literatur der Jahre zwischen 1942 und 1964 bei 1% bis 5% und werden maximal mit 10% angegeben. Diese Überempfindlichkeitsreaktionen traten meist ½ bis 2 h nach der intravenösen Injektion auf und verschwanden spontan nach einigen Stunden wieder. Sie fanden sich auch häufig nach erstmaliger Injektion des Heparinpräparates, oder doch nur kurzer Behandlungsdauer. Ursächlich wurden seltener das Heparin selbst als vielmehr Verunreinigungen der Heparine, insbesondere durch Proteine bei der in den früheren Jahren noch unvollkommenen Herstellungstechnik und die Konservierungsmittel verantwortlich gemacht. Trotz Ähnlichkeiten des klinischen Bildes mit anaphylaktischen Reaktionen wurden immunologisch-allergische Mechanismen für weniger wahrscheinlich gehalten. Ein ursächlich ungeklärter Transaminasenanstieg erreicht zwischen dem 5. und 8. Tag seinen Höhepunkt und klingt spontan wieder ab. Haarausfall unterschiedlichen Ausmaßes soll in 5 bis 40% der Patienten 4 bis 6 Wochen nach Behandlungsbeginn auftreten. Die Alopezie war in allen Fällen rückbildungsfähig. Es sind wiederholt 15 bis 45 min nach intravenöser Injektion von Heparin auftretende akute Schmerzzustände erwähnt worden. Sie wurden als sogenannte Gefäßkrisen gedeutet. Die Schmerzen sind entweder an einer oberen oder unteren Extremität lokalisiert, befallen beide Hände, den Kopf und das Ausstrahlungsgebiet des Infarktschmerzes. Bevorzugt ist das Bein mit der Thrombose, deretwegen Heparin gegeben wurde, betroffen. Die Extremität wird cyanotisch oder ischämisch. Nach Stunden verschwindet die Erscheinung, ohne daß es zu bleibenden Durchblutungsstörungen gekommen ist bzw. zusätzliche thromboembolische Komplikationen aufgetreten sind. Protamin soll die Dauer dieses Gefäßkrampfes abkürzen. Eine ursächliche Erklärung gibt es hier nicht. Berichte dieser Art finden sich in der Literatur der letzten Jahre nicht mehr.

Die bei Patienten beobachteten Thrombozytopenien unter Heparin treten entweder nach den ersten Injektionen am 1. oder 2. Tag der Behandlung auf oder aber 3 bis 20 Tage nach Beginn der Therapie bzw. der subkutanen Prophylaxe. Im ersteren Falle war der Abfall der Plättchenzahl in der Regel gering bis mäßig. Es wurden selten Thrombopenien unter $100000/mm^3$ erreicht. Eine hämorrhagische Diathese wurde nicht beobachtet. Die Thrombozyten erreichten trotz Fortsetzung der Heparingabe nach einiger Zeit meist wieder den Ausgangswert. Dem Thrombozytenabfall wird klinisch meist keine Beachtung geschenkt. Er soll in 2 bis 20% der Patienten auftreten. Eine allergische Ursache konnte nie nachgewiesen werden. Als Auslösemechanismus wurden Plättchen-aggregierende Fähigkeiten der Heparine angenommen, die zu einer Destruktion der Thrombozyten oder einer vorübergehenden Sequestration in der Milz bzw. der Gefäßperipherie geführt haben sollen. Häufig war eine Abgrenzung gegenüber einer die Grundkrankheit begleitenden Thrombozytopenie nicht möglich. Die zweite Form der in der Literatur beschriebenen Thrombozytopenien tritt nach längerer intravenöser und subcutaner Heparingabe auf. Nach den vorliegenden prospektiven Studien liegt die Häufigkeit der Thrombozytopenien, die Werte von

100 000 bzw. 150 000/mm³ unterschreiten bei 1 bis 6% der untersuchten Patienten (Heparin aus Darmmucosa), bei einigen Studien über 20% und sogar bei 30% (Heparin aus Rinderlunge). Nach Absetzen der Heparine stiegen die Thrombozyten in jedem Fall nach 2 bis 3 Tagen wieder zur Norm an. Thrombozytentransfusionen unter Fortführung der intravenösen wie auch der subkutanen Heparingabe waren erfolglos bezüglich der Beeinflussung von Thrombozytenzahl und hämorrhagischer Diathese. Unter klinischen Gesichtspunkten empfiehlt es sich unter Umständen nach etwa 5 bis 7 Tagen einer intravenösen oder subkutanen Heparinapplikation die Thrombozyten zu zählen. Auffällig ist, daß Thrombozytopenien bei Verwendung von Heparin aus Rinderlunge im Vergleich zu Präparaten, die aus Darmmukosa vom Schwein gewonnen werden, eindeutig häufiger auftreten. Die Ursache dieser nach längerer Heparinapplikation einsetzenden Thrombopenie ist letztendlich nicht geklärt, obwohl wiederholt immunologische Mechanismen verantwortlich gemacht werden. In der Bundesrepublik sind nur Heparine, die aus Darmmukosa gewonnen werden, in Verwendung.

Es existieren eine Reihe von Berichten über Hautnekrosen, die mehrere Tage sowohl vereinzelt nach intravenöser Heparingabe an mehreren Stellen des Körpers als auch besonders nach subcutaner Gabe am Ort der Injektion auftreten. Im letzteren Fall kommt es Stunden nach der Injektion zur schmerzhaften Schwellung und Rötung und nach etwa 24 h zur zentralen Nekrose der Haut und des Unterhautfettgewebes. Die Areale messen mehrere Zentimeter im Durchmesser. Meist wurden histologisch nur Nekrosen mit Einblutungen gesehen, gelegentlich entzündliche Gefäßveränderungen, die im Sinne einer Arthusreaktion gedeutet wurden, oder auch Bilder mit venösen und kapillären Gefäßthromben ohne entzündliche Erscheinungen, die an eine Shwartzmann-Reaktion erinnerten.

Außer Blutungen wurden nach längerer intravenöser und subcutaner Heparinapplikation während der Phase der Thrombozytopenie – zum Teil bei manifester Blutung – thromboembolische Komplikationen beobachtet. Es kam zu Beinvenenthrombosen, Lungenembolie, Myokardinfarkten und häufiger zu arteriellen thrombotischen Verschlüssen, die Amputationen notwendig werden ließen. Die Autoren dieser Berichte nehmen keine Beziehung der Thromboembolien zur Grundkrankheit an, sondern deuten sie als Folgen einer

Gerinnungsaktivierung im Verlauf des Thrombozytenabfalls. Nach Wechsel auf Cumarinderivate kamen die thromboembolischen Prozesse häufig zum Stillstand. In einigen Fällen konnte laboranalytisch während der Phase der Thrombozytopenie eine aktivierte Gerinnung und Fibrinolyse mit Abfall des Fibrinogens und Anstieg der Fibrinspaltprodukte nachgewiesen werden.

Bei langdauernder Heparinapplikation über mehrere Monate bis zu einem halben Jahr und länger wurden diffuse Osteoporosen beobachtet, die zu Spontanfrakturen von Wirbelkörpern geführt haben sollen. Bei der Kombination von Heparin mit Dihydergot zur subcutanen Thromboembolieprophylaxe muß mit der Möglichkeit von Gefäßspasmen an den Extremitäten und unter Umständen mit der Provokation eines Angina pectoris-Anfalles gerechnet werden.

Cumarinderivate

Unter Behandlung mit indirekten Antikoagulantien wurden Haarausfall, Urticaria, Dermatitis, Kapillarschäden und gastrointestinale Erscheinungen mit Übelkeit, Appetitlosigkeit, Erbrechen und Diarrhoe beobachtet. Gelegentlich finden sich Transaminasenerhöhungen. In seltenen Fällen traten zwischen dem 3. und 4. Tag, nicht mehr jedoch nach dem 10. Tag seit Therapiebeginn Hautnekrosen auf. Sie betreffen überwiegend das weibliche Geschlecht. Betroffen sind bevorzugt Oberschenkel, Bauchhaut, Gesäß und Mammae. Nach einer initialen Schwellung mit zentraler Rötung kommt es nach Stunden zur Einblutung und letztlich nach mehreren Tagen zu scharf umgrenzten fünfmarkstück- bis handtellergroßen Nekrosebezirken. In diesen Arealen werden die Gefäße thrombosiert. Pathogenetische Beziehungen zwischen Cumarinnekrosen und Protein C-Mangel werden diskutiert. Therapeutisch wurden Cortison, Heparin und Fibrinolyse versucht. Zu erwähnen ist die sogenannte Warfarinembryopathie bei Müttern, die in den ersten Wochen der Schwangerschaft Cumarinderivate erhalten hatten. Sie umfaßt eine Mikrozephalie, Opticusatrophie sowie eine nasale Hypoplasie.

Aggregationshemmer

Unter Acetylsalicylsäure können Urtikaria und Asthma bronchiale auftreten. In etwa 25% werden gastrointestinale Beschwerden (Magenschmerzen, Übelkeit, Brechreiz) beobachtet, insbesondere wenn das Medikament nüchtern eingenommen wird. Unter Sulfinpyrazon werden die gastrointestinalen Symptome seltener gesehen.

Dextrane

In seltenen Fällen wurden anaphylaktoide und anaphylaktische Reaktionen beobachtet. Erstere sind nicht immunologisch bedingt und sollen auf direkte Freisetzung von vasoaktiven Mediatorsubstanzen durch Dextran beruhen. Anaphylaktische Reaktionen werden ausgelöst durch präformierte Antikörper. Die Reaktionen treten auch bei Personen auf, die bisher noch keinen Kontakt mit Dextranen hatten. Die klinische Symptomatik reicht von Urtikaria, Erythem, Bronchospasmus, Blutdruckabfall bis zum Kreislaufschock, Herzstillstand und Tod. Durch das als Hapten wirkende Dextran 1000 (Promit), welches in einer Dosis von 20 ml vor Beginn der Dextraninfusion gegeben wird und die Antikörper neutralisiert, lassen sich die auf anaphylaktischer Basis beruhenden Reaktionen weitgehend vermeiden.

Fibrinolytika

Bei der Urokinase werden Unverträglichkeitsreaktionen bis auf gelegentliche Temperaturanstiege nicht beobachtet, sie treten jedoch unter Streptokinase häufiger auf. Als Frühreaktionen wurden unter Streptokinase Temperaturerhöhungen, Gelenk- und Rückenschmerzen, Exanthem, Flush, Tachykardie und Blutdruckabfall gesehen. Sie wurden in 25,4% der Patienten beobachtet, führten jedoch nicht zum Abbruch der Therapie. Temperaturanstieg über 38,5° trat in 17,4% auf; sie nehmen mit der Behandlungsdauer zu (Tilsner, 1975). Gelegentlich kam es zu Exanthemen und Bronchospasmus, zu einem Anstieg der Transaminasen als auch der alkalischen Phosphatase.

Blutungskomplikationen

Bei primär intaktem Hämostasesystem sollen bei intravenöser Heparinbehandlung bis zu 7,6% überwiegend geringgradige Blutungen auftreten. Bei primär gestörter Hämostase wurden bei bis zu 50%

der Behandelten Blutungen beobachtet. Eine Aussage über die Zeitdauer der Einzelbehandlung findet sich in den Mitteilungen in der Regel nicht. Bei niedriger Heparindosierung um 15 000 I. E. subcutan oder intravenös sind spontane Blutungsereignisse selten. Sie nehmen mit steigender Dosierung zu und sind relativ häufig bei Dosen um 40 000 I. E. und darüber. Bei intermittierender intravenöser Heparingabe und bei langer Heparindauer steigt die Blutungsfrequenz an.

Unter Cumarintherapie treten pro Behandlungsjahr in 4,3% Blutungen auf. Innerhalb von 5½ bis 16 Behandlungsjahren kommt es zu einer größeren bedrohlichen Blutung. Eine tödliche Blutung tritt einmal innerhalb von 71 bis 461 Behandlungsjahren auf. Dabei sind die Zahlen, die vom sehr gut durchorganisierten holländischen Thrombosedienst mitgeteilt werden, am günstigsten. In anderen Gebieten dürften die Komplikationsraten höher liegen. Unter Cumarintherapie waren die Blutungen in 54 bis 64% der Fälle auf Lokalerkrankungen, wie Ulzera, Karzinome, Darmdivertikulose und Konkremente in den ableitenden Harnwegen zurückzuführen. In 23 bis 33% der Blutungen bestand eine Nebenmedikation, welche das Blutungsrisiko erhöhte. In 13% waren keine speziellen schlüssigen Gründe feststellbar.

Tabelle 1 zeigt eine Auflistung der Lokalisation von Spontanblutungen unter Cumarin- und Heparintherapie. Einige der aufgeführten Lokalisationen sind ausgesprochen selten (Ovar, Nebennieren). Bei Blutungen unter Cumarintherapie ist die Hämaturie mit 40% am häufigsten, gefolgt von Blutungen in den Magen-Darm-Trakt und den Nasen-Rachenraum mit jeweils 18% und in den Augenbereich mit 13%. Blutungen ins zentrale Nervensystem treten anteilmäßig in 3% der hämorrhagischen Komplikationen auf.

Unter Dextraninfusionen sind Blutungen sehr selten. Sie werden nur bei vorbestehender hämorrhagischer Diathese oder bei gleichzeitiger Gabe anderer in das Hämostasesystem eingreifender Substanzen gesehen.

Bei Thrombozytenaggregationshemmern stehen die Hämorrhagien in den Magen-Darm-Trakt im Vordergrund. Die Blutungshäufigkeit nimmt zu, wenn Patienten mit Erkrankungen, die mit einem erhöhten Blutungsrisiko einhergehen (Leberzirrhose, terminale Nierenerkrankungen) oder mit einer vorbestehenden hämorrhagischen Dia-

Tabelle 1. Lokalisation von Spontanblutungen unter Cumarin- und Heparintherapie

1. Harnwege
2. Magen-Darm-Trakt
3. Nasen-Rachenraum
4. Augen (Retina, Subconjunctival)
5. Menorrhagien, Metrorrhagien
6. Zentrales Nervensystem (Epi-, Subdural, Intracerebral, Spinal)
7. Haut
8. Muskulatur, Gelenke
9. Respirationstrakt
10. Darmwand
11. Retroperitonealraum
12. Hämorrhoidalknoten
13. Hämatothorax
14. Nebennieren (vorzugsweise bei Heparin)
15. Ovar (vorzugsweise bei Cumarin)
16. Hämobilie

these aus besonderer Indikation einer gerinnungshemmenden Behandlung unterzogen werden müssen.

Unter Streptokinasetherapie (Initialdosis 250000 I. E., Erhaltungsdosis 100000 I. E. pro Stunde) bei 708 Fibrinolysen wegen chronischer arterieller Verschlußkrankheit traten 209 (29,5%) Blutungskomplikationen auf. Davon waren 156 (22%) leicht und zwangen nicht zum Abbruch der Therapie; 53 (7,5%) waren schwerer Art und hatten eine Beendigung der Fibrinolyse zur Folge; 5 (0,7%) waren tödlich. Es handelte sich um 8 (1,1%) intestinale, 57 (8,1%) urologische, 10 (1,4%) intracranielle – von denen wie erwähnt 5 (0,7%) letal verliefen – und 134 (18,9%) Blutungen anderer Lokalisation (Punktionsstellen etc.) (Tilsner, 1975). Die Blutungsfrequenz steigt mit zunehmender Fibrinolysedauer. Bei Fibrinolyse venöser Thrombosen liegt die Häufigkeit insbesondere von schweren Blutungen niedriger, da das Patientengut im Durchschnitt jünger ist und damit weniger Risikofaktoren aufweist. Insgesamt muß in etwa 14% die Fibrinolyse abgebrochen werden (Blutung, Fieber, hoher Antistreptokinasetiter). Die Frequenz der Blutungen und anderer Nebenwirkungen ist unter Fibrinolysetherapie mit Urokinase geringer.

Kontraindikationen und eingeschränkte Indikationen

Situationen bei denen eine Behandlung mit Antikoagulantien, Aggregationshemmern, Dextran, Hydroxyäthylstärke und Fibrinolytika unter keinen Umständen indiziert sind, sind relativ selten. Die Entscheidung für oder gegen eine in das Gerinnungssystem eingreifende therapeutische Maßnahme und für ein bestimmtes Medikament hängt ab von Art und Schweregrad einer begleitenden Grunderkrankung und vom Ausmaß der thromboembolischen Komplikation. Bei ausreichender Überwachung und Beachtung aller Vorsichtsmaßnahmen kann eine antithrombotische und fibrinolytische Therapie auch bei Vorliegen von Erkrankungen, die üblicherweise Kontraindikationen darstellen, durchaus gerechtfertigt sein. Obwohl die in Tabelle 2 aufgeführten Kontraindikationen prinzipiell für sämtliche gerinnungshemmenden Medikamente und Fibrinolytika gelten, gibt es durchaus Unterschiede bezüglich der Blutungsgefahr. Durch Auswahl des für eine entsprechende Situation geeignetsten Medikaments, durch Wechsel der Medikamente sowie durch Beginn und Beendigung der Behandlung zum geeigneten Zeitpunkt lassen sich Komplikationen weitgehend vermeiden.

Eine Verbrauchskoagulopathie ist in der Regel eine Indikation für eine Antikoagulation mit Heparin. Länger zurückliegende, abgeheilte Ulcera des Magen-Darm-Traktes ohne Rezidivneigung stellen keine Gegenindikation gegen eine Antikoagulation dar. Bei manifesten Blutungen kann eine kurzfristige Therapie mit Heparin und Dextran durchgeführt werden, wenn eine lokale Blutstillung möglich ist. Bei fortgeschrittenen Lebererkrankungen und Leberzirrhose ist die Beeinträchtigung des Hämostasesystems bzw. die Höhe des Quickwertes zu berücksichtigen. Eine auf Dauer gut eingestellte Hypertonie ohne Sekundärkomplikationen wie fortgeschrittene Retinopathie ermöglicht ebenfalls eine gerinnungshemmende Behandlung. Bei Dialysepatienten wegen terminaler Niereninsuffizienz kann eine Antikoagulation mit Cumarinderivaten zur Offenhaltung des Shunts notwendig sein. Zu beachten ist, daß Cumarine dialysabel sind. Bei Trauma ist perioperativ die Thromboseprophylaxe mit „low dose"-Heparin und Dextran in der Regel indiziert. Bei ischämischem Hirninfarkt wurde zur Thromboseprophylaxe erfolgreich die „low

Tabelle 2. Kontraindikationen und eingeschränkte Indikationen für eine Behandlung mit gerinnungshemmenden Medikamenten

1. Hämorrhagische Diathesen (Koagulopathien, Thrombozytopenien, Thrombozytopathien)
2. Manifeste Blutungen jeglicher Lokalisation
3. Ulzera im Gastrointestinaltrakt
4. Leberzirrhose und fortgeschrittene Lebererkrankungen
5. Hypertonie (Werte systolisch über 200 und diastolisch über 115 mmHg)
6. Fortgeschrittene Retinopathie (Hypertonie, Diabetes mit Fundusblutungen)
7. Niereninsuffizienz
8. Nephrolithiasis
9. Leukosen
10. Bakterielle Endokarditis
11. Trauma, Polytrauma, frische Operationen
12. Frischer Apoplex
13. Operationen am Zentralnervensystem
14. Punktion von Arterien und parenchymatösen Organen
15. Aortenaneurysma
16. Gravidität
17. Akute Pankreatitis
18. Malabsorptionssyndrom
19. Kavernöse Lungentuberkulose
20. Kombination gerinnungshemmender Medikamente
21. Chronischer Alkoholismus
22. Mangelnde Kooperation

dose"-Heparinisierung eingesetzt. Bei Eingriffen am zentralen Nervensystem sollte eine Antikoagulation erst nach mindestens 14 Tagen beginnen. Eine Fibrinolyse ist nach operativen Eingriffen in der Regel erst nach 8 bis 14 Tagen indiziert, nach Verletzungen bzw. Operationen des zentralen Nervensystems erst nach 6 bis 8 Wochen. Fibrinolysen nach Punktionen oberflächlich liegender Arterien sollten erst nach 7 Tagen erfolgen. Nach Punktionen der Aorta beträgt die Latenz mindestens 14 Tage. Während der Schwangerschaft ist eine Antikoagulation mit Cumarinderivaten im ersten Trimenon wegen der Warfarin-Embryopathie und im letzten Trimenon wegen der Blutungsgefahr für Mutter und Kind nicht gerechtfertigt. In jedem Falle ist die Heparinbehandlung bei thromboembolischen Komplikationen vorzuziehen, die auch während der Geburtsphase nur kurze Zeit unterbrochen werden muß. Thrombozytenaggregationshemmer sind 10 Tage vor dem Geburtstermin abzusetzen. Unmittelbar postpartal ist eine Fibrinolysebehandlung mit einem relativ hohen Blutungsrisiko behaftet. Bei einer schweren akuten Pankreatitis ist die Blutungsgefahr sehr hoch. Das Malabsorptionssyndrom ist vornehmlich eine Gegenindikation für orale Antikoagulantien. Bei Kombination verschiedener Medikamente mit gerinnungshemmender Wirkung ist in jedem Falle Vorsicht geboten.

Therapie von Blutungskomplikationen
(vgl. auch Kap. XIV)

Die therapeutischen Maßnahmen hängen ab
1. von der Lokalisation der Blutung,
2. von dem Schweregrad der Blutung,
3. von dem Ausmaß der Antikoagulation,
4. von der Indikation zur Antikoagulation, d. h. von der Gefährdung des Patienten durch die eingetretene bzw. erwartete thromboembolische Erkrankung,
5. von der möglichen präexistenten Gerinnungsstörung.

Bei leichten Blutungen sind soweit möglich lokale Maßnahmen bzw. eine Unterbrechung der Therapie für eine gewisse Zeit ausreichend. Bei Cumarinderivaten genügt die einmalige Gabe von 3 bis 10 mg Konakion (Tabelle 4/XIV).

Ist die Blutung stärker, sind bei subcutaner Heparingabe mehrfach kleinere Dosen Protaminchlorid intravenös indiziert. Bei intravenöser Heparinapplikation gibt man Protaminchlorid in einer Menge, die der zuletzt gegebenen bzw. der in den letzten 12 h infundierten Dosis äquivalent ist, z. B. 10 ml Protamin 1000 bei 10 000 E Heparin. Da Protamin im Organismus schneller abgebaut wird als Heparin, ist evtl. eine Nachinjektion notwendig. Eine Überdosierung sollte wegen des gerinnungshemmenden Effekts von Protaminchlorid vermieden werden.

Bei ausgedehnten Blutungen unter indirekten Antikoagulantien ist die einmalige und mehrmalige Gabe von 10–20 mg Vitamin K oral oder intravenös (cave: Kreislaufreaktion) indiziert. Ein Anstieg des Quickwertes auf 40 bis 50% ist ausreichend. Zu hohe Konakiongaben sind nicht zweckmäßig, da der Regenerationszyklus von Vitamin K dadurch überspielt wird und eine Neueinstellung der Antikoagulation über längere Zeit erschwert ist. Eine mehrfache Vitamin K-Gabe kann jedoch notwendig sein, da bei Überdosierung von Cumarinen die Resorption der Cumarine aus dem Darm über Tage andauern kann. Der enterohepatische Kreislauf kann durch Cholestyramin (8–12 g/Tag) unterbrochen werden. Eine sofortige Blutstillung wird durch Prothrombinkomplexpräparate (2000–8000 E/Tag) erreicht. Eine Nachsubstitution ist wegen der kurzen biologischen Halbwertszeit der Gerinnungsfaktoren bis zum Anstieg des Quickwertes in den sicheren Bereich notwendig. Die Wirkung von Aggregationshemmern kann nur durch Frischplasma, Frischblut, thrombozytenreiches Plasma bzw. Thrombozytenkonzentrate unterbrochen werden. Der Fibrinolyseeffekt von Streptokinase bzw. Urokinase wird durch 500 000 bis 1 000 000 KI Einheiten Trasylol mit anschließender stündlicher Infusion von 50 000 bis 100 000 KI Einheiten bis zum Abklingen der fibrinolytischen Wirkung gestoppt. Alternativ kommen 6 bis 12 g Epsilonaminocapronsäure bzw. 1 bis 4 g AMCHA/Tag, verteilt über mehrere Dosen, in Frage (Tabelle 7/XIV).

Toleranzänderungen von Antikoagulantien durch Interaktion und Interferenz mit anderen Medikamenten

Direkte Wechselwirkungen mit anderen Medikamenten im Sinne einer Wirkungsverstärkung bzw. einer Wirkungsabschwächung bestehen eigentlich nur für die Cumarinderivate. In allen anderen Fällen handelt es sich um eine Verstärkung der gerinnungshemmenden Wirkung und der hämorrhagischen Diathese durch voneinander unabhängige Mechanismen mit unterschiedlichem Angriffspunkt. In einem Drittel der mit oralen Antikoagulantien behandelten Patienten werden einmal oder mehrfach Substanzen mit Einfluß auf die Cumarinwirkung gegeben. Barbiturate sind zu 61% beteiligt. Die Relevanz von Interaktionen sollte jedoch kritisch gewertet werden. Nur eine begrenzte Zahl von Pharmaka interferiert mit oralen Antikoa-

Tabelle 3. Substanzen mit pharmakodynamischer Interaktion mit Cumarin-derivaten. (Matthias, 1981)

Vitamin K-Verfügbarkeit:
Neomycin, Colchicin, Cholestyramin, Antibiotika, Malabsorptionssyndrom

Synthesesteigerung von Gerinnungsfaktoren:
Kortikosteroide, Östrogene

Synthesehemmung von Gerinnungsfaktoren:
Anabolika, Glukagon

Steigerung des Metabolismus von Gerinnungsfaktoren:
Thyroxin, Anabolika

---

gulantien in einem Ausmaß, daß akute, unerwartete Blutungskomplikationen zu befürchten sind.

In Tabelle 3 sind Möglichkeiten pharmakodynamischer Interaktionen mit Cumarin aufgeführt. Neomycin und Cholchicin sollen
durch Schädigung der Darmmukosa die Resorption von Vitamin K
beeinträchtigen. Langdauernde hochdosierte Antibiotikatherapie
vernichtet die physiologische Darmflora, der im Darm durch Bakterien gebildete Anteil von Vitamin K steht nicht mehr zur Verfügung.
Inwieweit dies von klinischer Bedeutung ist, ist fraglich. Unter der
Therapie mit bestimmten Cephalosporinen der sogenannten 3. Generation, die eine Thiotetrazolseitenkette im Molekül aufweisen,
wurde ein Abfall des Quickwertes beobachtet (z. B. bei Latamoxef).
Ursächlich wird neben der erwähnten Modifikation der Darmflora
ein direkter hemmender Einfluß auf den Vitamin K-abhängigen
Syntheseschritt der Prothrombinkomplexfaktoren diskutiert. Vitamin K-Substitution behebt den Gerinnungsdefekt (10 mg Vitamin K
pro Woche bei längerdauernder Antibiotikatherapie). Maldigestion
und Malabsorption reduzieren die Vitamin K-Resorption. Cholestyramin schränkt durch Bindung von Cholesterin und Gallensäuren
die Aufnahme des fettlöslichen Vitamin K ein. Der Beeinflussung
der Synthese der Gerinnungsfaktoren durch Östrogene und Anabolika, Glucagon und Thyroxin kommt hinsichtlich der Steuerung einer Antikoagulantientherapie sicher keine wesentliche Bedeutung
zu. Nach Beseitigung einer Herzinsuffizienz nimmt die Resorptions-

Tabelle 4. Substanzen mit pharmakokinetischer Interaktion mit Cumarinderivaten. (Matthias, 1981)

Verminderung der Bioverfügbarkeit:
Cholestyramin, Antacida, Aktivkohle

Verdrängung aus der Eiweißbindung:
Phenylbutazon, Oxyphenbutazon, Sulfonamide, orale Antidiabetica, Indometacin, Clofibrat, Etacrynsäure, Chloralhydrat

Steigerung des Metabolismus:
Barbiturate, Glutethimid, Rifampicin, Carbamacepin

Hemmung des Metabolismus:
Allopurinol, Cimetidin, Chloramphenicol, Disulfiram, Metronidazol, Oxyphenbutazon, Phenylbutazon, Salizylate, Sulfonamide, Clofibrat

---

kapazität des Darmes und die Syntheseleistung der Leber für Gerinnungsfaktoren zu. Ein erhöhter Antikoagulantienbedarf ist die Regel.

Pharmakokinetische Interaktionsmöglichkeiten mit Cumarinen zeigt Tabelle 4. Cholestyramin adsorbiert Cumarine im Darm, verhindert deren Resorption und kann eine Senkung des Plasmaspiegels von Phenprocoumon (Marcumar) bis zu 50% herbeiführen. Durch Unterbindung des enterohepatischen Kreislaufs der Cumarine wird die Elimination auf das 1½ bis 2fache gesteigert. Cholestyramin läßt sich zur Behandlung von Cumarinintoxikationen einsetzen. Die Resorption von Vitamin K wird ebenfalls beeinträchtigt, so daß eine reduzierte Cumarinwirkung teilweise kompensiert wird. Antacida und Aktivkohle dürften keine klinisch relevante Rolle spielen. Bei Phenylbutazon und Oxyphenbutazon soll die Verdrängung der Cumarine aus der Eiweißbindung nur eine untergeordnete Rolle spielen (siehe später). Phenylbutazon stimuliert den Abbau des schwächer wirksamen R (+)-Enantiomers von Warfarin (Coumadin) und inhibiert die Clearance des 3 bis 5fach stärker wirksamen S (−)-Enantiomers. Der Plasmaspiegel des letztgenannten steigt, die Wirkung verstärkt sich. Metronidazol (Clont, Flagyl) bewirkt ebenfalls eine verzögerte Elimination von S (−)-Warfarin, läßt jedoch anscheinend R (+)-Warfarin unbeeinflußt. Es resultiert ebenfalls eine Wirkungszunahme. Für Phenprocoumon (Marcumar) kann in beiden Fällen ein analoger stereoselektiver Mechanismus unterstellt werden. Clofibrat (Regelan) kann eine Reduktion der therapeutischen Cumarindosis auf die Hälfte notwendig werden lassen. Clofibrat soll den Metabolismus von Cumarinen inhibieren, verdrängt die Cumarine aus der Eiweißbindung und soll die Rezeptorempfindlichkeit für Cumarine erhöhen. Eine Erhöhung der Rezeptorempfindlichkeit und eine Steigerung des Metabolismus des Prothrombinkomplexes wird für Bezafibrat (Cedur) diskutiert. Sulfonamide hemmen den Cumarinabbau und wirken verstärkend über eine Verdrängung aus der Eiweißbindung. Zu beachten ist dies durch eine Dosisanpassung zu Beginn und am Ende einer zwischengeschalteten Therapie mit Bactrim, Eusaprim bzw. Omsat. Diese Medikamente enthalten mit Sulfisoxazol und Sulfamethoxazol Sulfonamidderivate. Cumarine hemmen den Metabolismus einiger oraler Antidiabetika und setzen sie aus der Proteinbindung frei. Hypoglykämien treten bei gleichzeitiger Gabe von Cumarinen auf. Ob der umgekehrte Effekt – eine Verstärkung der Cumarinwirkung – ebenso zu beobachten ist, ist nicht belegt. Cimetidin (Tagamet) hemmt die Verstoffwechselung von Warfarin und macht in der Regel eine Dosisreduktion notwendig. Über Ranitidin (Sostril, Zantic) liegen bisher keine ausreichenden Erfahrungen vor. Sulfinpyrazon (Anturano) verdrängt Cumarin aus der Eiweißbindung und steigert den Metabolismus. Wegen des geringen Hemmeffektes von Allopurinol auf den Metabolismus tritt die Gefahr einer Blutungskomplikation erst nach einem längeren Zeitraum auf, der für eine entsprechende Dosisanpassung ausreicht. Nach Gabe von Chloramphenicol, einem anscheinend stärkeren Hemmstoff des Antikoagulantienmetabolismus, wurde eine Phenprocoumonüberdosierung mit Abfall des Quickwertes unter den therapeutischen Bereich schon nach 4 bis 5 Tagen beobachtet. Wären genannte Medikamente vor Therapiebeginn mit oralen Antikoagulantien gegeben worden, hätte sich die Interaktion der klinischen Beobachtung entzogen bzw. sie wäre erst nach deren Beendigung durch einen erhöhten Antikoagulantienbedarf auffällig geworden. Eine Steigerung des Metabolismus der Cumarine durch Enzyminduktion der Arzneimittel-abbauenden mischfunktionellen Oxygenasen in der Leber ist für Barbiturate am eingehendsten untersucht. Folge ist eine Wirkungsabschwächung der Antikoagulantien, die eine Dosiserhöhung bis zu 50% erforderlich machen kann. Nach Absetzen des Barbiturates vergehen Wochen bis die Metabolisierungsgeschwindigkeit auf das frühere Ausmaß abgefallen ist.

Arzneimittelinteraktionen durch Verdrängung aus der Eiweißbindung spielen nur bei einer Proteinbindung der betreffenden Medikamente von über 90% eine klinisch relevante Rolle. Die Proteinbindung der Cumarinderivate liegt zwischen 90 und 99%. Bei 99%iger Bindung von Phenprocoumon (Marcumar) würde eine Freisetzung von 1% eine Verdoppelung der pharmakologisch wirksamen Menge bedeuten, entsprechend einer pharmakologisch wirksamen Konzentration an freier Substanz von 2% der Gesamtmenge. Das Maximum der Wirkungsverstärkung der Cumarinderivate soll nach 3 bis 5 Tagen erreicht sein. Da die erhöhte Konzentration an freier Wirksubstanz eine Steigerung des Metabolismus und der Elimination zur Folge hat, stellt sich nach etwa 2 Wochen ein neuer Gleichgewichtszustand ein. Eine Blutungsgefahr ist nur zu Beginn, eine unzureichende Antikoagulation nur am Ende der intermittierenden Zusatzmedikation zu erwarten. Eine Dosisanpassung ist zu diesen Fällen nur kurzfristig notwendig. Im Gegensatz zu den Butazolidinderivaten gibt es für die übrigen Antirheumatika und Antiphlogistika wie Diclofenac (Voltaren), Tolmetin (Tolectin), Naproxen (Proxen), Ibuprofen (Profen) und Indometacin (Amuno) keine ausreichenden Hinweise für eine relevante Interaktion mit Cumarinen. Sulfinpyrazon (Anturano) soll in den Metabolismus hemmend eingreifen. Durch ihre schleimhautschädigende, ulzerogene Wirkung im Magen-Darm-Kanal und die zusätzliche Hemmung der Thrombozytenfunktion kommt genannten Substanzen, insbesondere den Butazolidinderivaten mit ihren im vorstehenden beschriebenen Wirkungen bei Kombination mit Antikoagulantien eine wesentliche Bedeutung hinsichtlich einer Blutungsgefahr zu. Von geringerer klinischer Bedeutung ist die Hemmung der Thrombozytenfunktion durch Chlorpromazin, beta-Rezeptorenblocker und Dipyridamol. Von klinischer Relevanz kann die Beeinträchtigung der Thrombozytenfunktion durch Dextran und insbesondere durch hochdosierte Gabe von Penicillinen, Carbenicillinen und Cephalosporinen sein. Bei gleichzeitig laufender Therapie mit Antiphlogistika, Antirheumatika, den sogenannten Aggregationshemmern und oralen Antikoagulantien oder Heparin muß die klinisch relevante hämorrhagische Diathese in Rechnung gestellt werden. Gelegentlich wird eine Antikoagulantienresistenz ohne Interaktion mit anderen Medikamenten beobachtet. Sie soll verursacht sein durch eine Hemmung der Vitamin K-Epoxidreduktase, eine gestörte Verwertung von Cumarinen bei hohem Plasmaspiegel bzw. eine verzögerte Resorption und beschleunigte Ausscheidung bei niedrigen Plasmaspiegeln.

XIV. Wirkungsweise und Eigenschaften einiger gerinnungsaktiver Medikamente und deren Dosierung

Hemmsubstanzen der Thrombozytenfunktion

Acetylsalicylsäure

Firmennamen: Aspirin, Colfarit, Godamed, Monobeltin. Die Acetylgruppe von Acetylsalicylsäure wird auf eine Reihe von Plasmaproteinen übertragen (Albumin, Globuline, Hämoglobin, Plättchenproteine). Die Funktionseinschränkung der Thrombozyten beruht auf einer Hemmung der Cyklooxygenase der Thrombozyten durch Acetylierung dieses Enzyms. Es wird die Umwandlung der Arachidonsäure in die Prostaglandinendoperoxyde PGG_2 und PGH_2 unterbunden. Als Folge davon wird kein Thromboxan A_2 gebildet. Die Bildung weiterer Prostaglandinabkömmlinge, wie $PGF_2\alpha$, PGD_2 und PGE_2 erfolgt ebenfalls nicht. Die beiden letzteren Substanzen haben einen antiaggregatorischen Effekt. Durch Hemmung der Zyklooxygenase der Endothelzellen der Gefäßwand wird außerdem kein Prostacyclin synthetisiert. Zur Hemmung der Cyklooxygenase der Gefäßwand sind höhere Dosen als zur Hemmung der Plättchencyklooxygenase nötig. Nach einer einmaligen Gabe Acetylsalicylsäure ist die Aktivität der Cyklooxygenase in der Gefäßwand nach kürzerer Zeit wieder nachweisbar als in den Thrombozyten. Da im Tierversuch nach hohen Dosen Acetylsalicylsäure vorübergehend eine Thromboseneigung und beim Menschen von einigen Untersuchern eine Verkürzung der Blutungszeit festgestellt wurde, war man der Meinung, daß tägliche niedrige Dosen Acetylsalicylsäure bzw. eine intermittierende Gabe einen besseren antithrombotischen Schutz gewährleisten würden. Die erwähnten Untersuchungsergebnisse konnten von anderen Autoren nicht bestätigt werden, so daß die therapeutische Dosis zunächst weiterhin mit 1 bis 1,5 g/Tag anzusetzen ist. Studien mit Tagesdosen von 50 bis 100 mg sind erforderlich.

Die Plättchenadhäsion wird bei der üblichen Dosierung nicht gehemmt. Der Formwandel der Thrombozyten bleibt aus. Die Aggregation wird abhängig vom auslösenden Stimulus in unterschiedlicher Weise und Intensität inhibiert. Die zweite Welle der ADP-induzierten Aggregation bleibt aus. Während die Aggregation bei Verwendung geringer Mengen Thrombin inhibiert wird, wird sie durch hohe Thrombinkonzentrationen kaum beeinflußt. Ebenso ist die Hemmung der Aggregation durch Kollagen dosisabhängig. Die Freisetzungsreaktion wird unterschiedlich stark beeinflußt. Die Blutungszeit wird verlängert. Eine verkürzte Thrombozytenüberlebenszeit wird nicht normalisiert. Außerdem soll Acetylsalicylsäure die Phospholipase A_2 und damit die Freisetzung von Arachidonsäure aus der Plättchenmembran inhibieren.

Weitere nichtsteroidale, antiphlogistische Medikamente

Indometacin (Amuno), Phenylbutazon (Butazolidin), Flurbiprophen (Froben) und verwandte Verbindungen entfalten ihren Effekt ebenfalls über eine Hemmung der Cyklooxygenase. Die Aggregation durch Thrombin, Kollagen und Arachidonsäure wird gehemmt, ebenso die zweite Welle der Aggregation nach ADP oder Epinephrin. Indometacin und Sulfinpyrazon (Anturano) hemmen die Plättchenadhäsion an Kollagen und subendotheliale Strukturen. Indometacin soll außerdem die Phospholipase A_2 der Thrombozyten inhibieren. Bei gleichzeitiger Gabe von Cumarinderivaten ist die Verdrängung aus der Eiweißbindung durch die Antiphlogistica in Rechnung zu stellen; die Antikoagulantienwirkung wird verstärkt.

Dipyridamol

Firmennamen: Persantin, Asasantin (Kombinationpräparat mit Acetylsalicylsäure). Dipyridamol wird an die Plättchenmembran gebunden. Es hemmt die Adenosinaufnahme in die Thrombozyten. Die Phosphodiesterase wird inhibiert und damit der Abbau des cyclischen AMP. Plättchenadhäsion und Kollagen-induzierte Aggregation sind nach Dipyridamol dosisabhängig vermindert. Eine verkürzte Thrombozytenüberlebenszeit wird normalisiert. Die Freisetzungsreaktion wird inhibiert. Acetylsalicylsäure verstärkt den Effekt von Dipyridamol. Die therapeutische Dosis von Dipyridamol beträgt 3×75 mg/Tag.

Ticlopedin

Firmenname: Ticlid. Der Wirkungsmechanismus ist nicht eindeutig aufgeklärt. Die Substanz wirkt im Gegensatz zu den übrigen Thrombozytenaggregationshemmern in vitro nicht. Die Wirkung in vivo ist noch etwa 4 Tage nach der letzten Dosis nachweisbar. Die Wirkung soll über einen intrathrombozytären Anstieg des zyklischen AMP laufen. Die erste Welle der Aggregation durch ADP und Epinephrin wird gehemmt. Die Kollagen-induzierte Aggregation wird ebenfalls inhibiert. Die Blutungszeit wird verlängert. Der volle Wirkungseintritt nach oraler Gabe ist erst nach 1 bis 3 Tagen erreicht. Die therapeutische Dosis liegt bei 1 bis 2×250 mg/Tag.

Sulfinpyrazon

Firmenname: Anturano. Sulfinpyrazon hat strukturelle Ähnlichkeiten mit Phenylbutazon. Seit Jahren wird die urikosurische Wirkung genutzt. Die Substanz hemmt die thrombozytäre Prostaglandinsynthese kompetitiv. Die Prostazyklinsynthese der Gefäßwand wird weniger beeinträchtigt. Sulfinpyrazon normalisiert eine verkürzte Thrombozytenüberlebenszeit und verlängert die Blutungszeit. Die Aggregation der Thrombozyten in vitro wird gehemmt. Die therapeutische Dosis beträgt $3-4 \times 200$ mg/Tag.

Antikoagulantien, Fibrinolytika und deren Inhibitoren

Heparin

Firmennamen: Liquemin, Thrombophob, Heparin[1]. Heparin ist ein saures Mucopolysaccarid von unterschiedlicher Kettenlänge mit ei-

---

1 Mit Firmenangabe

nem Molekulargewichtbereich von 2500 bis 33 000 Dalton. Die höchste antikoagulatorische Wirkung liegt im mittleren Bereich von 13 000 bis 15 000 Dalton. Die kommerziellen Präparate werden aus Darmschleimhaut von Schweinen gewonnen. Heparin aus Rinderlungen wird wegen häufiger Nebenwirkungen kaum noch verwendet. Heparin liegt als Natrium- oder Calciumsalz vor. Entscheidende Unterschiede bezüglich Wirkung und Nebenwirkungen existieren nicht. Nach Applikation wird es zum Teil in Gefäßendothelien und Lunge aufgenommen und protrahiert freigesetzt. Dies kann bei längerdauernder subcutaner Heparintherapie zu einem allmählich steigenden Heparinspiegel und einer Verlängerung der Thrombinzeit führen. Die prinzipiell mögliche Heparinapplikation durch Inhalation hat sich bisher nicht bewährt.

Heparin bindet sich an Serinproteasen, beschleunigt die Assoziation von Antithrombin III an diese Proteasen und verstärkt dessen Wirkung. Gehemmt werden insbesondere die Faktoren X a und II a (Thrombin), aber auch die Faktoren XII a, XI a und IX a. Ein Mikrogramm Heparin inhibiert zusammen mit einem Mikrogramm Antithrombin III 32 E Faktor X a und dadurch indirekt 1600 E Faktor II a. Dadurch erklärt sich die zur Thromboseprophylaxe notwendige relativ niedrige Heparinmenge. Ist Thrombin entstanden und liegt eine Thrombose vor, werden erheblich höhere Mengen Heparin zur Thrombinhemmung und Verhinderung der Thrombusprogression benötigt.

Die Applikation erfolgt subcutan oder kontinuierlich intravenös. Die intermittierende intravenöse Injektion in zeitlichen Abständen von 4 bis 6 h bzw. 8 h ist wegen der jeweils auftretenden vorübergehenden Spitzenkonzentrationen von Heparin mit erhöhter Blutungsneigung weitgehend verlassen. Zur Thromboseprophylaxe betragen die subkutan applizierten Heparinmengen täglich zwischen 2 bis 3 × 5000 bis 7500 I. E. Im internistischen Krankengut wird wegen der in der Regel geringen Blutungsneigung meist eine Dosierung von 3 × 7500 I. E. empfohlen. Patienten über 80 kg erhalten in jedem Fall die höhere Dosierung. Im chirurgischen Krankengut werden 10 h und/oder 2 h vor Operationsbeginn 5000 I. E. injiziert und dann 6 bis 8 h nach der Operation in 8 bis 12stündigen Abständen jeweils weitere 5000 I. E. über 8 bis 10 Tage bzw. bis zur vollständigen Mobilisierung des Patienten oder ausreichenden Cumarinwirkung. Nach

Implantation von Hüftgelenksprothesen wird die Dosis am 3. postoperativen Tag auf 3 × 7500 I. E. erhöht. Die gleiche Menge wird zur Thromboseprophylaxe in der Schwangerschaft im 3. Trimenon gegeben. Bei gynäkologischen Operationen, in der Allgemeinchirurgie, Urologie und Neurologie beträgt die Standarddosis 3 × 5000 I. E./Tag. Bei Kombination mit jeweils 0,5 mg Dihydergot, wodurch eine venöse Rückstrombeschleunigung erreicht wird, kann die Tagesmenge bei gleichem prophylaktischem Effekt vermutlich auf 2 × 5000 I. E. Heparin bzw. 3 × 2500 I. E. Heparin reduziert werden. Bei intravenöser Gabe liegt die pro Tag zu applizierende Menge zur Thromboseprophylaxe um 20000 I. E., entsprechend 250–300 I. E./kg in 24 h. Eine wirkungsvolle postoperative Thromboseprophylaxe scheint mit einer intravenösen sogenannten „Ultra low-dose" Heparingabe von 1 I. E./kg Körpergewicht und Stunde – entsprechend 1500–2000 I. E./Tag möglich zu sein. Zur Therapie einer Thrombose sind 20000 I. E. bis 40000 I. E. notwendig, d. h. Heparinmengen bis etwa 600 I. E./kg und 24 h. Bei schweren Lungenembolien werden maximal 60000 I. E. bis 80000 I. E./Tag infundiert. Eine initiale Bolusinjektion von 5000 I. E. bis 10000 I. E. Heparin ist die Regel. Bei Verbrauchskoagulopathie liegen die Heparinmengen um 10000 I. E. bis 15000 I. E./Tag, entsprechend 150 I. E. bis 200 I. E./kg und 24 h. Bei intermittierender intravenöser Gabe werden 2500 I. E. bis 10000 I. E. alle 4 bis 6 bzw. 8 h gegeben; die biologische Halbwertszeit von Heparin beträgt in Abhängigkeit von der Dosierung zwischen 90 min und 5 h.

Protamin

Protamin ist ein basisches Protein. Es verbindet sich mit Heparin und inaktiviert dessen antikoagulatorische Wirkung. Protamin ist als Protaminhydrochlorid und Protaminsulfat im Handel. 0,7 mg bis 1,5 mg Protamin inaktivieren 1 mg Heparin, das sind 100 I. E. Protaminhydrochlorid wird bevorzugt verwendet. 1 ml Protaminhydrochlorid 1000 bzw. 5000 (Roche) inaktivieren in vitro 1000 I. E. bzw. 5000 I. E. Heparin. Unter dem Heparin-Rebound-Effekt versteht man ein Wiederauftreten der antikoagulatorischen Heparinwirkung in vivo nach anfänglicher vollständiger Neutralisation der Wirkung durch Protamin. Er ist dadurch bedingt, daß der Heparin-Protamin-

Komplex dissoziiert und Protamin schneller aus der Zirkulation eliminiert wird als Heparin. Protamin ist darüber hinaus ein Antithromboplastin und hemmt außerdem die Reaktion zwischen Thromboplastin, Prothrombin und Calcium. Es wirkt daher bei alleiniger Gabe oder Überdosierung antikoagulatorisch. Die genannten zusätzlichen Protamineffekte sind bei Neutralisation des Heparins in vivo zu beachten. Bei intravenöser Heparintherapie werden von Protaminhydrochlorid 50 bis 75% der Menge i.v. injiziert, die der zuletzt gegebenen Heparindosis bzw. der in den letzten 12 h infundierten Heparinmenge entspricht. Unter Kontrolle der Thrombinzeit bzw. der partiellen Thromboplastinzeit kann die Nachinjektion von Protamin notwendig werden. Dies gilt insbesondere bei subkutaner Heparingabe, bei der Heparin aus dem Depot und dem Gefäßendothel über mehrere Stunden in die Zirkulation nachströmt.

Cumarinderivate

Die in der Bundesrepublik eingesetzten Cumarinderivate sind Monocoumarole (Phenprocoumon = Marcumar; Acenocoumarol = Sintrom; Warfarin = Coumadin). Die Cumarinderivate hemmen die Vitamin K-Epoxydreductase (Abb. 3/I und 1/IV). Dadurch wird die Vitamin K-abhängige Carboxylierung in Gamma-Stellung der Glutaminsäuren der Proteine des Prothrombinkomplexes verhindert. Die davon abhängige Calciumbindungsfähigkeit, welche für die Funktion der Proteine notwendig ist, wird nicht möglich. Im Plasma zirkulieren die funktionell inaktiven Vorstufen der Gerinnungsfaktoren, die mit PIVKA bezeichnet werden (PIVKA: Protein, induced by vitamin K absence or antagonists). Bei beginnender Behandlung mit Phenprocoumon (Marcumar) werden in absteigender Dosierung in den ersten 2–3 Tagen insgesamt 6 bis 10 Tabletten gegeben, entsprechend 18 bis 30 mg. Nach 4 bis 5 Tagen ist der therapeutische Bereich der Thromboplastinzeit erreicht. Die Erhaltungsdosis beträgt täglich ½ bis 2 Tabletten, gelegentlich sind geringere und auch höhere Dosen notwendig. Bei Acenocoumarol (Sintrom) liegt die Gesamtdosis innerhalb der ersten 2–3 Tage zwischen 6 bis 12 Tabletten, entsprechend 24 bis 48 mg. Die Erhaltungsdosis ab dem 4. bis 6. Tag liegt bei ½ bis 3 Tabletten (Tabelle 1). Nach Absetzen der Therapie normalisiert sich die Thromboplastinzeit bzw. der Quickwert

Tabelle 1. Charakteristika einiger oraler Antikoagulantien

Handels-name	Internationale Bezeichnung	Gehalt pro Tablette mg	Initialdosis: Tabl.		Erhaltungsdosis Tablette/Tag	Wirkungs-eintritt Stunden	Normalisierung der Prothrom-binzeit nach Absetzen Tage	Plasma-halbwertszeit Stunden
			1. Tag	2. Tag				
Marcumar (Roche)	Phenprocou-mon	3	4–6	2–4	½–2	48–72	7–14	160
Sintrom (Geigy)	Aceno-coumarol	4	5–7	2–4	½–3	36–48	3–8	8
Coumadin (Merrell)	Warfarin	5	5–8	3–5	1–3	36–48	4–6	45
Tromexan (Geigy)	Äthylbis-coumazetat	300	4–6	2–3	½–3	18–30	3–5	2

Tabelle 2. Vorbereitung mit indirekten Antikoagulantien behandelter Patienten auf diagnostische und therapeutische Eingriffe. 30 Tropfen ≙ 1 Ampulle Konakion ≙ 10 mg

Eingriffe	Vorbereitung	Angestrebter Quickwert
Zahnextraktion	2–3 Tage Therapiepause	30%
Kleine Operation Arteriographie	3–6 Tage Therapiepause bzw. 3–5 Tropfen Konakion	>40%
Größere Operation Translumbale Aortographie	5–10 Tropfen Konakion evtl. PPSB	>60%

Tabelle 3. Richtlinien bei Blutungen unterschiedlichen Ausmaßes von Patienten unter Therapie mit Cumarinderviaten

Indikation	Maßnahme	Wirkungseintritt
Leichte Blutung	Antikoagulation ab	1 Tag bis 2 Wochen
Mittelschwere Blutung	3–10 mg Vit. K_1 30 Tropfen = 1 Amp. Konakion = 10 mg	Nach 6 Stunden
Massive Blutung	3–10 Amp. PPSB (500 IE) und 10 mg = 1 Amp. Vit. K_1	Sofort

bei Phenprocoumon (Marcumar) innerhalb von 7 bis 14 Tagen, bei Acenocoumarin (Sintrom) nach 3 bis 8 Tagen. Die Hämostase ist jedoch schon früher, bei Quickwerten um 50% der Norm kompensiert, so daß dann keine erhöhte Blutungsneigung mehr besteht. Richtwerte für die Vorbereitung von Patienten auf diagnostische und therapeutische Eingriffe sowie für die Unterbrechung einer oralen Antikoagulantientherapie bei Blutungen geben Tabelle 2 und Tabelle 3. Der Vitamin K_1-Gehalt der Nahrungsmittel spielt bei Schwankungen des Quickwertes unter oraler Antikoagulation vermutlich keine oder nur eine untergeordnete Rolle; obwohl Kohlsorten und Spinat relativ viel Vitamin K_1 enthalten (Tabelle 4).

Tabelle 4. Vitamin K-Gehalt von Nahrungsmitteln (Jaenicke, 1982)

100,0 g enthalten	mg Vitamin K
Hühnerei, ganz	ca. 0,02
Kuhmilch	0,002
Leber (Dorsch)	0,1
Leber (Rind, Schaf)	0,2
Leber (Schwein)	0,4–0,8
Muskel	0,1–0,2
Erbsen	0,1–0,3
Erdbeeren	0,1
Kartoffeln	0,1
Kastanienblätter	6,0
Kohlsorten (Wirsing, Grünkohl)	3,2
Brennessel	1,6–3,2
Spinat	3,0–4,6
Tomaten, grün	0,8
Tomaten, reif	0,4

Vitamin K_1

Firmenname: Konakion. Vitamin K_1, welches aus Pflanzen gewonnen wird, ist als Konakion in Ampullen zu 0,5 ml entsprechend 1 mg Konakion und zu 1 ml entsprechend 10 mg Konakion im Handel. Es ist in kolloidaler wäßriger Lösung mit Hilfe eines Emulgators dispergiert und enthält pro Ampulle 2,5 mg bzw. 5 mg Phenol als Konservierungsmittel. Bei leichteren Blutungen in der Folge einer Behandlung mit Cumarinen und nur mäßiger Senkung des Quickwertes unterhalb des therapeutischen Bereiches ist die Unterbrechung der Therapie ohne oder mit oraler Gabe von 1 bis 5 mg Vitamin K_1 ausreichend (Tabelle 3). Bei bedrohlichen Blutungen und starker Überdosierung von Cumarinen beträgt die i. v. Einzeldosis 10 bis 20 mg. Die Tagesdosis sollte 40 mg nicht überschreiten. Die Injektion muß langsam erfolgen, da in seltenen Fällen mit Kreislaufreaktionen bis zum Schock zu rechnen ist. Ein Anstieg der gerinnungsaktiven Faktoren des Prothrombinkomplexes im Blut, meßbar an einer Verkürzung der Thromboplastinzeit bzw. einer Anhebung des Quickwertes, ist nach 3 bis 6 bis 8 h zu erwarten. Zu hohe Mengen Konakion sollten nicht injiziert werden, da eine Neueinstellung der Therapie mit oralen Antikoagulantien dadurch erschwert wird. Die sofortige Nor-

malisierung der Gerinnung ist mit der Infusion von Prothrombinkomplexpräparaten zu erreichen.

Streptokinase

Firmennamen: Streptase, Kabikinase. Streptokinase ist ein Protein
mit einem Molekulargewicht von 47 000 Dalton. Die Elimination
aus der Zirkulation erfolgt mit 2 Clearanceraten. Die Halbwertszeit
der schnelleren Komponente beträgt 18 min, die der langsameren
83 min. Streptokinase verbindet sich mit Plasminogen in einem molaren Verhältnis 1:1 zum sogenannten Streptokinase-Plasminogen-
Aktivatorkomplex. Das mit Streptokinase assoziierte Plasminogenmolekül erfährt eine Konformationsänderung und entfaltet eine
dem Plasmin entsprechende enzymatische Aktivität. Der Aktivatorkomplex wandelt weitere in der Zirkulation vorhandene Plasminogenmoleküle zu Plasmin um, wobei aufgrund von in vitro-Untersu-
chungen bei einem molaren Verhältnis von Aktivatorkomplex und
freiem Plasminogen von 1:10 die höchste lytische Potenz zu erzielen
ist.
Zu Beginn der Streptokinasebehandlung muß die Antistreptokinase
neutralisiert werden, die in Abhängigkeit von abgelaufenen Strepto-
kokkeninfektionen bzw. einer nur kurze Zeit zurückliegenden Streptokinasebehandlung einen unterschiedlich hohen Titer aufweist.
Entweder wird mittels der sogenannten „titrierbaren Initialdosis"
die Menge an Streptokinase ermittelt, die den Antistreptokinasetiter
neutralisiert oder aber die anfängliche Streptokinasedosis wird so
gewählt, daß mit Sicherheit die Antistreptokinase überspielt wird. In
den letzten Jahren ist der durchschnittliche Antistreptokinasetiter
der Bevölkerung gesunken, so daß eine Initialdosis von 250 000 I. E.
Streptokinase in über 90% der Fälle ausreichend ist. Auch bei anfänglich nicht vollständiger Neutralisierung der Antistreptokinase
ist ein Lysedefekt vorhanden, der vermutlich darauf beruht, daß sich
die Streptokinase anteilmäßig sowohl mit Antistreptokinase wie
auch mit Plasminogen verbindet. Während der Streptokinasetherapie steigt der Antistreptokinasetiter nach 3 bis 5 Tagen zunehmend
an, so daß die Therapie ineffektiv wird. Nach erfolgter Behandlung
ist der Titer nach 3 bis 6 Monaten soweit abgefallen, daß eine neue
Streptokinasetherapie möglich ist.

In der Frühphase der Streptokinasetherapie tritt eine Periode der Plasminämie auf, bei der das Inhibitorpotential des Plasmas überspielt wird. Abhängig von der Streptokinasedosis kann die Plasminämie mehrere Stunden andauern, um dann im weiteren Verlauf mit Absinken des zirkulierenden Plasminogens abzuklingen. In der Initialphase kann eine Hyperkoagulabilität beobachtet werden. Sie wird durch eine Plasmin-induzierte Aktivierung speziell der Gerinnungsfaktoren V und VIII hervorgerufen. Gerinnungsanalytisch wird dann kurzfristig eine Verkürzung der Rekalzifizierungszeit, der partiellen Thromboplastinzeit, ein Aktivitätsanstieg der Faktoren V und VIII und unter Umständen ein positiver Äthanoltest nachweisbar.

Der im weiteren Verlauf einer Streptokinasetherapie im Plasma meßbare fibrino(-geno)lytische Effekt, kenntlich an der Verlängerung der Thrombin- und Reptilasezeit, dem Abfall des Fibrinogens, der Faktoren V und VIII und dem Anstieg der Fibrin-/Fibrinogenspaltprodukte ist abhängig von der aktuellen Relation Aktivatorkomplex zu freiem Plasminogen, welches für die Plasminbildung zur Verfügung steht. Bei niedrigen Streptokinasedosen unter 50000 I. E./h ist Plasminogen im Plasma mäßig reduziert. Der Gehalt an Aktivatorkomplex ist gering, das gebildete Plasmin mäßig hoch und der meßbare lytische Effekt in Abhängigkeit von der verfügbaren Antiplasminaktivität gering bis mittelgradig. Bei mittlerer Dosierung um 100000 I. E./h ist der Plasminogengehalt des Plasmas deutlich erniedrigt, der Aktivatorgehalt hoch, der Plasmingehalt zunächst hoch, der fibrino(-geno)lytische Effekt deutlich. Bei hoher Dosierung von 150000 I. E./h und darüber liegt der Plasminogengehalt im Verlauf der Therapie meist unter 5% der Norm, der Aktivatorgehalt ist sehr hoch, freies Plasmin minimal bis nicht vorhanden und die im Systemblut nachweisbare Gerinnungsstörung gering. Nach einer Unterbrechung der Streptokinasegabe ist nach etwa 1 bis 2 h keine Plasminwirkung mehr nachweisbar. Die veränderten gerinnungsanalytischen Parameter normalisieren sich jedoch erst innerhalb von 24 h.

Therapievorschläge mit hohen Streptokinasedosen in kurzer Zeit erwarten einen Effekt entweder durch die kurzfristige Plasminämie oder aber bei möglichst vollständiger Beanspruchung des Plasminogens für den Aktivatorkomplex in einer überwiegenden Endolyse bei weitgehender Vermeidung des systemischen Lyseeffektes im Plasma. Eine mögliche Gefahr bei der Fibrinolyse mit hohen Streptokinasedosen/Zeiteinheit wird darin gesehen, daß frische Thromben, die sich möglicherweise am Ende einer Fibrinolysebehandlung erneut bilden, arm an Plasminogen und deshalb schwer lysierbar sind.

Die Standarddosierung liegt bei 250000 I. E. Streptokinase initial innerhalb von 20 min mit nachfolgender Infusion von 100000 I. E./h. Bei der sogenannten Maßlyse werden stündlich ⅔ der zu Beginn gegebenen sogenannten „titrierbaren Thrombolyse-Initialdosis" (TID) infundiert. Bei Lungenembolie wurden 500000 I. E. initial empfohlen (Tabelle 6). Beim akuten Myokardinfarkt setzt sich neben der über 1 bis 2 Tage laufenden Streptokinasebehandlung mit Standarddosierung die über 90 min andauernde Aktivatorlyse mit 1,2 bis 1,5 Mio I. E. Streptokinase durch, die eine Thrombolyse im occludierten Koronargefäß zum Ziel hat. Bei der intrakoronaren Thrombolyse nach akutem Myokardinfarkt werden innerhalb von 60 bis 90 min 120000 I. E. bis 250000 I. E. lokal vor das angiographisch identifizierte verschlossene Gefäß appliziert.

Ist der im Systemblut zu messende Lyseeffekt sehr ausgeprägt und besteht eine Blutungsgefahr, läßt sich durch Erhöhung der Streptokinasedosis vermehrt Aktivatorkomplex induzieren, dem jetzt ein erniedrigtes Angebot von Plasminogen zur Umwandlung in Plasmin zur Verfügung steht. Durch Erhöhung der Streptokinasedosis läßt sich so der systemische Lyseeffekt reduzieren. Umgekehrt kann in geeigneten Fällen durch Erniedrigung der Streptokinasedosis die systemische Lyse gesteigert werden.

Urokinase

Firmennamen: Actosolv, Rheothromb, Ukidan, Abbokinase, bzw. Urokinase mit angefügter Firmenangabe. Urokinase ist eine Serinprotease, die entweder aus menschlichem Urin oder aus Gewebekulturen menschlicher embryonaler Nieren gewonnen wird. Sie liegt in einer hochmolekularen Form (Molekulargewicht 54000 Dalton; HMW-UK) und einer niedermolekularen Form (Molekulargewicht 33000 Dalton; LMW-UK) vor. Die höhermolekulare Form hat eine höhere Potenz Plasminogen in Plasmin umzuwandeln, wobei dieser Effekt bei nativem Plasminogen (Glutamin-Plasminogen) deutlicher ist als bei dem partiell degradierten Lysin-Plasminogen, dem der N-terminale Anteil des nativen Plasminogen fehlt. Mit einem Testsystem, welches die Zeit, die zur Auflösung eines standardisierten Gerinnsels benötigt wird, zur Basis nimmt, ist der lytische Effekt annähernd gleich. Bei den kommerziell verfügbaren Urokinasepräparationen liegen beide Formen abhängig von der Präparationsmethodik in jeweils unterschiedlichen Mischungsverhältnissen vor. Hierin ist auch die unterschiedliche fibrinolytische Potenz der Präparate verschiedener Hersteller und gegenüber Streptokinase zu sehen. Die Halbwertszeit von Urokinase beträgt etwa 14 min. In vivo soll infundierte HMW-Urokinase schnell durch Proteinasen des Plasmas LMW-Urokinase umgewandelt werden, so daß nur diese therapeutisch wirksam wird. Urokinase ist nicht antigen. Die im Plasma vorhandenen Kinaseinhibitoren müssen durch die Initialdosis überspielt werden. Die Substanz kann über lange Zeiträume appliziert werden. Eine nicht mehr mögliche Streptokinasebehandlung kann mit Urokinase fortgesetzt werden.

Die Dosisangaben für die einzelnen Indikationsgebiete schwanken beträchtlich. Sie liegen zwischen 100 000 I. E. bis 600 000 I. E. initial innerhalb von 10 bis 20 min und 40 000 I. E. bis 300 000 I. E./h entsprechend einer Million I. E. bis 7,5 Mio I. E./Tag. Wegen der bei weniger akut verlaufenden thrombotischen Erkrankungen unter der üblichen Dosierung von 40 000 I. E. bis 150 000 I. E./h meist geringen

Tabelle 5. Standarddosierung und Überwachung einer Fibrinolysetherapie mit Streptokinase bzw. Urokinase

	Streptokinase	Urokinase
Initialdosis I. E.	100 000–250 000 –500 000	250 000–600 000
Erhaltungsdosis I. E.	100 000–150 000	80 000–150 000 –250 000
Heparin/24 Std. I. E.	10 000–25 000 falls Thrombinzeit < 40 Sekunden	
Überwachung	Thrombinzeit, Reptilasezeit Fibrinogen (partielle Thromboplastinzeit, Quick)	

fibrino(-geno)lytischen Effektes im Systemblut wird die gleichzeitige Applikation von 500 I.E. bis 1000 I.E. Heparin/h empfohlen. Bei Lungenembolie liegt die Therapieempfehlung bei 300000 I.E. bis 600000 I.E. initial und 300000 I.E./h über 12 bis 24 h. Beim Myokardinfarkt werden 300000 I.E. bis 600000 I.E. initial gegeben und 200000 I.E. bis 250000 I.E./h über 10 bis 12 h infundiert (Tabelle 5).

Aprotinin

Firmennamen: Trasylol, Antagosan. Aprotinin ist ein polyvalenter Proteinaseinhibitor mit einem Molekulargewicht von 6500 Dalton. Aprotinin verbindet sich mit dem Enzym in einem reversiblen 1:1 Komplex. Es wird die Fibrinolyse über Inaktivierung von Plasmin, das Kallikrein-Kinin-System sowie das Gerinnungssystem über die Hemmung des Faktors XII a und weiterer Serinproteasen inhibiert. Letztere Wirkung ist jedoch schwach. Bei spontanen Hyperfibrinolysen und fibrinolytischen Zuständen als Folge einer Streptokinase- oder Urokinase-Therapie beträgt die übliche Dosierung zur Hemmung des Lyseeffektes 500000 KIE initial, injiziert über mehrere Minuten, mit einer anschließenden Dauerinfusion von 50000 KIE bis 100000 oder maximal 200000 KIE/h über mehrere Stunden. Alternativ können in Abständen von 2 bis 4 Stunden 300000 KIE als Dosis injiziert werden.

Synthetische Antifibrinolytika

Im Handel sind Epsilonaminocapronsäure, Paraaminomethylcyclohexancarbonsäure (AMCHA, Tranexamsäure; Anvitoff, Zyclocapron, Ugurol) und Paraaminomethylbenzoesäure (PAMBA;

Tabelle 6. Dosierungsrichtlinien für Antifibrinolytika. Abkürzungen s. Text

Präparat	Dosierung	
	Initial	Erhaltung
EACA	4–6 g	12 g –24 g/24 Std.
AMCHA	0,5 g	1,5 g– 4,5 g/24 Std.
PAMBA	0,1–0,3 g	0,2 g– 0,4 g/24 Std.
Aprotinin	500000 KIE	50–100000 KIE/Std.

294

Gumbix). Die Substanzen hemmen die Umwandlung von Plasminogen in Plasmin, in geringerem Ausmaß die Wirkung von Plasmin. Die Substanzen haben keinen antikoagulatorischen Effekt. Bei Hyperfibrinolysen beträgt die initiale Dosis bei Epsilonaminocapronsäure 4 bis 6 g mit nachfolgender Gabe von 2 g alle 2 bis 6 h, je nach Wirkung. Die maximale Tagesdosis liegt bei 12 bis 24 g. Die initiale Dosis von AMCHA liegt bei 0,5 g, bei PAMBA zwischen 0,1 und 0,3 g mit nachfolgender Applikation von 1,5 bis 4,5 g bzw. 0,2 bis 0,4 g/Tag auf mehrere Einzeldosen verteilt. Intravenöse Injektion und orale Gabe in Tablettenform sind möglich, wobei die intravenöse Gesamttagesdosis etwas tiefer anzusetzen ist, als die orale (Tabelle 6).

Blutkomponenten (Tabelle 7)

Frischplasma

Frischplasma und frisch gefrorenes Plasma enthalten die Gerinnungsfaktoren und deren Inhibitoren in nicht aktivierter Form und in physiologischer Konzentration. Eine Einheit eines Gerinnungsfaktors ist als diejenige Menge definiert, die in einem Milliliter Plasma eines Spenderpools von mindestens 10 gesunden Personen vorliegt. Sie entspricht einer Aktivität von 100%. Da die Plasmen von Einzelspendern gewonnen sind, ist die Hepatitisgefahr eher gering. Da keine Anreicherung der Faktoren vorliegt, ist ein relativ hohes Transfusionsvolumen zur Herstellung einer ausreichenden hämostatischen Konzentration notwendig. Bezüglich Frischblut, frisch gefrorenem Plasma und Thrombozytenkonzentrat wird auf die entsprechenden Kapitel verwiesen.

Cohn-Fraktion I

Die Fraktion I nach Cohn enthält je nach Hersteller in 100 ml 400 mg bis 1000 mg Fibrinogen und 100 E bis 300 E Faktor VIII. Außerdem sind v. Willebrand-Faktor und Faktor XIII in den Präparationen enthalten.

Tabelle 7. Eigenschaften transfundierter Gerinnungsfaktoren und ihrer hämostatischen Mindestkonzentration (Cash, 1982)

Faktor	Synonym	Hämostatische Mindestkonzentration (% der Norm)	Halblebenszeit transfundierter Faktoren (Optimalbedingungen)	Recovery im Blut in % der transfundierten (Optimalbedingungen)	Stabilität im Vollblut bei 4° C
I	Fibrinogen	10–25	4 Tage	50	Stabil
II	Prothrombin	40	3 Tage	40–80	Stabil
V	Proaccelerin	10–15	12–15 h	?80	Instabil
VII	Proconvertin	5–10	4–6 h	70–80	Stabil
VIII	Antihämophiler Faktor (AHF)	10–40	12–15 h	50–80	Instabil
IX	Christmas Faktor	10–40	20 h	25–50	Stabil
X	Stuart Prower Faktor	10–15	2 Tage	50	Stabil
XI	Plasma thromboplastin antecedent (PTA)	?30	3 Tage	90–100	Stabil
XII	Hageman Faktor	?	?	?	Stabil
XIII	Fibrinstabilisierender Faktor	1–5	6 Tage	?5–100	Stabil
Plättchen		5–10	4 Tage	29–45	Instabil

Faktor VIII-Präparate

In Kryopräzipitaten ist Gerinnungsfaktor VIII auf das 2–5–10fache der Norm angereichert. Das notwendige Transfusionsvolumen wird entsprechend geringer. Kryopräzipitate enthalten außerdem Fibrinogen und Faktor XIII und sind zur Substitution bei Mangel dieser Faktoren verwendbar. Wegen ihres hohen Gehaltes an v. Willebrand-Faktor-Aktivität sind Kryopräzipitate neben der Faktor VIII-Substitution besonders geeignet, den Plättchendefekt und die verlängerte Blutungszeit bei v. Willebrand-Jürgens-Syndrom zu korrigieren. Gereinigte Faktor VIII-Präparate sind dazu nur bedingt in der Lage. Da Kryopräzipitate aus einem kleinen Spenderpool gewonnen werden, ist die Hepatitisgefahr mäßig hoch.

Faktor VIII-Konzentrate werden mit mittlerem und hohem Reinheitsgrad hergestellt. Die Faktor VIII-Anreicherung beträgt das 25–50fache der Norm. Das Injektionsvolumen liegt zwischen 10 ml bis 30 ml für 250 E bis 1000 E. Da diese Konzentrate aus einem Spenderpool von 1000 und mehr Personen gewonnen werden, ist die Hepatitisgefahr trotz Transaminasenbestimmung und radioimmunologischen Ausschluß einer Hepatitis B-Infektion der Einzelspender vor Fraktionierung und im Endprodukt sehr groß. Durch spezielle Erhitzungsverfahren ist es gelungen, unter Erhaltung der Faktor VIII-Aktivität im Konzentrat Präparate herzustellen, bei denen die Hepatitisinfektion ausgeschlossen bzw. die Gefahr einer Infektion gering ist (Faktor VIII-HS, Behringwerke; Faktor VIII-HT, Hyland). Die Konzentrate korrigieren bei v. Willebrand-Jürgens-Syndrom den Faktor VIII-Mangel, beseitigen jedoch nur bedingt den Thrombozytendefekt und damit die verlängerte Blutungszeit.

Zur Behandlung der Hämophilie A bei Vorliegen eines Inhibitors stehen mehrere Präparate zur Verfügung. Faktor VIII vom Schwein (Speywood) wirkt als tierisches Protein antigen und läßt in seiner Wirkung nach etwa 8 bis 10 Tagen zunehmend nach. Der Hämostasedefekt bei Faktor VIII-Inhibitor läßt sich durch Prothrombinkomplexpräparate, die während der Aufarbeitung eine teilweise Aktivierung der Faktoren erfahren haben, kompensieren (Konyne, Medac). Mit den Präparaten FEIBA (Immuno) und Autoplex (Hyland, Travenol) stehen zwei speziell limitiert aktivierte Prothrombinkomplexpräparate zur Verfügung, die mit Erfolg bei Inhibitoren eingesetzt

werden können. Als eine FEIBA-Einheit (Factor eight inhibiting bypass activity-Einheit) ist diejenige Aktivität definiert, die die aktivierte partielle Thromboplastinzeit eines Faktor VIII-Inhibitor-Plasmas
(Immuno) auf die Hälfte des Ausgangswertes verkürzt. Als eine sogenannte „Factor VIII-Correctional Unit" von Autoplex wird jene
Aktivität des Präparates bezeichnet, welche die durch Ellagic-Säure
aktivierte partielle Thromboplastinzeit bei Zugabe zu einem gleichen
Volumen von Faktor VIII-Mangelplasma oder Faktor VIII-Inhibi-
torplasma bei Verwendung des Reagenz der Firma Dade auf 35 s
verkürzt. Eine Autoplex-Einheit entspricht in vitro etwa 1,5 bis
2,0 FEIBA-Einheiten. In vivo dürfte dieser Unterschied möglicherweise nicht zum Tragen kommen.

Faktor IX-Präparate

Zur Behandlung der Hämophilie B und von Mangelzuständen der
Faktoren II, VII und X stehen Prothrombinkomplexpräparate zur
Verfügung. Die Anreicherung der Faktoren beträgt das 20 bis 25fa-
che der Norm. Einige Präparate enthalten aufgrund des Herstel-
lungsverfahrens die Faktoren nicht alle in gleicher Aktivität. Sie sind
insbesondere arm an Faktor VII. Die Aktivitätsangabe bezieht sich
dann auf Faktor IX. Ein spezieller partieller Prothrombinkomplex
(Immuno) enthält ausschließlich die Faktoren II, IX und X. Die
neueren Produkte sollen keine partiell aktivierten Gerinnungsfaktoren mehr enthalten. Ihnen ist jedoch in der Regel Heparin und/oder
Antithrombin III zur Vermeidung einer Gerinnungsaktivierung zugesetzt. Außerdem werden reine Faktor IX-Präparate angeboten.
Diese sind auf das 50 bis 100fache der Norm angereichert. Durch
Behandlung mit beta-Propyolacton und U.V.-Bestrahlung (Kaltste-
rilisation) ist ein weitgehend hepatitissicheres Prothrombinkomplexpräparat auf dem Markt (Biotest).

Dosierungsrichtlinien (siehe auch Kapitel IV, Hämophilie A und Hämophilie B)

Faktor VIII-Präparate

Die Höhe des notwendigen Faktorenspiegels sowie die Substitutionsdauer der Hämophilie A ist abhängig von der Schwere und der Ausdehnung der Verletzung bzw. der Operation. Die Recovery nach Gabe von Faktor VIII, gemessen 15 min nach Injektion, liegt bei 50 bis 80%. Die Halbwertszeit verläuft in zwei Phasen. Die schnelle Phase beträgt etwa 6 h; in ihr wird die Verteilung des Faktor VIII im extravasalen Raum angenommen. Die anschließende langsame Phase beträgt 12 bis 13 h. Eine Einheit Faktor VIII/kg Körpergewicht führt zu einem Anstieg von 1 bis 2% Faktor VIII-Aktivität im Plasma. Die Initialdosis errechnet sich aus dem gewünschten Faktorenanstieg multipliziert mit dem Körpergewicht in Kilogramm. Die Substitution wird jeweils gegen Ende der Halbwertszeit nach etwa 8 h fortgesetzt mit ½ bis ¾ der Initialdosis. Bei geplanten Operationen empfiehlt es sich, die erste Injektion mehrere Stunden vor Operationsbeginn zu geben. Bei ausgedehnten Operationen bzw. Verletzungen ist der Umsatz von Faktor VIII gesteigert, so daß die Erhaltungsdosis unter Umständen schon nach jeweils 2 bis 6 h gegeben werden muß. Beim von Willebrand-Jürgens-Syndrom steigen die Faktor VIII-Aktivitäten höher an und bleiben längere Zeit auf einem höheren Niveau als nach infundierter Menge und Halbwertszeit zu erwarten wäre. Bei Dauerbehandlung sind im Durchschnitt 30 E bis 45 E/kg und Woche notwendig, die in 2 bis 3 Einzeldosen appliziert werden. Der gesamte Jahresverbrauch an Faktor VIII liegt pro Patient je nach Schwere der Hämophilie A und Art der Substitution zwischen 50 000 E und 200 000 E. Die gerinnungsanalytische Kontrolle erfolgt mittels der Faktor VIII-Bestimmung und der partiellen Thromboplastinzeit.

Bei Hemmkörper-Hämophilie hängt die Therapie davon ab, ob es sich um einen sogenannten „low Responder" oder um einen „high Responder" handelt (Tabelle 5/IV). Im ersteren Falle liegt der Inhibitortiter unter 5 bis max. 10 Bethesda Einheiten und steigt auch unter Therapie nicht höher als 10 Bethesda Einheiten an. In diesen Fällen kann neben der Therapie mit aktivierten Prothrombinkomplex alternativ mit hohen Dosen Faktor VIII behandelt werden. Die „high Responder" mit einem Inhibitortiter von über 10 Bethesda Einheiten und einem anamnestisch bekannten Anstieg unter Faktor VIII-Therapie auf mehrere hundert Bethesda Einheiten sind das Indikationsgebiet für Prothrombinkomplexpräparate. Je nach Ausmaß der Blutung werden von FEIBA und Autoplex 50 E bis 100 E/kg Körpergewicht initial gegeben. Die Wiederholungsinjektionen richten sich nach dem klinischen Erfolg und werden alle 6 bis 8 bis 12 h notwendig. Alternativ kann Konyne eingesetzt werden. Die Faktor VIII-Bypass-Aktivität scheint abhängig zu sein von einer ausreichenden Zahl Thrombozyten im Blut, durch die notwendige komplementierende prokoagulatorische Aktivitäten verfügbar sind. Unter einer Thrombozytenzahl von $100000/mm^3$ läßt der klinische Effekt der aktivierten Prothrombinkomplex-Präparate nach. Die Kontrolle der Therapie erfolgt über die Verkürzung der Vollblutgerinnungszeit, die Verkürzung der r-Zeit im TEG und zu einem gewissen Ausmaß über die aktivierte partielle Thromboplastinzeit. Der Faktor VIII steigt erwartungsgemäß nicht an. Die gerinnungsanalytischen Befunde und der klinische Erfolg korrelieren nicht, was bei der Steuerung der Behandlung zu beachten ist.

Faktor IX- und Prothrombinkomplexpräparate

Das Prinzip der Behandlung entspricht der bei Hämophilie A. Die Recovery des Faktor IX beträgt 15 min nach Injektion nur 20 bis 50%. Die Halbwertszeit ist initial etwa 4,5 h und in der zweiten Phase 18 bis 38 h. Aufgrund der niedrigen Recovery ist nach Injektion von 1 Einheit Faktor IX pro kg Körpergewicht max. mit einem Aktivitätsanstieg im Plasma von 1% zu rechnen. Wiederholungsinjektionen sind nach Ablauf von 12 bis 24 h in ½ bis ¾ der Initialdosis notwendig. Bei ausgedehnten Blutungen bzw. Operationen müssen die Nachinjektionen in kürzeren Abständen erfolgen. Die gerinnungsanalytische Kontrolle erfolgt mittels der aktivierten partiellen Thromboplastinzeit und der Faktor IX-Bestimmung. Bei der Dauerbehandlung werden 9 E bis 18 E/kg Körpergewicht 1 bis 2× pro Woche injiziert, in Einzelfällen auch nur einmal alle 2 Wochen.
Bei Faktor VII-Mangel ist die kurze Halbwertszeit von 4 bis 6 h zu beachten und der Tatsache Rechnung zu tragen, daß einige Pro-

thrombinkomplex-Präparate Faktor VII nur in geringer Konzentration enthalten. Bei ausgedehnten Blutungen kann die Halbwertszeit bis auf 30 min verkürzt sein. Höhere Blutspiegel von Faktor VII über 20 bis 30% sind in der Regel nicht notwendig. Die Recovery ist hoch. Eine Einheit Faktor VII/kg Körpergewicht erhöht die Aktivität im Plasma um etwa 2% bzw. den Quickwert um 1%.

Bei dem ebenfalls seltenen Faktor II- und Faktor X-Mangel sind wegen der langen Halbwertszeiten Wiederholungsinjektionen in der Regel nur einmal pro Tag notwendig.

Nebenwirkungen. In seltenen Fällen kommen Pyrogene und allergische Reaktionen vor. Die Übertragung von Hepatitis B bzw. Hepatitis Non-A-Non-B ist bei den Präparaten, die aus einem hohen Spenderpool gewonnen werden, sehr hoch. Die Hepatitis Non-A-Non-B überwiegt. Im Laufe der Therapie sind jedoch auch 60 bis 90% der Patienten HBs-Antikörper-positiv. Nach den ersten Injektionen soll die Hepatitisfrequenz bis zu 25% betragen. Gelegentlich treten bei Blutgruppe A und B hämolytische Anämien infolge einer Kontamination der Präparate mit Isoagglutininen auf. Isoagglutinin-arme Konzentrate sind im Handel. Hemmkörper entstehen bei Hämophilie A in 5 bis 20%. Sie treten insbesondere bei Kindern mit schwerer Hämophilie und hohem Substitutionsbedarf meist während der ersten 100 Transfusionen auf. In 30% der Fälle handelt es sich um „low Responder". Bei Hämophilie B liegt die Hemmkörperfrequenz bei etwa nur 1% der Erkrankten. Unter der Therapie mit Prothrombinkomplexpräparaten wurden vereinzelt Venenthrombosen, Lungenembolien, Thrombozytopenien und Verbrauchsreaktionen beobachtet. Der Zusatz von Heparin und in einzelnen Präparaten auch von Antithrombin III soll eine Gerinnungsaktivierung unterbinden.

DDAVP

Desmopressin (DDAVP = 1-Desamino-8-D-Arginin-Vasopressin) ist ein Vasopressinanalogon (Minirin). Es setzt aus Endothel Faktor VIII-Aktivität, Faktor VIII-Antigen und von Willebrand-Faktor-Aktivität frei. Es läßt sich bei leichter und mittelschwerer Hämophilie A und von Willebrand-Jürgens-Syndrom einsetzen. Die Faktor VIII-Aktivität steigt auf das 2- bis 3fache des Ausgangswertes an.

Nach einigen Tagen tritt ein zunehmender Wirkungsverlust ein. DDAVP läßt sich deshalb nur bei kleineren Verletzungen und Operationen mit kurzdauernder Blutungsgefahr einsetzen bzw. dient zur initialen Einsparung von Faktor VIII-Präparaten bei längerdauernder Substitutionstherapie. Da durch DDAVP auch fibrinolytische Aktivitäten freigesetzt werden, ist die Kombination mit einem Antifibrinolytikum empfehlenswert. DDAVP wird initial mit 0,4 µg/kg Körpergewicht innerhalb von 20 min infundiert. Die Infusionen sind alle 12 bis 24 h zu wiederholen.

Faktor XIII (Fibrinstabilisierender Faktor)

Firmenname: Fibrogammin. Der Faktor XIII besteht aus 4 Untereinheiten von jeweils 2 Einheiten a und 2 Einheiten b mit jeweils einem Molekulargewicht von 75000 bis 80000 Dalton. Das Gesamtmolekül hat ein Molekulargewicht von 320000 Dalton. Nur die Untereinheiten a sind enzymatisch aktiv und in den kommerziellen Präparationen enthalten. Die biologische Halbwertszeit beträgt 4,5 Tage. Bei kongenitalem Faktor XIII-Mangel ist eine Substitution von 500 E bis 1000 E im Abstand von jeweils etwa 4 Wochen notwendig. Bei Blutungen, die auf einen Faktor XIII-Mangel zurückgeführt werden, empfiehlt sich initial die Gabe von 2500 E mit nachfolgender Gabe von täglich 1000 E bis 1500 E bis zum Sistieren der Blutung.

Antithrombin III

Antithrombin III ist ein Glycoprotein mit 425 Aminosäuren und 4 Kohlenhydratresten. Das Molekulargewicht wurde mit 56000 bzw. 58000 Dalton bestimmt. Die Plasmakonzentration liegt zwischen 10 bis 20 mg/100 ml. Es verbindet sich in einem 1:1 Komplex mit den Serinproteasen des Gerinnungssystems II a und X a sowie XII a, XI a, IX a und VII a. Die Reaktion wird durch Heparin stark beschleunigt. Wie im Vorstehenden erwähnt, werden durch 1 µg Antithrombin III 32 E Faktor X a inhibiert und entsprechend 1600 E Faktor II a (Thrombin) an der Aktivierung gehindert. Eine Einheit Antithrombin III-Konzentrat/kg Körpergewicht erhöht die Aktivität im Plasma um etwa 1% der Norm. Die biologische Halbwertszeit beträgt etwa 2,5 Tage. Bei Verbrauchskoagulopathie kann sie auf wenige Stunden reduziert sein. Die Antithrombin III-Aktivität im Organismus sollte über 80% liegen. Zur Thromboseprophylaxe werden pro Tag ca. 1000 E bis 2000 E benötigt. Die therapeutische Dosis bei eingetretener Thrombose bzw. Verbrauchskoagulopathie und eingetretenem Antithrombin III-Mangel liegt bei initial 1000 E bis 2000 E und einer täglichen Substitutionsmenge von 2000 E bis 4000 E verteilt auf mehrere Einzeldosen von 500 E. Die gleichzeitig zu verabreichende Heparinmenge ist entsprechend der Thrombinzeit anzupassen. Kontrollen des Antithrombin III-Spiegels sind bei gesteigertem Verbrauch in der Regel notwendig.

Plasmaexpander

Dextran 60 und Dextran 40. Firmennamen: Macrodex, 6%; Rheomacrodex, 10%. In den Studien zur Thromboseprophylaxe wurde überwiegend Dextran 60 eingesetzt. Dextran 40 dürfte die gleiche Wirkung haben. Das Molekulargewicht ist nicht einheitlich, sondern schwankt um den Wert von 60000 bzw. 40000 Dalton. Dextrane werden durch körpereigene Dextranasen abgebaut und zu etwa ⅔ über die Niere ausgeschieden. Die Halbwertszeit im Plasma liegt für das Dextran 60 zwischen 6 bis 8 h, für Dextran 40 bei etwa 3 h. Der antithrombotische Effekt ist bedingt durch ein sogenanntes „Coating", d.h. Ummantelung der Thrombozyten mit konsekutiver Thrombozytenfunktionsstörung, durch einen Dextran-bedingten Abfall des Faktors VIII sowie die leichtere Lysierbarkeit sich trotz Dextrangabe entwickelnder Thrombosen. Anaphylaktische Reaktionen sollen in 0,008% vorkommen. Sie lassen sich durch Vorinjektionen des Haptens Dextran 1000 (Promit) verhindern. Bei der perioperativen Thromboseprophylaxe werden 1000 ml Dextran mit Beginn der Narkose während der Operation gegeben. Weitere 500 ml werden 4 bis 6 h nach der Operation oder am Folgetag mit einer Einlaufzeit von etwa 4 h appliziert. Eine dritte Infusion von 1000 ml erfolgt am ersten bzw. zweiten postoperativen Tag.

Hydroxyäthylstärke. Firmennamen: HAE S-Steril, 6%; HAES-Steril 10%; Plasmasteril; Expafusin. Hydroxyäthylstärke ist ebenfalls zur Thromboseprophylaxe eingesetzt worden. Es liegt als 6 und 10%ige Lösung vor. Hydroxyäthylstärke mit einem gemittelten Molekulargewicht von 200 000 Dalton (HAE S-Steril, 6%; HAE S-Steril, 10%) hat eine Plasmahalbwertszeit von 3 bis 4 h, Hydroxyäthylstärke mit dem gemittelten Molekulargewicht von 450 000 Dalton (Plasmasteril) eine Halbwertszeit von etwa 6 h. Sie wird im Organismus durch Amylase abgebaut und überwiegend durch die Niere ausgeschieden. Anaphylaktoide Reaktionen sollen in 0,006% vorkommen. Die perioperative Infusionsmenge zur Thromboseprophylaxe entspricht der von Dextran. Hydroxyäthylstärke mit einem gewichtsgemittelten Molekulargewicht von 40 000 Dalton (Expafusin) wurde bisher nicht systematisch zur Thromboseprophylaxe verwendet.

Literaturverzeichnis

zu Abschnitt I

Barnhart MI, Chen ST (1978) Vessel wall models for studying interaction capabilities with blood platelets. Sem Thrombos Hemostas 5: 112

Collen D (1980) On the regulations and control of fibrinolysis. Edward Kowalski memorial lecture. Thrombos Haemostas 43: 77

Goldsmith HL, Yu SSK, Marlow J (1975) Fluid mechanical stress and the platelet. Thromb Diath Haemorrh 34: 32–41

Griffin JH, Cochrane CG (1979) Recent advances in the understanding of contact activation reactions. Sem Thrombos Hemostas 5: 254

Griffin JH (1981) The contact phase of blood coagulation. In: Bloom AL, Thomas DP (eds) Haemostasis and Thrombosis. Churchill Livingstone Edinburgh, London, Melbourne and New York, p 84

Henry RL (1977) Platelet function. Sem Thrombos Hemostas 4: 93

Holmsen H (1977) Prostaglandin endoperoxides-thromboxane synthesis and dense granule secretion as postive feedback loops in the propagation of platelet responses during "The Basic Platelet Reaction". Thrombos Haemostas 38: 1030

Kaplan AP, Meier HL, Mandle jr R (1976) The Hageman factor dependent pathways of coagulation, fibrinolysis and kinin generation. Sem Thrombos Hemostas 3: 1

Kopeć M, Latallo ZS (1978) Fibrinogen and fibrin degradation products. In: Markwardt F (Hrsg) Fibrinolytic and Antifibrinolytics, P. Springer, Berlin Heidelberg New York, p 81

Schmid-Schönbein H (1977) Microrheology of erythrocytes and thrombocytes, blood viscosity and the distribution of blood flow in the microcirculation. In: Meesen H (Hrsg) Handbuch der Allgemeinen Pathologie. Springer, Berlin Heidelberg New York, S 289

Vargaftig BB, Chignard M, Le Couedic JP, Benveniste J (1980) One, two, three or more pathways for platelet aggregation. Acta Med Scand (Suppl) 642: 23

Vargaftig B, Chignard BM, Benveniste J (1981) Present concepts on the mechanisms of platelet aggregation. Biochem Pharmacol 30: 263

zu Abschnitt II

Beneke G (1970) Pathogenese von Thrombose und Embolie. In: Marx R, Thies HA (Hrsg) Thrombose und Embolie. Schattauer, Stuttgart New York, S 9
Duguid JB (1948) Thrombosis as a factor in the pathogenesis of aortic atherosclerosis. J Pat Bact 60: 57
Duguid JB (1955) Mural thrombosis in arteries. Brit med Bull 11: 36
Gottlob R, Blümel G, Piza E, Brücke P, Böhmig HJ (1968) Studies on thrombolysis with streptokinase: II. The influence of changes due to age in thrombi and whole blood clots. Thrombos Diathes haemorrh 19: 516
Reimers HJ (1981) Die Rolle der Thrombozyten in der Pathogenese der Koronarthrombose. Hämostaseologie 1: 13
Ross R, Glomset JA (1976) The pathogenesis of atherosclerosis I. N Engl J Med 295: 369
Ross R, Glomset JA (1976) The pathogenesis of atherosclerosis II. N Engl J Med 295: 420
Virchow R (1856) Phlogose und Thrombose im Gefäßsystem. Gesammelte Abhandlungen zur wissenschaftlichen Medizin. Frankfurt
Wessler S (1975) Factors in the initiations of deep venous thrombosis. In: Nicolaides AN (ed) Thromboembolism – aetiology advances in prevention and management. Medical and Technical Publishing Co Ltd. Lancaster, p 9

zu Abschnitt III

Barthels M, Poliwoda H (1980) Gerinnungsanalysen. Thieme, Stuttgart
Engelhardt A, Lommer H, Roka L, Ohler WGA (Hrsg) (1977) Diagnostik hämorrhagischer Diathesen. Chemie, Weinheim New York
Heene DL, Lasch HG (1973) Leistungsfähigkeit und Grenzen der Labordiagnostik diffuser intravaskulärer Gerinnungsprozesse. Internist 14: 154
Heene DL, Lasch HG (1983) Hämostasesystem. In: Kühn HA, Lasch HG (Hrsg) Untersuchungsmethoden und Funktionsprüfungen in der inneren Medizin. Thieme, Stuttgart New York, S 274
Matthias FR (1976) Such- und Schnellteste in der Diagnostik von Hämostasestörungen. Internist 17: 430
Matthias FR, Lasch HG (1977) Thrombophilie: Möglichkeiten der Diagnostik. Ärztl Lab 23: 133
Matthias FR, Lasch HG (1979) Interpretation gerinnungsanalytischer Befunde. Med Welt 30: 645
Owen CA, Bowie EJW, Didisheim P, Thompson JH (1969) The Diagnosis of Bleeding Disorder. Little, Brown, Boston, p 134
Vinazzer H (1979) Gerinnungsphysiologie und Methoden im Blutgerinnungslaboratorium. Fischer, Stuttgart New York

zu Abschnitt IV

Ammann AJ, Cowan MJ, Wara DW, Weintrub P, Dritz S, Goldman H, Perkins HA (1983) Aquired immunedeficiency in an infant: possible transmission by means of blood products. Lancet I: 956

Brackmann HH (1981) Über die Behandlung von Hämophilien mit einem Hemmkörper gegen Faktor VIII. In: Blümel G, Haas S (Hrsg) Mikrozirkulation und Prostaglandin-Stoffwechsel-Interaktion von Blutgerinnung und Fibrinolyse mit anderen proteolytischen Enzymsystemen – Neues über Fibrinogen, Fibrin und Fibrinkleber. Schattauer, Stuttgart New York, S XXIII

Landbeck G, Kurme A (1972) Regeln und Richtlinien zur Therapie der Hämophilie. Fortschr Med 90: 542

Lechner K, Thaler E, Niessner H, Nowotny C, Partsch H (1982) Aktivierte Prothrombinkomplexkonzentrate. Hämostaseologie 2: 110

Mammen EF (1975) von Willebrand's disease – history, diagnosis and management. Sem Thrombos Hemostas 2: 61

Mammen EF (1983) Congenital coagulation disorders. Sem Thrombos Hemostas 9: 1

Matthias FR, Krause WH (1980) Pathophysiologie, Diagnostik und Klinik der A- und Dysfibrinogenämie. In: Schimpf K (Hrsg) Fibrinogen, Fibrin und Fibrinkleber. Schattauer, Stuttgart New York, S 157

Quick AJ (1966) Salicylate and bleeding: the aspirin tolerance test. Am J Med Sci 252: 265

Seligsohn U, Rimon A, Horoszwoski H (eds) (1981) Haemophilia. Castle House Publications LTD

Shapiro SS, Hultin M (1975) Acquired inhibitors to the blood coagulation factors. Sem Thrombos Hemostas 1: 336

Sutor AH (Hrsg) (1980) Minirin – DDAVP-Anwendung bei Blutern. Schattauer, Stuttgart New York

Walsh RT (1975) The platelet in von Willebrand's disease: interactions with ristocetin and factor VIII. Sem Thrombos Hemostas 2: 105

Workmann Jr EF, Lundblad RL (1977) The role of the liver in biosynthesis of the non-vitamin K-dependent clotting factors. Sem Thrombos Hemostas 4: 15

zu Abschnitt V

Bick RL, Schmalhorst WR (1975) Blood component therapy in disseminated intravascular coagulation. Clin Res 23: 269 A

Bick RL (1976) Alterations of hemostasis associated with cardiopulmonary bypass pathophysiology, prevention, diagnosis and management. Sem Thrombos Hemostas 3: 59

Bleyl U (1977) Morphologic diagnosis of disseminated intravascular coagulation: histologic, histochemical and electronmicroscopic studies. Sem Thrombos Hemostas 3: 247

Böhmig HJ (1977) The coagulation disorder of orthotopic hepatic transplantation. Sem Thrombos Hemostas 4: 57

Boyd AD, Engelmann RM, Beaudet RL, Lackner H, Spencer FC (1972) Disseminated intravascular coagulation following extracorporal circulation. J thorac cardiovasc Surg 64: 685

Busch H (1981) Besonderheiten der Blutübertragung. In: Lawin P (Hrsg) Praxis der Intensivbehandlung. Thieme, Stuttgart New York, Kap 22

Collins JA (1974) Problems associated with massive transfusion of stored blood. Surgery 75: 274

Fekete LF, Bick RL (1976) Laboratory modalities for assessing hemostasis during cardiopulmonary bypass. Sem Thrombos Hemostas 3: 83

Hardaway RM (1966) Syndromes of disseminated intravascular coagulation. Charles C Thomas Publisher, Springfield, Ill

Heene DL (1970) Clinical and laboratory diagnosis of the hemostatic defect in shock. In: Lasch HG, Heene DL (eds) Microcirculation, Hemostasis and Shock. Schattauer, Stuttgart New York, p 103

Heene DL (1975a) Hämorrhagische Diathesen, Koagulopathien. In: Begemann H (Hrsg) Klinische Hämatologie. Thieme, Stuttgart, S 681

Heene DL (1975b) Gerinnungsstörungen bei portaler Hypertension. Z Gastroenterol 13: 147

Heene DL (1975c) Verbrauchskoagulopathie bei Lebererkrankungen. Diagnostische Kriterien. Med Welt 26: 2133

Heene DL (1977) Disseminated intravascular coagulation: evaluation of therapeutic approaches. Sem Thrombos Hemostas 3: 291

Heene DL, Lasch HG (1973) Folgen der Massivtransfusion auf das Gerinnungssystem. Thoraxchirurgie 21: 344

Heene DL, Lasch HG, Matthias FR (1976) Gerinnungsstörungen und Verbrauchskoagulopathie bei polytraumatisierten Patienten. Intensivbehandlung 1: 42

Heene DL, Lasch HG (1977) Klinische Aspekte der Mikrozirkulationsstörungen unter besonderer Berücksichtigung des Schocks. In: Meessen H (Hrsg) Handbuch der allgemeinen Pathologie III/7, Mikrozirkulation. Springer, Berlin Heidelberg, S 799

Heene DL, Matthias FR (1978) Hämostasestörungen im Schock. Verh Dtsch Ges Path 62: 103

Heene DL, Lasch HG (1979) Hämostasestörungen bei Lebererkrankungen. In: Kühn HA, Wernze H (Hrsg) Klinische Hepatologie. Thieme, Stuttgart, S 305

Hehne JJ, Nyman D, Burri H, Wolff G (1976) Frischgefroren konserviertes Plasma zur Behandlung der intravasalen Gerinnung beim Polytraumatisierten. Schweiz med Wschr 106: 671

Hehrlein FW, Heene DL (1973) Probleme der Blutgerinnung nach kardiovasculären Eingriffen. Chirurg 44: 501

Jenewein EP, Weiss DL (1964) Platelet microemboli associated with massive blood transfusion. Amer J Path 45: 313

Kuhn W, Graeff H (Hrsg) (1977) Gerinnungsstörungen in der Geburtshilfe. Pathophysiologie, Diagnostik, Therapie. Thieme, Stuttgart

Lambert CJ (1976) Cardiopulmonary bypass hemorrhage: A surgeon's point of view. Sem Thrombos Hemostas 3: 90

Lasch HG (1969) Therapeutic aspects of disseminated intravascular coagulation. Thrombos Diathes Haemorrh (Suppl) 36: 281

Lasch HG (1975) Verbrauchskoagulopathie – Ursache oder Folge von Blutungen. Med Welt 26: 697

Lasch HG, Krecke JJ, Rodriguez-Erdmann F, Sessner HH, Schütterle G (1961) Verbrauchskoagulopathie (Pathogenese und Therapie). Fol haemat NF 6: 326

Lasch HG, Mechelke K, Nusser E, Daoud F (1961) Der Einfluß der Fibrinolyse auf den Verlauf des hämorrhagischen Schocks. Klin Wschr 39: 1137

Lasch HG, Mechelke K, Nusser E, Sessner HH (1963) Fibrinolysetherapie im Schock. Experimentelle und klinische Ergebnisse. Thrombos Diathes Haemorrh 7: (Suppl 3) 237

Lasch HG, Heene DL, Huth K, Sandritter W (1967) Pathophysiology, clinical manifestations and therapy of consumption-coagulopathy ("Verbrauchskoagulopathie"). Am J Cardiol 20: 381

Lasch HG, Huth K, Heene DL, Müller-Berghaus G, Hörder M-H, Janzarik J, Mittermayer C, Sandritter W (1971) Die Klinik der Verbrauchskoagulopathie. Dtsch med Wschr 96: 715

Laufman H (1979) Therapeutischer Einsatz von Blut und seinen Komponenten. In: Berk JL, Sampliner JE, Artz JS, Vinocur B (Hrsg) Handbuch der Intensivmedizin. Karger, Basel München Paris London New York Sidney, S 362

Lechner K, Niessner H, Thaler E (1977) Coagulation abnormalities in liver disease. Sem Thrombos Hemostas 4: 40

Matthias FR, Lasch HG (1981) Pathophysiologie des Schocks unter besonderer Berücksichtigung der schockspezifischen Hämostasestörung. Unfallchirurgie 7: 105

Matthias FR, Lasch HG (1982) Disseminierte intravaskuläre Gerinnung und Kreislaufschock. Hämostaseologie 2: 60

Matthias FR (1982) Umsatzstörungen im Gerinnungs- und Fibrinolysesystem bei Erkrankungen der Leber. Verh Dtsch Ges Inn Med 88: 1347

McKay DG (1966) Disseminated intravascular coagulation. An intermediary mechanism of disease. Hoeber Medical Division, Harper & Row New York Evanston London

Miller RD (1973) Complications of massive blood transfusions. Anesthesiology 39: 82

Miller RD, Robbins TO, Tong MJ, Barton SL (1971) Coagulation defects associated with massive blood transfusions. Ann Surg 174: 794

Minna JD, Robboy SV, Colman RW (1974) Disseminated intravascular coagulation. Charles C Thomas. Publisher, Springfield, Ill

Mueller-Eckhardt C (1979) Transfusionsmedizin. In: Vossschulte K, Lasch HG, Heinrich F (Hrsg) Innere Medizin und Chirurgie. Thieme, Stuttgart, S 248

Neuhof H, Seeger W, Wolf H, Róka L, Lasch HG (1982) Verbrauchskoagulopathie und Lungenfunktion. Internist 23: 457

Oehler G, Lasch HG (1984) Gerinnungsstörungen im Schock. In: Riecker G (Hrsg) Schock. Springer, Berlin Heidelberg New York Tokyo, S 203

Owen jr CA, Bowie DJW (1977) Chronic intravascular coagulation and fibrinolysis (ICF) syndromes (DIC). Sem Thrombos Hemostas 3: 268

Riede UN, Mittermayer C, Rohrbach R, Joh K, Vogel W, Fringes B (1982) Mikrothrombosierung der Endstrombahn als Ursache schockbedingter Organkomplikationen (unter besonderer Berücksichtigung der Schocklunge). Hämostaseologie 2: 49

Saldeen T (1979) The microembolism syndrome. A review. In: Saldeen T (ed) The microembolism syndrome. Almquist and Wiksell, Internation, Stockholm, p 7

Selye H (1966) Thrombohemorrhagic phenomenon. Charles C Thomas, Springfield, Ill

Straub PW (1977) Diffuse intravascular coagulation in liver disease? Sem Thrombos Hemostas 4: 29

Wilson RF, Basset JS, Walt AJ (1965) Five years of experience with massive blood transfusion. JAMA 194: 109

zu Abschnitt VI

Fehr J, Hofmann V, Kappeler U (1982) Transient reversal of thrombocytopenia in idopathic thrombocytopenic purpura by high-dose intravenous gamma globulin. N Engl J Med 306: 1254

Hardisty RM, Caen JP (1981) Disorders of platelet function. In: Bloom AL, Thomas DP (eds) Haemostasis and Thrombosis. Churchill Livingstone Edinburgh London Melbourne New York, p 301

Imbach P, Jung TW (1983) Possible mechanisms of intravenous immunglobulin treatment in childhood idiopathic thrombocytopenic purpura (ITP). Blood 46: 117

Lacey JV, Penner JA (1977) Management of idiopathic thrombocytopenic purpura in the adult. Sem Thrombos Hemostas 3: 160

Lusher JM, Barnhart MJ (1977) Congenital disorders affecting platelets. Sem Thrombos Haemostas 4: 123

Lusher JM, Iyer R (1977) Idiopathic thrombocytopenic purpura in children. Sem Thrombos Hemostas 3: 175

Mammen EF, Murano G, Bicks RL, Neame PB (eds) (1982) Disorders with increased platelet destruction, part I. Sem Thrombos Hemostas 8: No 2

Mammen EF, Murano G, Bick RL, Neame PB, Hirsh J (eds) (1982) Disorders with increased platelet destruction, part II. Sem Thrombos Hemostas 8: No 3

Mueller-Eckhardt C (1977) Idiopathic thrombocytopenic purpura (ITP): Clinical and immunologic consideration. Sem Thrombos Hemostas 3: 125

zu Abschnitt VII

Bowie EJ, Owen LA (1980) The significance of abnormal preoperative hemostatic test. Progress in Hemostasis and Thrombosis 5: 179

Deutsch E (1973) Blutgerinnung und Operation. Urban und Schwarzenberg, München Berlin Wien

Owen CA, Bowie EJW, Thompson JH (1975) The Diagnosis of Bleeding Disorders. Little Brown and Company, Boston

Rudowski WJ (ed) (1977) Disorders of Hemostasis in Surgery. The University Press of New England, Hannover New Hampshire

zu Abschnitt VIII

Beneke G (1980) Pathologie der Venenerkrankungen. In: Haid-Fischer F, Fischer H (Hrsg) Venenerkrankungen. Thieme, Stuttgart New York, S 24

Brücke P (1981) Chirurgische Therapie akuter venöser Thrombosen. In: Vinazzer H (Hrsg) Thrombose und Embolie. Springer, Berlin Heidelberg New York, S 246

Bruhn HD (1979) Niedrig dosiertes Heparin. Wirkungsweise und Indikationen. Schattauer, Stuttgart New York

Czechanowski B, Heinrich F (1981) Prophylaxe venöser Thrombosen bei frischem ischämischen zerebrovaskulärem Insult. Dtsch med Wschr 106: 1254

Dejaco RM, Hammer G (1972) Fibrinolyse-Therapie der Netzhautgefäßverschlüsse. In: Sailer S (Hrsg) Aktuelle Probleme der Fibrinolyse-Behandlung. Verlag Brüder Hollinek Wien, S 57

Dick W, Matis P, Mayer W (1959) Results of alternating anticoagulant prophylaxis in surgery. Thrombos diathes haemorrh 3: 11

Dick W, Matis P, Mayer W (1961) Ergebnisse der alternierenden Antikoagulantienpriphylaxe. Chirurg 10: 443

Duckert F, Müller G, Nyman D, Benz A, Prisender S, Madar G, Da Silva MA, Widmer LK, Schmitt HE (1975) Treatment of deep vein thrombosis with streptokinase. Br Med J 1: 479

Fischer M (1977) Möglichkeiten der medikamentösen Thromboseprophylaxe unter besonderer Berücksichtigung der prä-, per- und postoperativen Behandlungszeit. Zbl Chir 102: 449

Gallus AS, Hirsh J (1976) Prevention of venous thrombosis. Sem Thrombos Hemostas 2: 232

Gallus AS, Hirsh J (1976) Treatment of venous thromboembolic disease. Sem Thrombos Hemostas 2: 291

Gruber UF (1981 a) Postoperative Venenprophylaxe mit Dextran. Hämostaseologie 1: 154

Gruber UF (1981 b) Thromboembolieprophylaxe mit Dextran. In: Vinazzer H (Hrsg) Thrombose und Embolie. Springer, Berlin Heidelberg New York, S 194

Heene DL, Schöndorf T, Matthias FR (1977) Antikoagulantienanwendung in der inneren Medizin: Klinische Indikationen, Kontraindikationen und Ergebnisse. In: Marx R, Thies HA (Hrsg) Klinische und ambulante Anwendung klassischer Antikoagulantien. Schattauer, Stuttgart New York, S 91

Heene DL, Lasch HG (1982) Venenthrombose, Lungenembolie und Thromboembolie-Prophylaxe. In: Vossschulte K, Kümmerle F, Peiper H-J, Weller S (Hrsg) Lehrbuch der Chirurgie. Thieme, Stuttgart, 7. Aufl, S 12.1

Heinrich F, Klink K (1981) Lungenembolie. Springer, Berlin Heidelberg New York

Kakkar VV (1981 a) Der derzeitige Stand der Prophylaxe venöser Thrombosen und Lungenembolien mit niedrig dosiertem Heparin. In: Vinazzer H (Hrsg) Thrombose und Embolie. Springer, Berlin Heidelberg New York, S 180

Kakkar VV (1981 b) Prevention of venous thromboembolism. Clinics in Haematology (Thrombosis) 10: 543

Kwaan HC, Dobbie JG, Fetkenhour CL, Levin RD (1978) Thrombolytic therapy of central retinal vein occlusion. In: Martin M, Schoop W, Hirsh J (eds) New Concepts in Streptokinase Dosimetry. Huber, Bern Stuttgart Vienna, S 221

Lasch HG, Oehler G (1982) Thrombolytische Therapie, Antikoagulantien und prophylaktische Maßnahmen bei der Lungenembolie. In: Kommerell B, Hahn P, Kübler W, Mörl H, Weber E (Hrsg) Fortschritte in der Inneren Medizin. Springer, Berlin Heidelberg New York, S 65

Lenggenhager K (1957) Genese und Prophylaxe der postoperativen Fernthrombose. Helv chir Acta 24: 316

Loew D (1981) Prophylaxe venöser Thromboembolien mit Aggregationshemmern. In: Vinazzer H (Hrsg) Thrombose und Embolie. Springer, Berlin Heidelberg New York, S 205

Ludwig H (1975) Thrombophilie: Gravidität und Puerperium. In: Marx R, Thies HA (Hrsg) Thrombophilie. Schattauer, Stuttgart New York, S 121

Marx R, Wuppermann T (1981) Venenthromboseprophylaxe in der Gravidität – vom Standpunkt der Nebenwirkungen von Antithrombotica aus betrachtet. Hämostaseologie 1: 170

Matt EM, Gruber UF (1977) Prophylaxe postoperativer thromboembolischer Komplikationen mit subkutan verabreichten kleinen Heparin-Dosen. Fortschr Med 95: 669

Negus D (1980) Ultra-low dose intravenous heparin in the prevention of postoperative deep-vein thrombosis. Lancet I: 891

Nicolaides AN (ed) (1975) Thromboembolism – aetiology, advances in prevention and management. MTP, Medical and Technical Publishing Co ltd

Ostendorf P (1979) Was ist gesichert in der Therapie mit Plättchenaggregationshemmern? Internist 20: 585

Roßmann H (1974) Die Behandlung von Gefäßverschlüssen der Netzhaut durch Fibrinolyse. In: Schneider KW (Hrsg) Fibrinolytische Therapie. Medizinische Verlagsgesellschaft Marburg, S 89

Sasahara AA, Hyers TM, Cole CM, Ederer F, Murraym JA, Wenger ML, Sherry S, Stengle J (1973) The urokinase pulmonary embolism trial. A national cooperative study. Morbidity and mortality. Circulation (Suppl II) 47: 66

Sasahara AA, Bell WR, Simon TL, Stengle JM, Sherry S (1975a) The phase II urokinase-streptokinase pulmonary embolism trial. Thromb Diathes Haemorrh (Stuttg) 33: 464

Sasahara AA, Sonnenblick EH, Lesch M (1975b) Pulmonary emboli. Grune and Stratton, New York San Francisco London

Satter P (1978) Die Embolektomie bei Lungenembolie. Verh Dtsch Ges Inn Med 84: 356

Satter P (1980) Pulmonary embolectomy. Indication and results. Ann Radiol 23: 321

Schmutzler R, Koller F (1965) Die Thrombolyse-Therapie. In: Heilmeyer L, Schoen R, Parader A (Hrsg) Ergebnisse der inneren Medizin und Kinderheilkunde. Springer, Berlin Heidelberg New York, S 158

Schmutzler R (1981a) Bei welchen Grundkrankheiten ist eine Venenthromboseprophylaxe erforderlich? Hämostaseologie 1: 123

Schmutzler R (1981b) Thrombolysetherapie venöser Thrombosen. In: Vinazzer H (Hrsg) Thrombose und Embolie. Springer, Berlin Heidelberg New York, S 231

Schmutzler R (1981c) Die Thrombolyse zur Therapie der Lungenembolie. In: Vinazzer H (Hrsg) Thrombose und Embolie. Springer, Berlin Heidelberg New York, S 322

Schöndorf TH (1978) Thromboembolieprophylaxe mit Heparin bei elektiven Hüftgelenksoperationen. Dtsch med Wschr 103: 1877

Schöndorf TH (1980) Thromboseprophylaxe: Wert physikalischer und medikamentöser Maßnahmen. Klinikarzt 9: 752

Schöndorf TH (1981) Wertigkeit und Grenzen der „low-dose"-Heparinprophylaxe zur Verhütung postoperativer thromboembolischer Komplikationen. Hämostaseologie 1: 143

Schöndorf TH (1982) Konservative Therapie der Lungenembolie. Therapiewoche 32: 5303

Schöndorf TH, Hey D, Lasch HG (1978) Klinische und in vitro Untersuchungen zur therapeutischen Breite von Acetylsalicylsäure zur Thromboseprophylaxe. Klin Wschr 56: 1113

Sevitt S, Gallagher NG (1959) Prevention of venous thrombosis and pulmonary embolism in injured patients. Lancet I: 181

Sharnoff JG (1966) Results in the prophylaxis of postoperative thromboembolism. Surg Gynecol Obstet 123: 303

Stuart MJ, Gross SJ, Elrad H, Graeber JE (1982) Effects of acetylsalicylic-acid ingestion on maternal and neonatal hemostasis. N Engl J Med 307: 909

Tilsner V (1975) Nebenwirkungen. In: Heinrich F (Hrsg) Streptokinase-Therapie bei chronischer arterieller Verschlußkrankheit. Medizinische Verlagsgesellschaft, Marburg, S 55

Trübestein G (1982) Konservative Therapie bei Erkrankungen der Venen unter besonderer Berücksichtigung der Thrombolyse. Int Welt 5: 79

Widmer LK, Madar G, Schmitt HHE, Duckert F, Da Silva MA, Müller G (1974) Heparin oder Thrombolyse in der Behandlung der tiefen Beinvenenthrombose. VASA 3: 422

Zimmermann R, Harenberg J, Mörl H (1983) Tiefe Venenthrombosen: Neuere Aspekte der medikamentösen Behandlung. Deutsches Ärzteblatt 80: 31

zu Abschnitt IX

Chalmers TC, Matta RJ, Smith H, Kunzler A-M (1977) Evidence favoring the use of anticoagulants in the hospital phase of acute myocardial infarction. N Engl J Med 297: 1091

Deutsch E (1977) Die Stellung der gerinnungshemmenden Therapie in der Behandlung des Myocardinfarktes. In: Schettler G, Horsch A, Mörl H, Orth H, Weizel A (Hrsg) Der Herzinfarkt. Schattauer, Stuttgart New York, S 379

De Wood MA, Spores J, Notske R, Mouser LT, Burroughs R, Golden MS, Lang HT (1980) Prevalence of total coronary occlusion during the early hours of transmural myocardial infarction. N Engl J Med 303: 897

Douglas AS, McNicol GP (1976) Anticoagulant therapy. In: Biggs R (ed) Human blood coagulation, haemostasis and thrombosis. Blackwell Scientific Publ Oxford London, p 557

E. P. S. I. M. Research Group (1982) A controlled comparison of aspirin and oral anticoagulants in prevention of death after myocardial infarction. N Engl J Med 307: 701

Erhardt LR, Unge G, Boman G (1976) Formation of coronary arterial thrombi in relation to onset of necrosis in acute myocardial infarction in man. Am Heart J 91: 952

European Cooperative Study Group for Streptokinase Treatment in Acute Myocardial Infarction (1979) Streptokinase in acute myocardial infarction. N Engl J Med 301: 797

Fletcher AP, Alkjaersig N, Smyrnotis FE, Sherry S (1958) The treatment of patients suffering from early myocardial infarction by massive and prolonged streptokinase therapy. Trans Ass Am Physicans 71: 287

Fletcher AP, Sherry S, Alkjaersig N, Smyrnotis FE, Jick S (1959) The maintenance of a sustained thrombolytic state in man. II. Clinical observations on patients with myocardial infarction and other thromboembolic disorders. J Clin Invest 38: 1111

Genth K R (1982) Der akute Myokardinfarkt. Intrakoronare oder systemische Fibrinolyse? Internistische Welt 6: 171

Haerem JW (1971) Sudden coronary death: the occurrence of platelet aggregates in the epicardial arteries of man. Atherosclerosis 14: 417

Haerem JW (1972) Platelet aggregates in intramyocardial vessels of patients dying suddenly and unexpectedly of coronary artery disease. Atherosclerosis 15: 199

Haerem JW (1974) Mural platelet microthrombi and major acute lesions of main epicardial arteries in sudden coronary death. Atherosclerosis 19: 529

Heene DL (1981) Antikoagulantientherapie und Myokardinfarkt. Hämostaseologie 1: 25

Heene DL, Schöndorf T, Matthias FR (1977) Antikoagulantienanwendung in der inneren Medizin: Klinische Indikationen, Kontraindikationen und Ergebnisse. In: Marx R, Thies HA (Hrsg) Klinische und ambulante Anwendung klassischer Antikoagulantien. Schattauer, Stuttgart New York, S 91

Jost M, Koller F, Burkart F (1983) Die koronare Herzkrankheit. In: Koller F, Duckert F (Hrsg) Thrombose und Embolie. Schattauer, Stuttgart New York, S 573

Kirchof B, van de Loo J (1981) Fibrinolytische Behandlung bei akutem Herzinfarkt. Hämostaseologie 1: 20

Leickert KH (1979) Cumarinderivate zur Langzeittherapie der koronaren Herzkrankheit. Med Welt 30: 854

Loeliger EA, Hensen H, Kroes F, von Dijk L, Fekes N, Hemker H (1967) Double blind trial of longterm anticoagulant treatment after myocardial infarction. Acta med Scand 182: 549

Loeliger EA (1981a) Oral anticoagulant therapy after myocardial infarction. In: Gross R, Holtmeier H-J (Hrsg) Blutgerinnung und Fibrinolyse. Thieme, Stuttgart New York, S 43

Loeliger EA (1981b) Oral anticoagulation in the secondary prevention of myocardial infarction. Acta med Scand 210: Suppl 651

Mathey D, Schofer J, Stritzke P, Montz R, Krebber H-J, Tilsner V, Bleifeld W (1983) Intrakoronare Thrombolyse-Therapie beim akuten Herzinfarkt. Hämostaseologie 3: 59

Neuhaus K-L, Tebbe U, Kreuzer H, Sauer G, Thiemann U, Kösterling H (1983) Intravenöse Streptokinase-Kurzinfusion beim akuten Myokardinfarkt. Hämostaseologie 3: 65

Neuhof H, Hey D, Glaser E, Wolf H, Lasch HG (1975) Hemodynamic reactions induced by streptokinase therapy in patients with acute myocardial infarction. Intensive Care Med 1: 27

Reimers HJ (1982) Pathophysiologische und experimentelle Grundlagen für die Prophylaxe des plötzlichen Herztodes mit Aggregationshemmern. Hämostaseologie 2: 24

Rentrop P, Blanke H, Wiegang V, Karsch KR (1979a) Wiedereröffnung verschlossener Kranzgefäße im akuten Infarkt mit Hilfe von Kathetern. Dtsch med Wschr 104: 1401

Rentrop P, Blanke H, Karsch KR, Wiegand V, Köstering H, Rahlf G, Oster H, Leitz K (1979b) Wiedereröffnung des Infarktgefäßes durch transluminale Rekanalisation und intrakoronare Streptokinase-Applikation. Dtsch med Wschr 104: 1438

Rentrop P (1982) Selective intracoronary lysis and reperfusion in acute myocardial infarction the registry results. In: Schaper W, Gottwik MG (Hrsg) Fortschritte in der Kardiologie. Steinkopff, Darmstadt, S 154

Rutsch W (1982) Selektive intrakoronare Lyse, technisches Vorgehen. In: Schaper W, Gottwik MG (Hrsg) Fortschritte in der Kardiologie. Steinkopff, Darmstadt, S 143

Scharrer I (1981) Die Rolle der Aggregationshemmer in der Therapie und Prophylaxe des Herzinfarktes. Hämostaseologie 1: 87

Schmutzler H, Rutsch W (1983) Die transluminale Koronar-Dilatation. Internist 24: 402

Schmutzler R (1983) Die Thrombolyse-Behandlung beim akuten Myokardinfarkt – eine historische Entwicklung. Hämostaseologie 3: 52

Schröder R, Biamino G, v. Leitner E-R, Linderer T (1981) Intravenöse Streptokinase-Infusion bei akutem Myocardinfarkt. Dtsch med Wschr 106: 294

Schröder R (1982) Systemische oder selektive Lyse? In: Schaper S, Gottwik MG (Hrsg) Fortschritte in der Kardiologie. Steinkopff, Darmstadt, S 166

Schröder R (1983) Intrakoronare versus systemische Thrombolyse. Internist 24: 396

Sherry S (1982a) Ergebnisse der Anturan-Reinfarkt-Studie. Hämostaseologie 2: 31

Sherry S (1982b) Effect of prostaglandin-mediated platelet-suppressant drugs on acute cardiovascular catastrophes. In: Oates JA (ed) Prostaglandins and the cardiovascular system. Raven Press, New York, p 173

Vries de WA, Tijssen JGP, Loeliger EA, Roos J (1980) A double blind trial to assess long-term oral anticoagulant therapy in elderly patients after myocardial infarction. Lancet II: 989

zu Abschnitt X

Albert FW (1978) Application of streptokinase treatment in shunt occlusion. In: Martin M, Schoop W, Hirsh J (eds) New Concepts in Streptokinase Dosimetry. Huber, Bern Stuttgart Vienna, S 203

Björk VO, Henze A (1979) Ten years experience with Björk-Shiley tilting dirk valve. J throac cardiovasc Surg 78: 331

Bollinger A, Schneider E, Pouliadis G, Brunner U (1981a) Thrombozytenfunktionshemmer und Antikoagulantien nach gefäßrekonstruktiven Eingriffen im femoro-poplitealen Bereich. Resultate einer prospektiven Studie. Med Welt 32: 931

Bollinger A, Schneider E, Pouliadis G, Brunner U (1981b) Thrombozytenfunktionshemmer und Antikoagulantien nach gefäßrekonstruktiven Eingriffen im femoro-poplitealen Bereich. Resultate einer prospektiven Studie. In: Breddin K (Hrsg) Thrombose und Atherogenese, Risikofaktoren bei gefäßchirurgischen Eingriffen, Bein-Beckenvenenthrombose. Witzstrock, Baden-Baden Köln New York, S 276

Breddin HK (1981) Primär- und Sekundärprävention bei peripheren arteriellen Durchblutungsstörungen: Antikoagulantien oder Plättchenfunktionshemmer? Hämostaseologie 2: 55

Breddin K, Loew D, Überla K, Dorndorf W, Marx R (Hrsg) (1981) Prophylaxe venöser, peripherer, kardialer und zerebraler Gefäßkrankheiten mit Acetylsalicylsäure. Schattauer, Stuttgart New York

Burkhalter A, Widmer LK, Glaus L (1974) Chronischer Gliedmaßenarterienverschluß und Langzeitkoagulation. VASA 3: 185

Chesebro JH, Fuster V (1982) Thromboembolism in heart valve replacement. In: Kwaan HC, Bowie EJW (eds) Thrombosis. Saunders, Philadelphia London Toronto, p 146

Denck H, Fischer M (1978) Treatment of arteries reoccluded after vascular surgery. In: Martin M, Schoop W, Hirsh J (eds) Aktuelle Probleme in der Angiologie 37: New Concepts in Streptokinase Dosimetry. Huber, Bern Stuttgart Vienna, S 230

Denck H, Fischer M (1981) Indikationen und Langzeitergebnisse der chirurgischen Behandlung chronischer arterieller Durchblutungsstörungen der unteren Extremität. Hämostaseologie 2: 41

Heinrich F (Hrsg) (1975a) Streptokinase-Therapie bei chronischer arterieller Verschlußkrankheit. Die Medizinische Verlagsgesellschaft, Marburg

Heinrich F (1975b) Streptokinase-Therapie chronischer arterieller Verschlußkrankheiten. Die gelben Hefte (Behring) 15: 8

Hess H (1967a) Thrombolytische Therapie. Symposion der Deutschen Gesellschaft für Angiologie, München. Schattauer, Stuttgart

Hess H (1967b) Die Antikoagulantien- und Fibrinolysebehandlung bei arteriellen Gefäßverschlüssen. Therapiewoche 17: 1617

Hess H (1969) Zur Streptokinasetherapie akuter Verschlüsse von Gliedmaßengefäßen. In: Hiemeyer V (Hrsg) Therapeutische und experimentelle Fibrinolyse. Schattauer, Stuttgart New York, S 275

Hess H (1972) Langzeitantikoagulation und Verschlußkomplikationen. In: Widmer LK, Waibel P (Hrsg) Arterielle Durchblutungsstörungen in der Praxis. Huber, Bern Stuttgart Wien, S 142

Hess H, Müller-Faßbender H, Ingrisch H, Mietaschk A (1978) Verhütung von Wiederverschlüssen nach Rekanalisation obliterierter Arterien mit der Kathetermethode. Dtsch med Wschr 103: 1994

Hess H, Mietaschk A, Ingrisch H (1981) Niedrig dosierte thrombolytische Therapie in Verbindung mit Katheterdilatation zur Wiederherstellung der Strombahn bei arteriellen Verschlüssen. In: Breddin K (Hrsg) Thrombose und Atherogenese. Pathophysiologie und Therapie der arteriellen Verschlußkrankheit. Bein-Beckenvenen-Thrombose. Witzstrock, Baden-Baden Köln New York, S 157

Hess H, Ingrisch H, Mietaschk A, Rath H (1982) Local low-dose thrombolytic therapy of peripheral arterial occlusions. N Engl J Med 307: 1627

Hess H, Mietaschk A (1983) Fibrinolytische Therapie bei den arteriellen Verschlußkrankheiten: Indikationen und Ergebnisse. Hämostaseologie 3: 70

Hiemeyer V (1967) Thrombolytische Behandlung bei akuten Gefäßverschlüssen. Dtsch med Wschr 92: 955

Hiemeyer V (1969) Streptokinasetherapie bei akuten Verschlüssen von Gliedmaßenarterien. In: Hiemeyer V (Hrsg) Therapeutische und experimentelle Fibrinolyse. Schattauer, Stuttgart New York, S 261

Lechner K, Domanig E, Schmidt P (1981) Anwendung von Antikoagulantien zur Verhütung der Thrombose an Fremdoberflächen. In: Gross R, Holtmeier HJ (Hrsg) Blutgerinnung und Fibrinolyse. Thieme, Stuttgart New York, S 48

Levy H, Schoop W, Zeitler E, Schmidtke I (1972) 4 Jahre Erfahrung mit der thrombolytischen Therapie chronischer Arterienokklusionen. Früh- und Spätergebnisse bei 350 mit Streptokinase behandelten Verschlußkranken. Verh Dtsch Ges Inn Med 78: 627

Loew D (1980) Stellenwert von Aggregationshemmern. Klinikarzt 9: 810

Loew D (1981) Stellenwert von Aggregationshemmern zur Nachbehandlung nach gefäßchirurgischen Eingriffen. Med Welt 32: 932

Martin M (1978) Application of streptokinase treatment in arterial occlusions. In: Martin M, Schoop W, Hirsh J (eds) New Concepts in Streptokinase-Dosimetry. Huber, Bern Stuttgart Wien, p 180

Martin M (1982) Streptokinase in chronic arterial disease. CRC Press Inc, Boca Raton Florida

Martin M, Martin U, Auel H (1977) Reokklusionsraten nach erfolgreicher Streptokinase-Behandlung arterieller Verschlüsse. Eine 6 Jahre umfassende retrospektive Studie an 67 Patienten. Klin Wschr 55: 489

Martin M, Roth F-J, Fiebach BJO, Auel H (1978) Fibrinolytische Therapie mit Aktivator. Dtsch med Wschr 103: 1953

Martin M, Fiebach BJO, Feldkamp M (1983) Ultrahohe Streptokinase-Infusionsbehandlung bei peripheren Gefäßverschlüssen. Dtsch med Wschr 108: 167

Mayer JE, Lindsay WG, Castaneda W, Nicoloff DM (1980) Influence of aspirin and dipyridamole on patency of coronary artery bypass grafts. Ann Thorac Surg 31: 204

McEnany MT, De Sanctis RW, Harthorne JW, Mundth ED, Weintraub RM, Austen WG, Salzmann EW (1976) Effect of antithrombotic therapy on aortocoronary vein graft patency rates. Circulation 53/54: (Suppl II) 124

Pantley GA, Goodnight SH, Rahimtoola SH, Harlan BJ, DeMots H, Calvin L, Rösch J (1979) Failure of antiplatelet and anticoagulant therapy to improve patency of grafts after coronary-artery bypass. A controlled randomized study. N Engl J Med 301: 962

Saggau W (1977) Antikoagulantienprophylaxe in der Gefäßchirurgie. In: Marx R, Thies HA (Hrsg) Klinische und ambulante Anwendung klassischer Antikoagulantien. Schattauer, Stuttgart New York, S 171

Schmidtke I, Zeitler E, Schoop W (1975) Langzeitergebnisse der perkutanen Katheterbehandlung (Dotter-Technik) bei femoro-poplitealen Arterienverschlüssen im Stadium II. VASA 4: 210

Schmutzler R (1981) Thrombolysetherapie bei akutem und chronischem Verschluß von Extremitätenarterien (einschließlich Bauchaorta und Beckenarterien). In: Vinazzer H (Hrsg) Thrombose und Embolie. Springer, Berlin Heidelberg New York, S 294

Schöndorf TH (1981) Einsatz von „Aggregationshemmern" nach operativen Eingriffen am Herzen und arteriellen Gefäßsystem. Hämostaseologie 3: 96

Schöndorf TH, Lasch HG (1981) Fibronolytische Therapie: Erfolge und Grenzen der Fibrinolysetherapie bei arterieller Verschlußkrankheit. Der informierte Arzt 17: 42

Schoop W (1979) Progression der arteriellen Verschlußkrankheit unter Aggregationshemmern. In: Ehringer H, Betz E, Bollinger A, Deutsch E (Hrsg) Gefäßwand, Rezidivprophylaxe, Raynaud-Syndrom. Witzstrock, Baden-Baden Köln New York, S 262

Schoop W (1981) Indikationen und Langzeitergebnisse der konservativen Behandlung peripherer arterieller Durchblutungsstörungen. Hämostaseologie 2: 49

Tillgren C (1965) Obliterative arterial disease of the lower limbs. IV. Evaluation of long-term anticoagulant therapy. Acta med scand 178: 203

Widmer LL (1972) Der chronische Verschluß von Gliedmaßenarterien. Häufigkeit, Ätiologie, Bedeutung. In: Widmer LK, Waibel P (Hrsg) Durchblutungsstörungen in der Praxis. Huber, Bern Stuttgart Wien, S 10

Widmer LK, Da Silva, Madar G (1976) Antikoagulation bei peripherer arterieller Verschlußkrankheit. In: Neuhaus K, Duckert F (Hrsg) Blutgerinnung und Antikoagulation. Schattauer, Stuttgart New York, S 3

Zeitler E (1982) Rekanalisation arterieller peripherer Gefäßverschlüsse mittels Katheterdilatation. Internist 23: 396

Zeitler E, Grüntzig A, Schoop W (1978) Percutaneous Vascular Recanalization. Springer, Berlin Heidelberg New York

zu Abschnitt XI

Czechanowski B, Heinrich F (1981) Prophylaxe venöser Thrombosen bei frischem ischämischen zerebrovaskulärem Insult. Dtsch med Wschr 106: 1254

Dorndorf W, Kaps M (1981) Einsatz von Thrombozytenfunktionshemmern in der Prophylaxe und Therapie des Hirninfarktes. Hämostaseologie 1: 91

Gänshirt H, Reuther R (1979) Epidemiologie, Symptomatologie und therapeutische Möglichkeiten bei extrakraniellen Stenosen und Verschlüssen der Hirnarterien. Internist 20: 523

Kurtzke JF (1969) Epidemiology of cerebro-vascular diseases. Springer, Berlin Heidelberg New York

Olsson J-E, Brechter C, Bäcklund H, Krook H, Müller R, Nitelius E, Olsson O, Tornberg A (1980) Anticoagulant as anti-platelet therapy as prophylactic against cerebral infarction in transient ischemic attacks. Stroke 11: 4

Ostendorf P (1979) Therapie mit Antikoagulantien und Thrombozytenaggregationshemmern bei extrakraniellen Gefäßstenosen und Gefäßverschlüssen. Internist 20: 539

Wolf PA (1974) Hypertension as a risk factor for stroke. In: Wishnant JP, Sandok PA (eds) Cerebral vascular diseases. Grune and Stratton, New York, p 105

zu Abschnitt XII

Bertina RM, Broekmans AW, van der Linden JK, Mertens K (1982) Protein C deficiency in a dutch family with thrombotic disease. Thrombos Haemostas 48: 1

Lechner K, Thaler E, Niessner H, Nowotny C, Partsch H (1977) Antithrombin III-Mangel und Thromboseneigung. Wien Klin Schr 80: 215

Mammen EF (1983) Congenital coagulation disorders. Sem Thrombos Hemostas 9: 1

Mannucci PM, Vigano S (1982) Deficiencies of protein C, an inhibitor of blood coagulation. Lancet II: 463

Sas G, Blaschko G, Banhegyi D, Jako J, Palos LA (1974) Abnormal Antithrombin III (Antithrombin III Budapest) as a cause of a familial thrombophilia. Thrombos Diathes haemorrh 32: 105

Schramm W, Marx R (1981) Substitution von Antithrombin III zur Behandlung thrombophiler Diathesen. Verh Dtsch Ges Inn Med 87: 789

zu Abschnitt XIII

Gastpar H (1977) Pharmakologie und Toxizität des Heparins. In: Marx R, Thies HA (Hrsg) Klinische und ambulante Anwendung klassischer Antikoagulantien. Schattauer, Stuttgart New York, S 19

Gugler R (1979) Arzneimittelwechselwirkungen in der Therapie mit Cumarinderivaten. Internist 20: 238

Herzberg JJ (1965) Zur Therapie der Marcumar-Nekrosen. In: Zukschwerdt

L, Thies HA (Hrsg) Nebenwirkungen und Blutungen bei Antikoagulantien und Fibrinolytika. Schattauer, Stuttgart, S 59

Jaenecke J (1982) Antikoagulantien- und Fibrinolysetherapie. Thieme, Stuttgart New York

Lechner K, Gergely T, Grabner H, Dietrich H, Mellitzer I (1977) Verhütung und Behandlung von Blutungen und anderen Komplikationen infolge Antikoagulantien (in der konservativen Medizin). In: Marx R, Thies HA (Hrsg) Klinische und ambulante Anwendung klassischer Antikoagulantien. Schattauer, Stuttgart New York, S 273

Loeliger EA (1966) Der holländische Thrombosedienst und seine Probleme. Z ges inn Med 21: 210

Matthias FR (1981) Interaktion von Antithrombotika mit einigen anderen Pharmaka. In: Marx R, Thies HA (Hrsg) Kontrolle von Antithrombotika. Editiones „Roche" Basel, Grenzach-Wyhlen, S 261

Matthias FR (1984) Unverträglichkeiten – speziell allergische Reaktionen – bei der Therapie und Prophylaxe von Thromboembolien mit Heparin. In: Tilsner V, Matthias Probleme der „low dose"-Heparin-Thromboembolieprophylaxe. Schattauer, Stuttgart New York

Ross J, van Joost HE (1965) The cause of bleeding during anticoagulant treatment. Acta med Scand 178: 129

Ross J (1966) Organisation und Erfahrungen des holländischen Thrombosedienstes. Z ges inn Med 21: 212

Stamm H (1965) Nebenwirkungen der Heparine. In: Zukschwerdt L, Thies HA (Hrsg) Nebenwirkungen und Blutungen bei Antikoagulantien und Fibrinolytika. Schattauer, Stuttgart New York, S 9

Tilsner V (1975) Nebenwirkungen. In: Heinrich F (Hrsg) Streptokinase-Therapie bei chronischer arterieller Verschlußkrankheit. Medizinische Verlagsgesellschaft, Marburg, S 55

Weber E, Walter E, Harenberg J (1981) Antikoagulantien: Medikamenteninteraktionen und Anwendung bei gestörter Leber- und Nierenfunktion. In: Gross R, Holtmeier H-J (Hrsg) Blutgerinnung und Fibrinolyse. Thieme, Stuttgart New York, S 35

zu Abschnitt XIV

Cash JD (1981) Blood replacement therapy. In: Blood AL, Thomas DP (eds) Haemostasis and Thrombosis. Churchill Livingstone Edinburgh London New York, p 472

Genton E (1974) Guidelines for heparin therapy. Ann Intern Med 80: 77

Hehne JJ, Nyman D, Burri H, Wolff G (1976) Frischgefrorenes konserviertes Plasma zur Behandlung der intravasalen Gerinnung beim Polytraumatisierten. Schweiz med Wschr 106: 671

Jaques LB, Mahadoo JM (1978) Pharmacodynamics and clinical effectiveness of heparin. Sem Thrombos Hemostas 4: 298

Kröniger A, Kehen B, Rothmann P, Schimpf K (1981) Hepatitissicheres Faktor VIII-Konzentrat. In: Blümel G, Haas S (Hrsg) Mikrozirkulation und Prostaglandinstoffwechsel. Interaktion von Blutgerinnung und Fibrinolyse mit anderen proteolytischen Enzymsystemen. Neues über Fibrinogen, Fibrin und Fibrinkleber. Schattauer, Stuttgart New York, S 421

Laufman H (1979) Therapeutischer Einsatz von Blut und seinen Komponenten. In: Berk JL, Sampliner JE, Artz JS, Vinocur B (Hrsg) Handbuch der Intensivmedizin. Karger, Basel München, S 362

Lechner K (1982) Aktivierte Prothrombinkomplexderivate. Hämostaseologie 2: 110

Mueller-Eckhardt C (1979) Transfusionsmedizin. In: Vossschulte K, Lasch HG, Heinrich F (Hrsg) Innere Medizin und Chirurgie. Thieme, Stuttgart, S 248

Negus D (1980) Ultra-low dose intravenous heparin in the prevention of postoperative deep vein thrombosis. Lancet I: 891

Novakova-Banet A, Bernhardt W (1981) Ein neuer Weg in der Intensivtherapie: Antithrombin III-Konzentrat. Die gelben Hefte (Behring) 21: 16

Oehler G (1981) Die Behandlung mit Antikoagulantien und Aggregationshemmern. Ärztl Lab 29: 297

Reuter HD (1981) Zum Wirkungsmechanismus der Plättchenfunktionshemmer. In: Gross R, Holtmeier H-J (Hrsg) Blutgerinnung und Fibrinolyse. 16. Sympos d Ges für Fortschritte auf dem Gebiet der Inneren Medizin. Thieme, Stuttgart New York, S 62

Schmutzler R, Koller F (1965) Die Thrombolyse-Therapie. In: Heilmeyer L, Schoen R, Prader A (Hrsg) Ergebnisse der inneren Medizin und Kinderheilkunde. Springer, Berlin Heidelberg New York, S 158

Walter E, Weber E (1981) Thrombozytenaggregation, Physiologie und pharmakologische Beeinflussung. Hämostaseologie 1: 73

Weiterführende Literatur

Bang NU, Beller FK, Deutsch E, Mammen EF (eds) (1971) Thrombosis and Bleeding Disorders. Thieme, Stuttgart, Academic Press, New York London

Biggs R (ed) (1976) Human Blood Coagulation, Hemostasis and Thrombosis. Blackwell Scientific Publications Oxford London Edinburgh Melbourne

Bloom AL, Thomas DP (eds) (1981) Haemostasis and Thrombosis. Churchill Livingstone Edinburgh London

Bollinger A (1979) Funktionelle Angiologie. Thieme, Stuttgart

Colman RW, Hirsh J, Marder VJ, Salzmann EW (eds) (1982) Hemostasis and Thrombosis: basic principles and clinical practice. Lippincott Comp, Philadelphia Toronto

Donoso E, Haft JI (eds) (1976) Thrombosis, Platelets, Anticoagulation and Acetylsalicylic Acid. Stratton Intercontinental Medical Book Corporation New York

Gaffney PJ, Balkuf-Ulutin S (eds) (1978) Fibrinolysis: Current Fundamental and Clinical Concepts. Academic Press, London New York San Francisco

Heberer G, Rau G, Schoop W (Hrsg) (1974) Angiologie. Thieme, Stuttgart

Heene DL, Encke A, Huth K (1975) Blutgerinnung. In: Lindenschmidt TO (Hrsg) Pathophysiologische Grundlagen der Chirurgie. Thieme, Stuttgart, S 136

Jaenecke J (1982) Antikoagulantien- und Fibrinolysetherapie. Thieme, Stuttgart New York

Kappert A (1979) Lehrbuch und Atlas der Angiologie. Huber, Bern Stuttgart Wien

Koller F, Duckert F (Hrsg) (1983) Thrombose und Embolie. Schattauer, Stuttgart New York

Kwaan HC, Bowie EJW (eds) (1982) Thrombosis. Saunders Comp, Philadelphia London Toronto

Lasch HG, Heene DL, Mueller-Eckhardt C (1975) Hämorrhagische Diathesen. In: Begemann H (Hrsg) Klinische Hämatologie. Thieme, Stuttgart, S 676

Lechner K (1982) Blutgerinnungsstörungen. Springer, Berlin Heidelberg New York

Markwardt F (ed) (1978) Fibrinolytics and Antifibrinolytics. Springer, Berlin Heidelberg New York

Martin M, Schoop W, Hirsh J (eds) (1978) New Concepts in Streptokinase Dosimetry. Huber, Bern Stuttgart Vienna

Meyer-Bertenrath JG (1980) Blutgerinnung und Fibrinolyse. Deutscher Ärzte Verlag, Köln-Lövenich

Ogston D, Bennett B (eds) (1977) Haemostasis: Biochemistry, Physiology and Pathology. Wiley and Sons, London New York Sidney Toronto

Owen CA, Bowie EJW, Thompson JH (1975) The Diagnosis of Bleeding Disorders. Little Brown, Boston

Verstraete M, Vermylen J, Roberts H (eds) (1979) The Challenge of Clinical Trials in Thrombosis. Schattauer, Stuttgart New York

Williams WJ, Beutler E, Erslev AJ, Rundles RW (1983) Hematology. Mc Graw-Hill Book Company, New York

Woitinas F (1983) Blutungs- und Thrombosekrankheiten. Urban und Schwarzenberg, München Wien Baltimore

Sachverzeichnis